人体形态学

Learning Guide and
Experimental Course of

Human Morphology

学习指南及实验教程

主　审　张金萍

主　编　张巧英　王艳梅

副主编　刘文庆　吴建红　陆　敏　尹　丹

编　者（按姓氏汉语拼音为序）

　　　　董　梁　范光耀　金　欣　刘文庆

　　　　陆　敏　冉　娜　王艳梅　吴建红

　　　　尹　丹　张　衡　张巧英

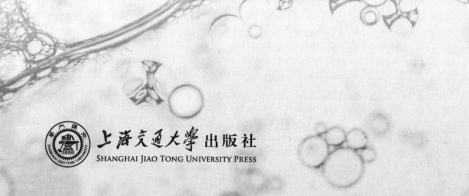

上海交通大学出版社
SHANGHAI JIAO TONG UNIVERSITY PRESS

内容提要

　　本书为浙江省"十一五"重点建设教材、护理学(本科)专业教学改革系列教材《人体形态学》的配套教材,按照《人体形态学》的内容编排,共两篇。第一篇为学习指南,共 14 章,内容包括知识框架、基本概念、学习要点、自测题等;第二篇为实验教程,设 28 个实验内容与实验报告。本书适用于护理学专业及其他医学相关专业的在校生复习应试及实验教学使用,可作为"护士执业资格考试"的参考书,亦可供专业教师备课、辅导、答疑、命题时参考。

图书在版编目(CIP)数据

人体形态学学习指南及实验教程/ 张巧英,王艳梅
主编. —上海:上海交通大学出版社,2019
ISBN 978 - 7 - 313 - 21769 - 1

Ⅰ. ①人… Ⅱ. ①张… ②王… Ⅲ. ①人体形态学-实验-高等学校-教材 Ⅳ. ①R32-33

中国版本图书馆 CIP 数据核字(2019)第 173240 号

人体形态学学习指南及实验教程

主　　编:张巧英　王艳梅
出版发行:上海交通大学出版社　　　　　地　　址:上海市番禺路 951 号
邮政编码:200030　　　　　　　　　　　电　　话:021-64071208
印　　制:上海锦佳印刷有限公司　　　　经　　销:全国新华书店
开　　本:787 mm×1092 mm　1/16　　　印　　张:27.25
字　　数:648 千字　　　　　　　　　　插　　页:4
版　　次:2019 年 9 月第 1 版　　　　　　印　　次:2019 年 9 月第 1 次印刷
书　　号:ISBN 978 - 7 - 313 - 21769 - 1/ R　　ISBN 978 - 7 - 89424 - 184 - 9
定　　价:80.00 元

前　言

本书为浙江省"十一五"重点建设教材、护理学(本科)专业教学改革系列教材《人体形态学》的配套教材。编写的主要目的是解决教学中的实际困难,帮助学生全面复习理论知识,并切实提高实验教学效果。本书适用于护理学专业及其他医学相关专业的在校生复习应试及实验教学使用,亦可作为"护士执业资格考试"及专业教师备课、辅导、答疑、命题的参考用书。

本书按照《人体形态学》的内容编排,共设两篇,内容包括知识框架、基本概念、学习要点、自测题、实验内容与实验报告等。为方便使用,实验部分统一放在教材最后。知识框架以思维导图的形式展开,基本概念与学习要点则通过列表等形式对重点、难点内容和易混淆的概念、形态特点等进行解析与比较。自测题包括选择题、填空题、名词解释、问答题与填图题等题型,较好地体现了形态学课程特点,有利于提高教学效果。试题内容紧扣最新版教学大纲与护士执业资格考试大纲,列入了近几年护士执业资格考试的内容,增加了适用性。实验内容包括大体标本与组织切片的观察,重要形态配合图像与标注,实验报告统一印刷,能有效节约学生不必要的抄写时间,切实提高教学效果,设计在左侧的边线为撕下线,方便教师集中批改并反馈。为提高使用效果,第一篇中的知识框架图可通过扫描封底二维码查看电子版彩图,第二篇中的黑白图片可在教材最后查看彩图。学有余力的同学还可登录附录中的网站线上观看教学课件、大体标本、微视频,参加网上测试等,线上教学较好地解决了形态学实验教学中存在的标本相对不足或教学标本不典型的问题,为学生自主学习、数字标本考试创造条件,同时也为各高等医学院校构建了良好的教学交流和资源共享平台。另外,本书还附录了一些常用形态学数据、临床生化指标等,能更好地组织学生开展病例讨论,对使用本教材者也能有所帮助。

本书由绍兴文理学院及上海市浦东新区公利医院具有多年教学及临床带教经验的教师编写而成。由于编者的水平有限,书中存在的不足之处,敬请读者不吝赐教,期盼通过大家的共同努力,使本书得以不断完善和提高。

答 题 说 明

【A₁型题】

每一题目下面有 A、B、C、D、E 五个备选答案。请从中选择 1 个最佳答案,并将相应的字母填在括号内,以示正确答案。

【A₂型题】

每一道题目是以一个小病例出现的,其下面都有 A、B、C、D、E 五个备选答案。请从中选择一个最佳答案,并将相应字母填在括号内,以示正确答案。

【A₃型题】

提供了若干个病例,每个病例下设 2～3 个与病例有关的问题,每个问题下都有 A、B、C、D、E 五个备选答案。请从中选出一个最佳答案,并将相应字母填在括号内,以示正确答案。

【A₄型题】

提供一个病例,下设若干个与病例有关的问题,每个问题会逐步增加新的信息,根据题干及新增信息,请从问题下的 A、B、C、D、E 五个备选答案中选出一个最佳答案,并将相应字母填在括号内,以示正确答案。

【B型题】

先列出 A、B、C、D、E 五个备选答案,然后在其下面提出 2～4 个与备选答案有关的问题,要求从备选答案中选择一个最佳答案,并将相应字母填在括号内,以示正确答案。每个备选答案可能被选择一次、多次或不被选择。

【X型题】

题干为一短语,每题有 A、B、C、D、E 五个备选答案,请从中选择两个或两个以上的正确答案,并将相应字母填在括号内,以示正确答案。

目　录

第一篇

学习指南

第一章　绪论　　　　　　　　　　　　　　　　　　　　　　　　3

第二章　细胞　　　　　　　　　　　　　　　　　　　　　　　　9

　　第一节　细胞的结构　　　　　　　　　　　　　　　　　　　9

　　第二节　细胞的增殖　　　　　　　　　　　　　　　　　　　15

第三章　基本组织　　　　　　　　　　　　　　　　　　　　　　17

　　第一节　上皮组织　　　　　　　　　　　　　　　　　　　　17

　　第二节　结缔组织　　　　　　　　　　　　　　　　　　　　21

　　第三节　肌组织　　　　　　　　　　　　　　　　　　　　　30

　　第四节　神经组织　　　　　　　　　　　　　　　　　　　　36

第四章　组织病理学基础　　　　　　　　　　　　　　　　　　　42

　　第一节　组织、细胞的损伤与修复　　　　　　　　　　　　　42

　　第二节　炎症　　　　　　　　　　　　　　　　　　　　　　50

　　第三节　肿瘤　　　　　　　　　　　　　　　　　　　　　　59

第五章　运动系统　　　　　　　　　　　　　　　　　　　　　　71

　　第一节　骨　　　　　　　　　　　　　　　　　　　　　　　71

　　第二节　骨连结　　　　　　　　　　　　　　　　　　　　　80

　　第三节　骨骼肌　　　　　　　　　　　　　　　　　　　　　86

第六章　脉管系统　　　　　　　　　　　　　　　　　　　　　　92

　　第一节　心血管系统　　　　　　　　　　　　　　　　　　　92

　　第二节　淋巴系统　　　　　　　　　　　　　　　　　　　　106

　　第三节　局部血液循环障碍与常见脉管系统疾病的形态学基础　　112

第七章　消化系统　　　　　　　　　　　　　　　　　　　　　　116

　　第一节　消化管、常见消化管疾病的形态学基础　　　　　　　116

　　第二节　消化腺、常见消化腺疾病的形态学基础、腹膜　　　　128

第八章　呼吸系统 　　136

　　第一节　呼吸道、肺、胸膜与纵隔 　　136

　　第二节　常见呼吸系统疾病的形态学基础 　　145

第九章　泌尿系统 　　150

　　第一节　肾 　　151

　　第二节　输尿管、膀胱与尿道 　　158

　　第三节　常见泌尿系统疾病的形态学基础 　　160

第十章　生殖系统 　　164

　　第一节　男性生殖系统 　　164

　　第二节　女性生殖系统 　　170

第十一章　感觉器 　　180

　　第一节　视器 　　180

　　第二节　前庭蜗器 　　185

第十二章　神经系统 　　189

　　第一节　中枢神经系统 　　189

　　第二节　周围神经系统 　　201

　　第三节　脊髓和脑的被膜、血管及脑脊液循环 　　206

第十三章　内分泌系统 　　210

　　第一节　概述 　　210

　　第二节　内分泌腺 　　212

第十四章　人体胚胎学概论 　　219

　　第一节　人体胚胎的早期发育 　　219

　　第二节　胎膜与胎盘 　　225

　　第三节　胎儿血液循环及出生后的变化 　　228

第二篇

实验教程

实验指导 　　233

实验一　显微镜的构造和使用、上皮组织 　　238

实验二　血液、疏松结缔组织 　　247

实验三　肌组织、神经组织 　　251

实验四　组织细胞的损伤与修复 　　259

实验五　炎症与肿瘤　　　　　　　　　　　　　　　　　　265

实验六　骨总论、躯干骨　　　　　　　　　　　　　　　　271

实验七　颅骨　　　　　　　　　　　　　　　　　　　　　275

实验八　四肢骨　　　　　　　　　　　　　　　　　　　　279

实验九　骨连结　　　　　　　　　　　　　　　　　　　　283

实验十　骨骼肌　　　　　　　　　　　　　　　　　　　　287

实验十一　心、体循环动脉　　　　　　　　　　　　　　　291

实验十二　体循环静脉　　　　　　　　　　　　　　　　　295

实验十三　局部血液循环障碍、心血管系统组织病理　　　299

实验十四　消化系统　　　　　　　　　　　　　　　　　　305

实验十五　消化管组织形态　　　　　　　　　　　　　　　309

实验十六　消化腺组织形态　　　　　　　　　　　　　　　315

实验十七　消化系统病理形态　　　　　　　　　　　　　　321

实验十八　呼吸系统　　　　　　　　　　　　　　　　　　325

实验十九　呼吸系统组织病理　　　　　　　　　　　　　　329

实验二十　泌尿系统　　　　　　　　　　　　　　　　　　335

实验二十一　泌尿系统组织病理　　　　　　　　　　　　　339

实验二十二　生殖系统、会阴、腹膜　　　　　　　　　　　345

实验二十三　生殖系统、内分泌系统组织结构　　　　　　　349

实验二十四　感觉器　　　　　　　　　　　　　　　　　　357

实验二十五　中枢神经系统　　　　　　　　　　　　　　　361

实验二十六　周围神经系统　　　　　　　　　　　　　　　365

实验二十七　神经系统传导通路　　　　　　　　　　　　　369

实验二十八　脊髓和脑的被膜、血管　　　　　　　　　　　373

附　录

附录1　成人主要正常器官重量和直径的参考值　　　　　　379

附录2　人体生化检测正常参考值　　　　　　　　　　　　380

附录3　自测题参考答案　　　　　　　　　　　　　　　　383

参考文献和常用医学形态学学习网站　　　　　　　　　　　426

彩图　　　　　　　　　　　　　　　　　　　　　　　　427

第一篇

学习指南

第一章 绪 论

    人体形态学是研究人体正常和异常形态结构、胚胎发生及其机制的一门学科。按研究的结构大小和研究方法不同,将人体形态学分为大体形态学和显微形态学两部分。两者的研究技术各有其特点和进展。人体形态学的基本术语是本章必须掌握的重点内容。

一、学习纲要

(一)知识框架

参见图1-1-1。

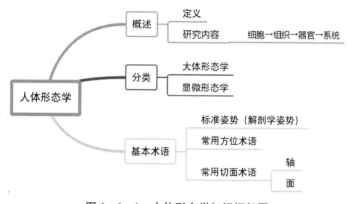

图1-1-1 人体形态学知识框架图

(二)学习要点

1. 人体形态学的定义与研究内容

(1)定义:人体形态学是研究人体正常和异常形态结构、胚胎发生及其机制的一门学科。

(2)研究内容:细胞、组织、器官和系统。

2. 人体的组成

(1)细胞:是构成人体结构和功能的基本单位。

(2)组织:由许多形态相似和功能相近的细胞与细胞外基质(细胞间质)共同构成。人体的基本组织分为上皮组织、结缔组织、肌组织和神经组织。

(3)器官:几种不同的组织构成具有一定形态、完成一定功能的结构,如心、肝、脾、肺、肾、胃等。

（4）系统：许多功能相关的器官组合在一起完成某一方面的功能，构成系统。人体有运动系统、消化系统、呼吸系统、泌尿系统、生殖系统、脉管系统、感觉器、神经系统和内分泌系统等。

3. 人体形态学的分类

按研究的结构大小和研究方法不同，将人体形态学分为大体形态学和显微形态学两部分。

（1）大体形态学：主要通过肉眼观察描述人体各器官的形态、结构及相互位置关系。

（2）显微形态学：主要通过显微镜研究人体的微细结构。

4. 人体形态学的研究技术

1）大体形态学的研究技术

（1）人体标本制作技术：为了学习和研究正常人体的形态结构，需要把人的遗体制作成示教标本和陈列标本。首先要进行固定，常用的固定液为10%甲醛（福尔马林）溶液，经血管灌注后，把标本浸泡在10%甲醛溶液中长期保存。

（2）管道铸型技术：是以人体内的管道（如血管、支气管、肝管、胰管等）作模具，将填充剂（高分子化合物）用注射器灌注到管道内，待管道内的填充剂硬化后，再利用高分子化合物耐酸、耐碱的特性，用酸或碱将其他组织腐蚀掉，留下的就是管道的铸型。用于研究器官的内部立体构筑。

（3）尸体解剖：是对人体进行大体形态结构研究的最直接手段。

（4）生物塑化技术：生物塑化是一种把组织保存得像活体一样的特殊技术。它通过一种真空过程，用硅橡胶、环氧树脂等活性高分子多聚物对生物标本进行渗透。塑化技术可以使标本的表面保持其原有的状态，并可在显微镜水平保存细胞的结构，塑化标本干燥、无味、耐用、易长久保存，便于学习。

2）显微形态学的研究技术

（1）普通光学显微镜术：应用普通光学显微镜（简称光镜）观察人体微细结构是显微形态学研究的最基本方法。通常光镜可放大1 500倍，分辨率为0.2 μm。石蜡切片术是经典常用的技术，其基本过程包括取材、固定、脱水透明、包埋、切片、染色等主要步骤。将包埋有组织的蜡块用切片机切成5～10 μm薄片，贴于载玻片上。切片经脱蜡、染色、透明、封固后便可在镜下观察，所见结构称光镜结构。最常用的染色方法是苏木精-伊红染色，简称HE染色。

苏木精是碱性染料，可使细胞核以及细胞质内的核糖体染成紫蓝色；伊红是酸性染料，可使细胞质以及细胞外基质中的成分染成粉红色。对碱性染料亲和力强的称嗜碱性；对酸性染料亲和力强的称嗜酸性；对碱性染料和酸性染料亲和力都不强的称中性。

（2）电子显微镜技术：① 透射电镜，分辨率为0.2 nm，用于观察细胞内部和细胞间质的超微结构。荧光屏或电子照片上图像呈黑或深灰色称电子密度高；反之，呈浅灰色称电子密度低。② 扫描电镜，主要用于观察细胞、组织和器官表面的立体结构。

（3）组织化学技术：是通过化学反应原理显示组织、细胞内某种化学成分，进行定位、定性和定量的研究。例如，糖类［过碘酸希夫（PAS）反应］、脂类（油红 O、尼罗蓝、苏丹染料）、酶、核酸（福尔根反应）等与试剂发生化学反应，形成有色终产物。

（4）免疫组织化学技术：主要是利用抗原与抗体特异性结合的原理，检测组织或细胞中的多肽和蛋白质等大分子。

（5）原位杂交技术：利用核酸分子杂交技术，通过检测细胞内的 mRNA 和 DNA 序列片段，原位研究细胞合成某种多肽或蛋白质的基因表达。

（6）体外培养技术：将机体的活细胞、活组织置于培养基中，必须具备适宜的条件，如营养、氧气、二氧化碳、适度的渗透压、pH 值、温度和湿度。观察各种物理、化学和生物因素对组织或细胞的作用，探索和提示细胞生命活动规律和细胞的结构功能变化。

5. 人体形态学的基本术语

1）标准姿势（解剖学姿势）

身体直立，两眼向正前方平视，上肢自然下垂于躯干的两侧，掌心向前，两足并拢，足尖向前。

2）常用方位术语

（1）近颅者为上（颅侧），近足者为下（尾侧）。

（2）近腹者为前（腹侧），近背者为后（背侧）。

（3）对空腔器官：近内腔者为内，远内腔者为外。

（4）近正中矢状面为内侧，远正中矢状面为外侧。

（5）对四肢：距肢体附着部较近者为近侧，较远者为远侧。

（6）近皮肤者为浅，远离皮肤者为深。

3）常用切面术语

（1）轴。① 矢状轴：呈前后方向穿过人体的线段，与地面平行。② 冠状轴：呈左右方向穿过人体的线段，与地面平行。③ 垂直轴：呈上下方向穿过人体的线段，与地面垂直。

（2）面。① 矢状面：将人体分为左、右两部分的切面，通过正中线的为正中矢状面。② 冠状面（额状面）：将人体分为前、后两部分的切面。③ 水平面（横切面）：将人体分为上、下两部分的切面。

二、自测题

（一）选择题

【A₁型题】

1. 人体结构和功能的基本单位是　　　　　　　　　　　　　　　　　　　（　　）

A. 大分子　　　B. 细胞　　　　C. 组织　　　　D. 器官　　　　E. DNA

2. 最常用的光镜技术是　　　　　　　　　　　　　　　　　　　　　　　（　　）

A. 冰冻切片术　B. 石蜡切片术　C. 涂片术　　　D. 铺片术　　　E. 磨片术

3. 关于组织组成的描述，哪项正确　　　　　　　　　　　　　　　　　　（　　）

A. 细胞和细胞外基质　　　　　　B. 纤维和基质

C. 细胞和纤维　　　　　　　　　D. 细胞外基质和体液

E. 细胞和组织液

4. 电镜照片上呈黑或深灰色，称该结构　　　　　　　　　　　　　　　　（　　）

A. 电子密度高　B. 电子密度低　C. 复染色　　　D. 冷冻复型　　E. 以上都不是

5. 关于染色的描述，哪项错误　　　　　　　　　　　　　　　　　　　　（　　）

A. 组织细胞成分易于被碱性染料着色称为嗜碱性

B. 组织细胞成分易于被酸性染料着色称为嗜酸性

C. 组织细胞成分若对碱性和酸性染料亲和力都不强称为中性

D. 电镜照片上呈黑或深灰色称该结构电子密度高

E. 电镜照片上呈浅深灰色称该结构电子密度高

6. 关于组织学染色的描述,哪项正确 （ ）

A. 有些生物标本是无色透明,难以在镜下观察,故要对组织切片染色

B. 最常用的是酸性苏木精和碱性伊红染色法,简称 HE 染色

C. 酸性苏木精可将细胞核染为蓝色,碱性伊红可将细胞质染为蓝色

D. 碱性苏木精可将细胞质染为红色,酸性伊红可将细胞核染为蓝色

E. 碱性苏木精可将细胞核染为蓝色,酸性伊红可将细胞质染成粉红色

7. 光镜的分辨率为 （ ）

A. $0.2\ \mu m$ B. $2\ \mu m$ C. $0.2\ nm$ D. $2\ nm$ E. $0.3\ \mu m$

8. 电镜的分辨率为 （ ）

A. $0.2\ \mu m$ B. $2\ \mu m$ C. $0.2\ nm$ D. $2\ nm$ E. $0.3\ \mu m$

9. 左右方向,与矢状轴呈直角交叉的轴是 （ ）

A. 矢状轴 B. 冠状轴 C. 垂直轴 D. 横轴 E. 纵轴

10. 将人体纵切分为左右两半所形成的切面是 （ ）

A. 水平面 B. 冠状面 C. 矢状面 D. 横切面 E. 额状面

11. 关于对人体结构或器官的描述,以哪种姿势为标准 （ ）

A. 立正姿势 B. 俯卧姿势 C. 仰卧姿势 D. 解剖学姿势 E. 侧卧姿势

12. 以人体正中矢状切面为标准的方位术语是 （ ）

A. 近侧和远侧 B. 内和外 C. 颅侧和尾侧 D. 腹侧和背侧 E. 内侧和外侧

【B 型题】

(13～17 题共用备选答案)

A. 嗜银性 B. 亲银性 C. 嗜酸性 D. 嗜碱性 E. 异染性

13. 细胞能够将硝酸银还原称 （ ）

14. 细胞银染时,加入还原剂,可使银盐还原沉淀呈黑色称 （ ）

15. 蓝色碱性染料将组织中的糖胺多糖染成紫红色的色变现象称 （ ）

16. 细胞内的物质被苏木精染成蓝色称其具有 （ ）

17. 细胞内的物质被伊红染成红色称其具有 （ ）

(18～21 题共用备选答案)

A. $0.1\ nm$ B. $5\ \mu m$ C. $50\ nm$ D. $0.2\ nm$ E. $0.2\ \mu m$

18. 光镜的最高分辨能力可达 （ ）

19. 透射电镜的分辨能力可达 （ ）

20. 一般光学显微镜技术切片的厚度为 （ ）

21. 透射电子显微镜技术切片的厚度为　　　　　　　　　　　　　　　　（　　）

（22～26 题共用备选答案）

A. 苏木精　　　　B. 伊红　　　　　C. 甲苯胺蓝　　　D. 乙醇　　　　　E. 石蜡

22. 脱水剂是　　　　　　　　　　　　　　　　　　　　　　　　　　　（　　）

23. 异染性染料是　　　　　　　　　　　　　　　　　　　　　　　　　（　　）

24. 碱性染料是　　　　　　　　　　　　　　　　　　　　　　　　　　（　　）

25. 酸性染料是　　　　　　　　　　　　　　　　　　　　　　　　　　（　　）

26. 包埋剂是　　　　　　　　　　　　　　　　　　　　　　　　　　　（　　）

（27～31 题共用备选答案）

A. 矢状面　　　　B. 正中矢状面　　C. 冠状面　　　　D. 水平面　　　　E. 纵切面

27. 与其器官长轴相平行的切面是　　　　　　　　　　　　　　　　　　（　　）

28. 将人体分为左右两部分的切面是　　　　　　　　　　　　　　　　　（　　）

29. 将人体分为左右相等两部分的切面是　　　　　　　　　　　　　　　（　　）

30. 将人体分为前后两部分的切面是　　　　　　　　　　　　　　　　　（　　）

31. 将人体分为上下两部分的切面是　　　　　　　　　　　　　　　　　（　　）

【X 型题】

32. 人体形态学的研究内容包括　　　　　　　　　　　　　　　　　　　（　　）

A. 分子　　　　　B. 细胞　　　　　C. 组织　　　　　D. 器官　　　　　E. 系统

33. 对苏木精亲和力强的结构有　　　　　　　　　　　　　　　　　　　（　　）

A. 细胞膜　　　　B. 细胞质　　　　C. 细胞核　　　　D. 嗜碱性颗粒　　E. 脂滴

34. 能被苏木精染成紫蓝色的结构是　　　　　　　　　　　　　　　　　（　　）

A. 细胞质内的核糖体　　　　　　B. 高尔复合体　　　　　　　　　　C. 细胞核

D. 粗面内质网　　　　　　　　　E. 滑面内质网

35. 细胞质嗜碱性常是因为其中含有丰富的　　　　　　　　　　　　　　（　　）

A. 粗面内质网　　B. 滑面内质网　　C. 游离核糖体　　D. 溶酶体　　　　E. 高尔基复合体

36. 对伊红亲和力强的结构有　　　　　　　　　　　　　　　　　　　　（　　）

A. 细胞膜　　　　B. 细胞质　　　　C. 细胞核　　　　D. 嗜酸性颗粒　　E. 糖原

37. 能被伊红染成红色的结构是　　　　　　　　　　　　　　　　　　　（　　）

A. 细胞质　　　　B. 细胞外基质　　C. 细胞核　　　　D. 核糖体　　　　E. 粗面内质网

38. 透射电镜术中通常使用的固定剂有　　　　　　　　　　　　　　　　（　　）

A. 甲醛　　　　　B. 多聚甲醛　　　C. 戊二醛　　　　D. 乙醇　　　　　E. 锇酸

39. 正确的人体形态学标准姿势（解剖学姿势）是　　　　　　　　　　　（　　）

A. 两眼平视　　　B. 身体直立　　　C. 手掌向内侧　　D. 两足并拢　　　E. 足尖向前

40. 矢状轴　　　　　　　　　　　　　　　　　　　　　　　　　　　　（　　）

A. 与冠状轴垂直　　　　　　　　　B. 与垂直轴垂直

C. 前后方向平行于地面　　　　　D. 是关节收和展的轴

E. 与冠状面垂直

(二) 填空题

1. 构成人体结构和功能的基本单位是_____。形态相似和功能相近的细胞与细胞外基质构成_____。人体组织分为_____、_____、_____和_____。

2. 人体有_____、_____、_____、_____、_____、_____、_____和_____系统等。

3. 大体形态学的研究技术包括_____、_____和_____。

4. 透射电子显微镜下所观察的结构称为_____。

5. 组织切片染色中,最常用的是_____和_____染色法,简称_____染色。前者为_____染料,可将细胞核染为紫蓝色;后者为_____染料,可将细胞质染成粉红色。组织细胞成分若被前者所染,称为_____;若与后者呈强亲合力,称为_____;若对两种染料均缺乏亲合力,则称为_____。

6. 电镜标本中被金属所染部位在荧光屏上成像显得暗,称_____;反之,在荧光屏上显得明亮,称_____。

(三) 名词解释

1. 组织

2. 器官

3. 系统

4. 嗜酸性

5. 嗜碱性

6. 超微结构

第二章　细　　胞

细胞是人体的形态结构、生理功能和生长发育的基本单位。人体细胞形态大小各不相同,基本结构均可分为细胞膜、细胞质和细胞核三部分。其中,细胞质由均质无定形的细胞基质和有一定形态结构的细胞器组成。细胞核是细胞代谢和遗传控制中心,人体细胞可分为生殖细胞和体细胞。一个细胞分裂成 2 个新细胞的过程,称细胞增殖。

本章知识框架图(见图 1-2-1)。

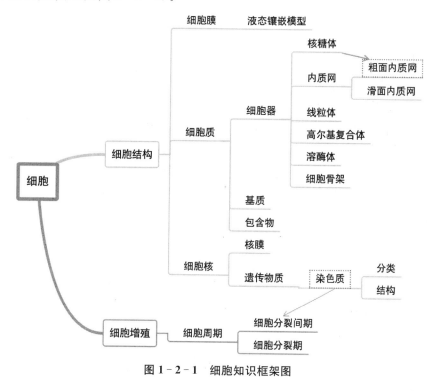

图 1-2-1　细胞知识框架图

第一节　细胞的结构

一、学习要点

1. 细胞膜

参见图 1-2-2。

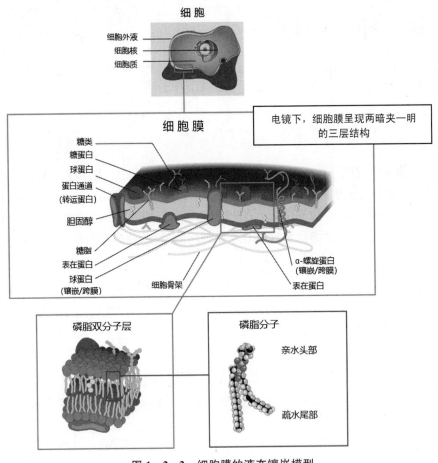

图 1-2-2　细胞膜的液态镶嵌模型

2. 主要细胞器

参见表 1-2-1。

表 1-2-1　主要细胞器的形态特征及功能

细胞器	形 态 特 征	单位膜	主 要 功 能
核糖体	分为游离核糖体和附着核糖体	无	合成蛋白质
内质网	囊状或小管状膜管系统,并互相通连,可分为粗面内质网和滑面内质网	1 层	合成分泌性蛋白质;参与脂类代谢、灭活生物活性物质及毒物,调节胞质内钙离子浓度
线粒体	呈线状或颗粒状;外膜光滑,内膜形成线粒体嵴	2 层	为细胞提供能量
高尔基复合体	由扁平囊、小泡和大泡组成,扁平囊具有极性	1 层	参与糖蛋白类的分泌颗粒及溶酶体的形成
溶酶体	高尔基体成熟面出芽形成的特殊大泡	1 层	内含多种酸性水解酶,具有很强的分解消化能力

3. 细胞核

细胞核是细胞的代谢与遗传控制中心,对细胞生命活动起决定性作用。间期细胞核由核膜、染色质、核仁、核骨架和核基质组成。

(1) 核膜:是包围在核表面的界膜,由两层单位膜组成,两层膜之间的间隙称核周隙。外层核膜与内质网膜相延续,外表面附有核糖体,结构与粗面内质网相似。核膜上有核孔,是细胞核与细胞质之间进行物质交换的通道。

(2) 染色质和染色体:染色质是细胞间期细胞核内易被碱性染料着色的物质,包括常染色质和异染色质。光镜下细胞核内不着色而不可见的部分为常染色质,可见的被碱性染料深染的结构为异染色质。染色质的主要化学成分是 DNA 和组蛋白,两者组成颗粒状结构,称核小体,是染色质的基本结构单位。染色质和染色体实际上是细胞周期中不同功能阶段的同一种物质。

DNA 分子的功能主要有两方面:① 储藏、复制和传递遗传信息;② 控制细胞内蛋白质的合成。

人体细胞可分生殖细胞和体细胞两类。除成熟生殖细胞只有 23 条染色体是单倍体细胞外,人体大多数体细胞都是有 46 条(23 对)染色体的二倍体细胞,其中 44 条为常染色体,2 条为性染色体,男性为 XY,女性为 XX。每条染色体由 2 条并行排列的染色单体构成。

二、自测题

(一) 选择题

【A₁型题】

1. 人体细胞膜的厚度一般为 　　　　　　　　　　　　　　　　　(　)

  A. 60～100 μm,光镜下可分辨 　　　B. 60～100 nm,光镜下可分辨

  C. 6～10 μm,光镜下可分辨 　　　　D. 6～10 nm,光镜下可分辨

  E. 6～10 nm,光镜下不可分辨

2. 构成细胞膜基本骨架的物质是 　　　　　　　　　　　　　　　(　)

  A. 蛋白质 　　　　　　　　B. 糖类 　　　　　　　　　C. 脂质双层分子

  D. 维生素 　　　　　　　　E. 以上都不是

3. "液态镶嵌模型"学说认为细胞膜的分子结构为 　　　　　　　　(　)

  A. 内、外各一层脂类分子,中间为一层蛋白质和表面的多糖分子

  B. 内、外各一层蛋白质,中间为一层脂类分子和表面的多糖分子

  C. 双层脂类分子、镶嵌其中的蛋白质分子

  D. 外侧两层为蛋白质,内层为脂类分子和表面的多糖分子

  E. 外侧两层为脂类分子,内层为蛋白质分子和表面的多糖分子

4. 在合成分泌性蛋白质旺盛的细胞中,常含有 　　　　　　　　　(　)

  A. 发达的高尔基复合体和丰富的线粒体

  B. 发达的高尔基复合体和丰富的粗面内质网

  C. 发达的高尔基复合体和丰富的滑面内质网

  D. 大量的核糖体和丰富的线粒体

E. 丰富的滑面内质网和溶酶体

5. 含有 DNA 分子的细胞器是 （　　）

A. 内质网　　　　B. 溶酶体　　　　C. 线粒体　　　　D. 中心体　　　　E. 微管

6. 酶原颗粒(分泌型蛋白质)的形成与哪种细胞器有关 （　　）

A. 溶酶体　　　　B. 线粒体　　　　C. 高尔基复合体

D. 核糖体　　　　E. 滑面内质网

7. 核糖体的主要化学成分是 （　　）

A. 核糖核酸和多糖　　　　　　　B. 糖蛋白

C. 脱氧核糖核酸和蛋白质　　　　D. 核糖核酸和蛋白质

E. 以上都不是

8. 具有解毒功能的细胞器是 （　　）

A. 溶酶体　　　　B. 高尔基体　　　C. 线粒体　　　　D. 内质网　　　　E. 核糖体

9. 含大量水解酶的结构是 （　　）

A. 高尔基复合体　　　　　　　B. 微体　　　　　　　C. 线粒体

D. 中心体　　　　　　　　　　E. 溶酶体

10. 若细胞内滑面内质网丰富,则表明 （　　）

A. 合成分泌性蛋白质功能旺盛　　B. 合成脱氧核糖核酸功能旺盛

C. 合成类固醇激素功能旺盛　　　D. 合成溶酶体酶功能旺盛

E. 合成黏多糖功能旺盛

11. 不属于细胞内包含物的是 （　　）

A. 糖原颗粒　　　B. 分泌颗粒　　　C. 脂滴　　　　D. 色素颗粒　　　E. 溶酶体

12. 与维持细胞形态无关的结构是 （　　）

A. 微体　　　　　B. 微丝　　　　　C. 中间丝　　　　D. 微管　　　　　E. 细胞骨架

13. 高尔基复合体的小泡来自 （　　）

A. 高尔基复合体成熟面　　　　B. 粗面内质网　　　　　C. 细胞核

D. 高尔基复合体生成面　　　　E. 细胞膜

14. 由两层单位膜围成细胞器的是 （　　）

A. 高尔基复合体　　　　　　　B. 溶酶体　　　　　　　C. 线粒体

D. 微体　　　　　　　　　　　E. 内质网

15. 溶酶体不具有的功能是 （　　）

A. 细胞外物质的消化　　　　　B. 细胞内物质的消化　　　　　C. 细胞的免疫

D. 细胞的防御　　　　　　　　E. 细胞的分泌

16. 遗传物质存在于哪种结构中 （　　）

A. 核基质及染色质　　　　　　B. 核仁及核液　　　　　　　C. 核膜及核液

D. 染色质或染色体　　　　　　E. 核膜及核仁

17. 人体正常染色体数目为 （　　）

A. 44 对常染色体,1 对性染色体　　B. 22 对常染色体,1 对性染色体

C. 22 对常染色体,1 对 Y 染色体　　D. 23 对常染色体,1 对 X 染色体

E. 23 对常染色体,1 对性染色体

18. 在细胞分裂间期,光镜下可见细胞核内的嗜碱性物质是 （   ）

A. 常染色质   B. 常染色质和异染色质   C. 异染色质

D. 异染色体   E. 常染色体

【B 型题】

(19~23 题共用备选答案)

A. 核膜   B. 核孔   C. 核仁   D. 核基质   E. 染色质

19. 细胞核与细胞质之间进行物质交换的通道 （   ）

20. 细胞核中各种酶、无机盐和水存在于 （   ）

21. 细胞中的 DNA 主要存在于 （   ）

22. 由脂质双层为主体形成的结构是 （   ）

23. 由 RNA 和蛋白质组成的结构是 （   ）

(24~27 题共用备选答案)

A. DNA   B. 内质网   C. 核糖体   D. RNA   E. 溶酶体

24. 蛋白质生物合成的场所是 （   ）

25. 可与蛋白质结合形成染色体的是 （   ）

26. 可与蛋白质结合形成核糖体的是 （   ）

27. 与消化功能有关的细胞器是 （   ）

(28~32 题共用备选答案)

A. 核小体   B. 核膜   C. 核基质   D. 核仁   E. 染色质

28. 由两层膜构成、具有多孔结构的是 （   ）

29. 为透明胶状物质,可作为细胞核执行多种生理活动所必需的内环境是 （   ）

30. 在间期核中可被碱性染料着色的结构是 （   ）

31. 外侧附着有核糖体并可与粗面内质网相连的是 （   ）

32. 组成染色质和染色体的最基本结构单位是 （   ）

(33~35 题共用备选答案)

A. 合成蛋白质   B. 合成脂质   C. 分泌活动   D. 合成 DNA   E. 合成 RNA

33. 滑面内质网的功能是 （   ）

34. 粗面内质网的功能是 （   ）

35. 高尔基复合体的功能是 （   ）

【X 型题】

36. 属于细胞器结构的是 （   ）

A. 线粒体   B. 核糖体   C. 溶酶体   D. 内质网   E. 分泌颗粒

37. 有关线粒体的结构描述正确的是 （　　）

A. 在电镜下由内、外两层单位膜所构成的椭圆形小体

B. 是为细胞提供能量的"动力站"

C. 形态和数目随细胞种类不同而异

D. 光镜下呈杆状、线状或颗粒状

E. 是蛋白质合成的场所

38. 关于溶酶体描述正确的是 （　　）

A. 由单层膜包围　　　　　　　　B. 初级溶酶体与自噬体融合称次级溶酶体

C. 含多种酸性水解酶　　　　　　D. 残余物积存在细胞内形成脂褐素

E. 是细胞内的消化器

39. 内膜系统包括的细胞器为 （　　）

A. 内质网　　　　　　　　B. 高尔基复合体　　　　　　　C. 溶酶体

D. 线粒体　　　　　　　　E. 细胞膜

40. 有核糖体附着的结构是 （　　）

A. 溶酶体　　　B. 核膜　　　C. 滑面内质网　　　D. 粗面内质网　　　E. 高尔基复合体

41. 下列哪些疾病的发病机制与溶酶体有一定关系 （　　）

A. 糖尿病　　　B. 肿瘤　　　C. 肝炎　　　D. 冠心病　　　E. 硅沉着病

42. 微体的标志酶是 （　　）

A. 酸性磷酸水解酶　　　　　　B. 氧化酶　　　　　　C. 过氧化氢酶

D. 糖基转移酶　　　　　　　　E. 核酸酶

43. 关于细胞骨架的描述正确的是 （　　）

A. 由微管、微丝组成　　　　　　B. 由微管、中间丝和微丝组成

C. 与细胞形态的维持有关　　　　D. 与细胞及其局部的运动有关

E. 与细胞内吞作用有关

(二) 填空题

1. 细胞是一切生物体_____和_____的_____。

2. "液态镶嵌模型"学说认为细胞膜是由_____分子和镶嵌其中的_____分子所构成。

3. 散在分布于细胞质中并且具有特定的形态与功能的结构称_____。它们主要包括_____、_____、_____、_____和_____。

4. 内质网可分为_____和_____。前者的功能主要是合成_____;后者主要参与_____、_____和_____等功能。

5. 为细胞提供能量的细胞器为_____,参与溶酶体形成的细胞器主要是_____。

6. 在电镜下,细胞膜分为内、中、外三层结构。_____、_____两层为深暗色、高电子密度层,_____为明亮、低电子密度层。这三层结构是一切生物的细胞膜所具有的

共同特性,称之为_____。

7. 在细胞分裂间期,_____分子的螺旋化程度不同,螺旋紧密的部分呈颗粒状或团块状,光镜下可着色称_____;而螺旋松散伸长的部分则在光镜下不着色,称_____。

(三) 名词解释
1. 单位膜
2. 细胞器
3. 异染色质

(四) 问答题
1. 试述内质网的分类、电镜结构和主要功能。
2. 试述高尔基复合体的电镜结构和功能。

(五) 填图题
1. 下图是_____;并写出图中数字表示的名称。

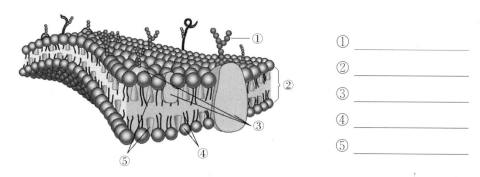

① _____
② _____
③ _____
④ _____
⑤ _____

第二节　细胞的增殖

一、学习要点

　　一个细胞分裂成为两个新细胞的过程,称细胞增殖。细胞从一次分裂结束开始生长,到下一次分裂结束所经历的过程,称细胞增殖周期(细胞周期)。

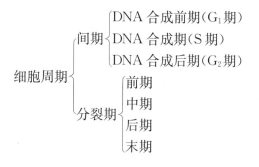

细胞周期
- 间期
  - DNA 合成前期(G₁期)
  - DNA 合成期(S 期)
  - DNA 合成后期(G₂期)
- 分裂期
  - 前期
  - 中期
  - 后期
  - 末期

(一) 选择题

【B 型题】

(1~5 题共用备选答案)

A. G_1 期   B. S 期   C. G_2 期   D. M 期   E. 细胞周期

1. 分裂间期和分裂期合称为   (   )

2. 具有核增大、DNA 含量增加 1 倍特点的时期为   (   )

3. 染色体出现的时期为   (   )

4. 有丝分裂完成后到 DNA 合成之前的时期为   (   )

5. 从 DNA 复制完成到有丝分裂开始前的时期为   (   )

(二) 填空题

1. 在细胞_____期,染色质的 DNA 分子的双股螺旋全部旋紧、变粗、变短,成为粗棒状的_____。

2. 人类细胞的分裂方式有两种,即_____和_____。

(三) 名词解释

1. 细胞周期

2. 细胞增殖

(四) 填图题

1. 下图是_____;并写出图中数字表示的名称。

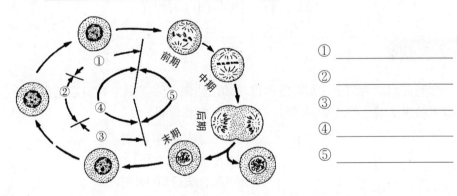

① _____

② _____

③ _____

④ _____

⑤ _____

第三章 基本组织

组织是由细胞和细胞外基质(细胞间质)组成的群体结构,是构成人体各器官的基本成分。人体组织按其形态结构和功能特点可分为上皮组织、结缔组织、肌组织和神经组织,称基本组织。

第一节 上皮组织

一、学习纲要

知识框架

参见图 1-3-1。

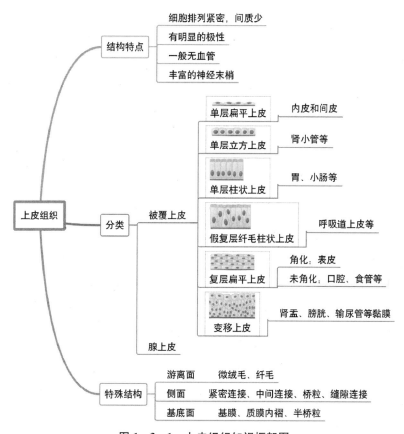

图 1-3-1 上皮组织知识框架图

二、自测题

（一）选择题

【A₁型题】

1. 被覆上皮的分类依据是 　　　　　　　　　　　　　　　　　　　　（　　）

A. 在垂直切面上细胞的形状 　　　　　　　　　B. 细胞的层数

C. 细胞的层数和细胞在垂直切面上的形状 　　　D. 上皮的分布

E. 上皮的功能

2. 分布在胸膜、腹膜、心包膜表面的上皮是 　　　　　　　　　　　　（　　）

A. 内皮 　　　　B. 间皮 　　　　C. 真皮 　　　　D. 表皮 　　　　E. 腺上皮

3. 单层柱状上皮分布于 　　　　　　　　　　　　　　　　　　　　　　（　　）

A. 血管 　　　　B. 胃 　　　　C. 食管 　　　　D. 气管 　　　　E. 皮肤

4. 假复层纤毛柱状上皮属单层上皮,是因为 　　　　　　　　　　　　（　　）

A. 有杯形细胞 　　　　　　　B. 上皮细胞均为棱柱形 　　　　C. 有基膜和纤毛

D. 每个细胞都与基膜相连 　　E. 有梭形细胞

5. 人体中最耐摩擦的上皮是 　　　　　　　　　　　　　　　　　　　　（　　）

A. 角化的复层扁平上皮 　　　　B. 变移上皮 　　　　　　　　C. 单层柱状上皮

D. 单层扁平上皮 　　　　　　　E. 单层立方上皮

6. 属于上皮细胞基底面特化结构的是 　　　　　　　　　　　　　　　（　　）

A. 质膜内褶 　　　　　　　　　B. 桥粒 　　　　　　　　　　C. 细胞衣

D. 微绒毛 　　　　　　　　　　E. 纤毛

7. 关于纤毛的描述,错误的是 　　　　　　　　　　　　　　　　　　　（　　）

A. 光镜下可以看到 　　　　　　B. 内有纵向排列的微管

C. 与微绒毛的直径、长度相同 　D. 按一定的方向节律性摆动

E. 分布在呼吸管道,有净化吸入空气的作用

8. 在细胞质膜内褶处,常见下列哪种结构 　　　　　　　　　　　　　（　　）

A. 粗面内质网 　　　　　　　　B. 滑面内质网 　　　　　　　C. 高尔基复合体

D. 长杆状线粒体 　　　　　　　E. 微丝

9. 上皮细胞侧面不具有哪种细胞连接 　　　　　　　　　　　　　　　（　　）

A. 中间连接 　　B. 桥粒 　　C. 半桥粒 　　D. 紧密连接 　　E. 缝隙连接

10. 变移上皮分布于 　　　　　　　　　　　　　　　　　　　　　　　（　　）

A. 气管 　　　　B. 食管 　　　　C. 膀胱 　　　　D. 结肠 　　　　E. 空肠

【B型题】

(11～14题共用备选答案)

A. 单层柱状上皮 　　　　　　　B. 单层立方上皮 　　　　　　C. 内皮

D. 间皮 　　　　　　　　　　　E. 假复层纤毛柱状上皮

11. 分布于心脏和血管的腔面 （　　）

12. 分布于胸腹膜和心包膜 （　　）

13. 分布于胃肠管道的腔面 （　　）

14. 分布于呼吸管道的腔面 （　　）

（15～18题共用备选答案）

A. 甲状腺滤泡上皮 　　　　B. 呼吸道上皮 　　　　C. 皮肤的表皮

D. 肾小管的上皮 　　　　E. 肾盂和肾盏的上皮

15. 能借助特殊结构清除细菌和黏液 （　　）

16. 表层细胞角化并不断脱落 （　　）

17. 质膜内褶发达,具有活跃的吸收功能 （　　）

18. 与深层组织的连接面凹凸不平 （　　）

（19～23题共用备选答案）

A. 紧密连接 　　　　B. 中间连接 　　　　C. 桥粒

D. 半桥粒 　　　　E. 缝隙连接

19. 复层扁平上皮中最常见的连接 （　　）

20. 能够传递化学信息 （　　）

21. 将复层扁平上皮固定于基膜上 （　　）

22. 靠近上皮细胞游离面,封闭细胞间隙 （　　）

23. 连接区相邻细胞间有小管通连 （　　）

【X型题】

24. 关于上皮组织描述,正确的是 （　　）

A. 细胞排列密集,细胞外基质少

B. 覆盖于体表或衬于有腔器官的腔面

C. 上皮细胞可陷入结缔组织分化为腺

D. 上皮有极性,可分为游离面和基底面

E. 上皮组织内都有血管和神经分布

25. 单层扁平上皮分布于 （　　）

A. 肾小囊壁层 　　　　B. 心脏和血管腔面 　　　　C. 输尿管腔面

D. 输卵管腔面 　　　　E. 浆膜

26. 复层扁平上皮主要分布于 （　　）

A. 输精管腔面 　　　　B. 皮肤表面 　　　　C. 口腔腔面

D. 食管腔面 　　　　E. 阴道腔面

27. 变移上皮分布于 （　　）

A. 膀胱腔面 　　　　B. 输尿管腔面 　　　　C. 输精管腔面

D. 肾盏腔面 　　　　E. 肾盂腔面

28. 上皮细胞基底面的特化结构有 ( )

A. 紧密连接　　　　　　B. 质膜内褶　　　　　　C. 半桥粒

D. 桥粒　　　　　　　　E. 基膜

(二) 填空题

1. 被覆上皮主要被覆于_____或衬于体内_____的内表面。

2. 上皮细胞具有明显的_____,它们朝向身体的表面或有腔器官的腔面称_____,与游离面相对的朝向深部结缔组织的一面称_____。

3. 衬贴于心血管和淋巴管腔面的单层扁平上皮称_____,分布于胸膜、腹膜和心包膜表面的单层扁平上皮称_____。

4. 上皮组织内大多无_____,所需营养依靠_____内的血管提供。

5. 上皮细胞侧面的细胞连接,包括_____、_____、_____和_____。

6. 上皮细胞基底面的特化结构有_____、_____和_____。

(三) 名词解释

1. 微绒毛

2. 质膜内褶

(四) 问答题

1. 试述被覆上皮的结构特点和功能。

2. 试述假复层纤毛柱状上皮的结构特点和主要功能。

(五) 填图题

1. 下图是_____;并写出图中数字表示的名称。

① _____

② _____

③ _____

④ _____

⑤ _____

2. 下图是_____;并写出图中数字表示的名称。

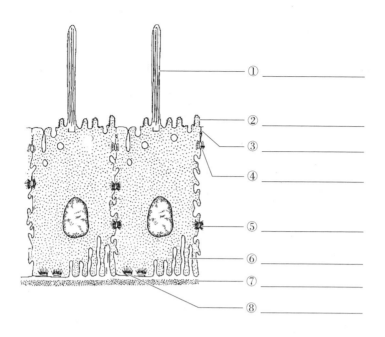

① _____

② _____

③ _____

④ _____

⑤ _____

⑥ _____

⑦ _____

⑧ _____

第二节 结缔组织

一、学习纲要

（一）知识框架

参见图 1-3-2。

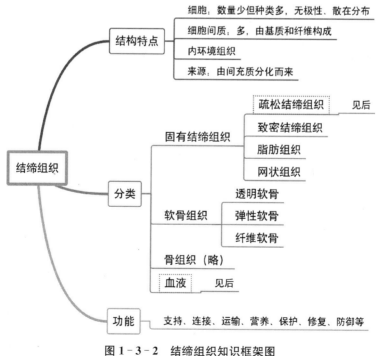

图 1-3-2　结缔组织知识框架图

(二) 学习要点

1. 结缔组织分类

参见表 1-3-1。

表 1-3-1 结缔组织分类

类型		细胞	基质状态	纤维	分布
固有结缔组织	疏松结缔组织	成纤维细胞、巨噬细胞、肥大细胞、浆细胞、未分化的间充质细胞、脂肪细胞、白细胞	胶状	胶原纤维、弹性纤维、网状纤维	细胞之间、组织之间、器官之间和器官内
	致密结缔组织	成纤维细胞	胶状	胶原纤维、弹性纤维	皮肤真皮、器官被膜、肌腱及韧带
	脂肪组织	脂肪细胞	胶状	胶原纤维、弹性纤维、网状纤维	皮下组织、肠系膜和黄骨髓等
	网状组织	网状细胞	胶状	网状纤维	淋巴组织、淋巴结、脾、骨髓
软骨组织		软骨细胞	固态	胶原原纤维、弹性纤维、胶原纤维	气管、肋软骨、会厌、椎间盘等
骨组织		骨细胞	固态坚硬	胶原纤维	骨骼
血液		血细胞	液态	纤维蛋白原(相当于纤维)	心及血管内

2. 疏松结缔组织

疏松结缔组织又称蜂窝组织,由多种细胞和大量细胞间质构成。广泛分布于全身各种细胞、组织和器官之间,具有防御、保护、营养、运输和创伤修复等功能。

1) 疏松结缔组织的主要细胞

参见表 1-3-2。

表 1-3-2 疏松结缔组织的主要细胞结构特点与功能

细胞	形态结构特点			功能
	胞体	细胞质	细胞核	
成纤维细胞	多突扁平状,边缘不清	弱嗜碱性	位于细胞中央,较大,呈卵圆形,染色浅,核仁明显	合成纤维和基质
巨噬细胞	圆形或有突起、不规则形	嗜酸性	较小,染色较深	变形运动和吞噬;参与免疫反应;分泌生物活性物质
浆细胞	圆形或椭圆形	强嗜碱性	圆形,常偏于细胞一侧,染色质多聚集在核周并向核中心成辐射状排列,形似车轮状	合成和分泌免疫球蛋白(抗体),参与体液免疫

细 胞	形态结构特点			功 能
	胞 体	细胞质	细胞核	
肥大细胞	较大,呈圆形或椭圆形	内含粗大的嗜碱性颗粒,具有异染性、易溶于水	核小而圆,染色深,位于细胞中央	抗凝血,参与变态反应

2）细胞间质

细胞间质 ⎰ 纤维 ⎰ 胶原纤维：新鲜时呈白色,又称白纤维。韧性大,抗拉力强
弹性纤维：新鲜时呈黄色,又称黄纤维。弹性大
网状纤维：又称嗜银纤维。有韧性

基质：是由生物大分子构成的无色透明的无定形胶状物,有一定黏性。主要成分为蛋白多糖和水,其中以透明质酸含量最多

组织液：由毛细血管动脉端渗入基质内的液体,称组织液。有利于血液与细胞进行物质交换,是细胞生存的内环境

3. 软骨

根据软骨基质中所含纤维成分的不同,软骨可分为透明软骨、弹性软骨和纤维软骨（见表1-3-3）。

表1-3-3 三种软骨的结构特点及分布

类 型	纤 维	分 布
透明软骨	胶原原纤维,纤维和基质折光率一致,故HE染色片上不易分辨	肋软骨、关节软骨、呼吸道内的软骨等处
弹性软骨	大量弹性纤维交织成网	耳廓、咽喉及会厌等处
纤维软骨	大量平行或交叉排列的胶原纤维束	椎间盘、耻骨联合及关节盘等处

4. 血液

血液从血管流出后,其内的纤维蛋白原转变为纤维蛋白,并参与血液的凝固。血液凝固后所析出的淡黄色清明液体,称血清。血清中不含纤维蛋白原。临床上将血细胞的形态、数量、比例和血红蛋白含量的测定称为血象。用Wright或Giemsa染色法染血涂片,是最常用的观察血细胞形态的方法。各种血细胞的形态结构特点和功能如下。

（1）红细胞：呈双凹圆盘状,直径约7.5μm,中央较薄,周缘较厚。成熟红细胞无核和细胞器,胞质内充满血红蛋白。血红蛋白具有结合与运输O_2和CO_2的功能。

红细胞的平均寿命约120天。与此同时,每天有大量新生红细胞从骨髓进入血液。这些未完全成熟的红细胞内尚残留部分核糖体,用煌焦油蓝染色呈细网状,故称网织红细胞。网织红细胞计数可作为贫血等血液病诊断和评估疗效、预后的指标之一。

（2）白细胞：为有核的球形细胞,一般较红细胞大。白细胞能做变形运动,穿过血管壁进入周围组织,发挥防御和免疫功能。根据白细胞胞质内有无特殊颗粒,可将其分为有粒白

细胞和无粒白细胞(见表1－3－4)。

表 1－3－4　各种白细胞的形态结构特点和功能

名　称		形态结构特点		功　能
		胞　质	细胞核	
有粒白细胞	中性粒细胞	含许多细小颗粒,分布均匀,紫蓝色的为嗜天青颗粒(20%);淡红色的为特殊颗粒(80%)	杆状或分2～5叶	吞噬细菌,转化成脓细胞
	嗜酸性粒细胞	含粗大均匀的鲜红色嗜酸性颗粒	多分为2叶	吞噬抗原抗体复合物;减轻过敏反应;杀灭寄生虫
	嗜碱性粒细胞	含大小不等、分布不匀的嗜碱性颗粒	分叶或呈"S"形或不规则形	抗凝血;参与变态反应
无粒白细胞	淋巴细胞	很少,嗜碱性,染成天蓝色,含少量嗜天青颗粒	圆形,一侧常有浅凹,着色深	参与免疫反应
	单核细胞	较多,弱嗜碱性,染成灰蓝色,含许多嗜天青颗粒	肾形、马蹄铁形或不规则形	变形运动;吞噬

(3) 血小板:是由骨髓内巨核细胞胞质脱落而成的胞质碎块,一般呈双凸盘状。血涂片标本中,血小板多成群分布,外形不规则,周围部染成浅蓝色,中央部有紫蓝色颗粒分布。血小板在凝血和止血过程中起重要作用。

二、自测题

(一) 选择题

【A₁型题】

1. 下列哪种细胞在疏松结缔组织中数量最多　　　　　　　　　　　　　　　　　　(　)

A. 巨噬细胞　　B. 浆细胞　　　　C. 肥大细胞　　　D. 脂肪细胞　　E. 成纤维细胞

2. 巨噬细胞来源于下列哪种细胞　　　　　　　　　　　　　　　　　　　　　　(　)

A. 成纤维细胞　　B. 纤维细胞　　　C. 单核细胞　　　D. 淋巴细胞　　E. 浆细胞

3. 关于成纤维细胞的特点哪项叙述是错误的　　　　　　　　　　　　　　　　　(　)

A. 细胞扁平,多突起　　　　　　　B. 细胞核较大,着色浅,核仁明显

C. 细胞质内高尔基复合体发达　　　D. 细胞质内有丰富的滑面内质网

E. 能合成纤维和基质

4. 浆细胞胞质嗜碱性是由于　　　　　　　　　　　　　　　　　　　　　　　　(　)

A. 粗面内质网发达　　　　　　　B. 含大量糖原

C. 含大量分泌颗粒　　　　　　　D. 滑面内质网发达

E. 溶酶体多

5. 肥大细胞的胞质内充满　　　　　　　　　　　　　　　　　　　　　　　　　(　)

A. 嗜酸性颗粒　　　　　　　　　B. 嗜碱性颗粒　　　　　　　　　C. 异物颗粒

D. 嗜银性颗粒　　　　　　　　　E. 嗜铬性颗粒

6. 肥大细胞颗粒内含哪几种活性物质　　　　　　　　　　　　　　　（　　）

A. 肝素、组胺、白三烯

B. 肝素、嗜酸性粒细胞趋化因子、白三烯

C. 组胺、嗜酸性粒细胞趋化因子、白三烯

D. 肝素、组胺、嗜酸性粒细胞趋化因子

E. 肝素、组胺、嗜酸性粒细胞趋化因子和白三烯

7. 结构和功能相似的两种细胞是　　　　　　　　　　　　　　　　　（　　）

A. 嗜碱性粒细胞和嗜酸性粒细胞

B. 中性粒细胞和浆细胞

C. 嗜碱性粒细胞和中性粒细胞

D. 浆细胞和巨噬细胞

E. 嗜碱性粒细胞和肥大细胞

8. 合成和分泌免疫球蛋白的细胞是　　　　　　　　　　　　　　　　（　　）

A. 嗜碱性粒细胞　　　　　　　　B. 嗜酸性粒细胞　　　　　　C. 成纤维细胞

D. 浆细胞　　　　　　　　　　　E. 巨噬细胞

9. 下列哪种细胞由 B 淋巴细胞分化形成　　　　　　　　　　　　　　（　　）

A. 成纤维细胞　　B. 纤维细胞　　C. 巨噬细胞　　D. 肥大细胞　　E. 浆细胞

10. 胞质中含有溶酶体最多的细胞是　　　　　　　　　　　　　　　　（　　）

A. 间充质细胞　　B. 成纤维细胞　　C. 肥大细胞　　D. 浆细胞　　E. 巨噬细胞

11. 抽取血液抗凝后离心沉淀,血液分为三层,从上至下依次为　　　　（　　）

A. 血清,白细胞和血小板,红细胞

B. 血清,红细胞,白细胞和血小板

C. 血清,红细胞和血小板,白细胞

D. 血浆,红细胞,白细胞和血小板

E. 血浆,白细胞和血小板,红细胞

12. 观察血涂片常用的方法是　　　　　　　　　　　　　　　　　　　（　　）

A. HE 染色法　　　　　　　　　　B. PAS 染色法

C. 甲苯胺蓝染色法　　　　　　　　D. 镀银染色法

E. Wright 染色法

13. 血涂片用煌焦油蓝染色,可显示网织红细胞中的　　　　　　　　　（　　）

A. 残留的核染色质　　　　　　B. 残留的溶酶体　　　　　　C. 残留的微体

D. 残留的核糖体　　　　　　　E. 残留的内质网

14. 患过敏性疾病或寄生虫病时,血液中　　　　　　　　　　　　　　（　　）

A. 中性粒细胞增多　　　　　　B. 嗜酸性粒细胞增多

C. 嗜碱性粒细胞增多　　　　　D. 单核细胞增多

E. 淋巴细胞增多

15. 吞噬、处理了大量细菌后,自身死亡成为脓细胞的是　　　　　　　（　　）

A. 中性粒细胞　　　　　　　　B. 淋巴细胞　　　　　　　　C. 成纤维细胞

D. 嗜酸性粒细胞   E. 肥大细胞

16. 区分有粒白细胞和无粒白细胞的根据是   (   )

A. 细胞大小   B. 细胞核的形态

C. 细胞有无吞噬功能   D. 细胞内有无嗜天青颗粒

E. 细胞内有无特殊颗粒

17. 区分三种有粒白细胞的根据是   (   )

A. 特殊颗粒的大小   B. 特殊颗粒的数量

C. 特殊颗粒的染色性   D. 有无嗜天青颗粒

E. 嗜天青颗粒的染色性

18. 血液中数量最多和最少的白细胞是   (   )

A. 中性粒细胞和单核细胞   B. 中性粒细胞和淋巴细胞

C. 中性粒细胞和嗜酸性粒细胞   D. 淋巴细胞和嗜碱性粒细胞

E. 中性粒细胞和嗜碱性粒细胞

19. 分化为浆细胞的是   (   )

A. T 细胞   B. B 细胞   C. NK 细胞   D. 单核细胞   E. 巨噬细胞

20. 在外周血涂片中,最难找到的白细胞是   (   )

A. 中性粒细胞   B. 嗜酸性粒细胞   C. 嗜碱性粒细胞

D. 单核细胞   E. 淋巴细胞

【B 型题】

(21～24 题共用备选答案)

A. 浆细胞   B. 成纤维细胞   C. 巨噬细胞   D. 纤维细胞   E. 肥大细胞

21. 参与机体变态反应的细胞是   (   )

22. 分泌免疫球蛋白的细胞是   (   )

23. 可产生纤维和基质的细胞是   (   )

24. 处于功能静止状态的细胞是   (   )

(25～28 题共用备选答案)

A. 单核细胞   B. B 淋巴细胞   C. 红细胞

D. 嗜碱性粒细胞   E. 巨噬细胞

25. 与产生免疫球蛋白有关的细胞是   (   )

26. 含有特殊颗粒的细胞是   (   )

27. 含有吞噬体的细胞是   (   )

28. 含有血红蛋白的细胞是   (   )

(29～33 题共用备选答案)

A. B 淋巴细胞   B. T 淋巴细胞   C. 巨核细胞

D. 嗜碱性粒细胞   E. 中性粒细胞

29. 产生血小板的细胞是 （　　）

30. 吞噬细菌、异物的细胞是 （　　）

31. 参与机体体液免疫的细胞是 （　　）

32. 参与机体细胞免疫的细胞是 （　　）

33. 参与机体变态反应的细胞是 （　　）

（34～37 题共用备选答案）

A. B 淋巴细胞 　　　　　B. 中性粒细胞 　　　　　C. 嗜酸性粒细胞

D. NK 淋巴细胞 　　　　E. 单核细胞

34. 具有自然杀伤能力的细胞是 （　　）

35. 血液中最多的白细胞是 （　　）

36. 与变态反应或寄生虫病有关的细胞是 （　　）

37. 巨噬细胞的前身细胞是 （　　）

【X 型题】

38. 固有结缔组织包括 （　　）

A. 软骨组织 　　　　　B. 骨组织 　　　　　C. 网状组织

D. 致密结缔组织 　　　E. 疏松结缔组织

39. 疏松结缔组织的主要功能是 （　　）

A. 支持和连接 　　　　B. 营养和防御 　　　　C. 保护和修复

D. 吸收和分泌 　　　　E. 体内微环境

40. 成纤维细胞合成以下哪些物质 （　　）

A. 胶原纤维和网状纤维 　　　　　　　　　B. 弹性纤维

C. 结缔组织基质的蛋白多糖和糖蛋白 　　　D. 组织液

E. 免疫球蛋白

41. 产生纤维和基质的细胞是 （　　）

A. 成纤维细胞 　B. 平滑肌细胞 　C. 软骨细胞 　D. 成骨细胞 　E. 间充质细胞

42. 浆细胞的特点是 （　　）

A. 细胞圆形或卵圆形

B. 胞质嗜碱性，核旁有一浅染区

C. 核圆，偏心位，异染色质呈辐射状排列

D. 胞质内含丰富的粗面内质网和游离核糖体

E. 具有很强的分裂增殖能力

43. 浆细胞 （　　）

A. 多出现在慢性炎症部位

B. 异染色质呈块状，从核中心向核膜呈辐射状分布

C. 胞质丰富，呈嗜碱性

D. 胞质内含大量平行排列的粗面内质网

E. 合成分泌抗体

44. 肥大细胞 　　　　　　　　　　　　　　　　　　　　　（　　）

A. 常沿小血管分布

B. 细胞核小而圆,染色深

C. 胞质内充满粗大的分泌颗粒,颗粒具有嗜碱性

D. 颗粒内含肝素、组胺和嗜酸性粒细胞趋化因子

E. 颗粒内含肝素、组胺和白三烯

45. 骨组织含有 　　　　　　　　　　　　　　　　　　　　（　　）

A. 丰富的骨基质　　　　　B. 网状纤维　　　　　　　　C. 胶原纤维

D. 弹性纤维　　　　　　　E. 骨盐

46. 哈弗系统包括 　　　　　　　　　　　　　　　　　　　（　　）

A. 由 4～20 层同心圆排列的骨板

B. 各层骨板内和之间有骨细胞

C. 各层骨细胞的突起经骨小管穿越骨板相连接

D. 中轴有一中央管,内含骨膜组织、毛细血管和神经

E. 由环骨板围成

47. 骨祖细胞 　　　　　　　　　　　　　　　　　　　　　（　　）

A. 位于骨外膜内层

B. 位于骨内膜

C. 位于软骨膜

D. 具有分裂能力,能分化成软骨细胞和成骨细胞

E. 是骨组织的干细胞

48. 临床血象测定的常规内容是 　　　　　　　　　　　　　（　　）

A. 血细胞的形态　　　　　B. 血细胞的数量和百分比

C. 血红蛋白的含量　　　　D. 血液比重和渗透压

E. 循环血容量

49. 网织红细胞 　　　　　　　　　　　　　　　　　　　　（　　）

A. 是一种衰老的红细胞　　B. 在成人,占红细胞总数的 0.5%～1.5%

C. 细胞内残留部分核糖体　D. 可评价骨髓的造血功能

E. 对贫血类疾病的诊断、预后有意义

50. 单核细胞和淋巴细胞的共同点是 　　　　　　　　　　　（　　）

A. 胞质内均有嗜天青颗粒　B. 细胞核均不分叶

C. 数量均少于中性粒细胞　D. 均可穿出血管外并进一步分化

E. 功能完全相同

51. 关于嗜酸性粒细胞的描述,哪些正确 　　　　　　　　　（　　）

A. 特殊颗粒嗜酸性,呈橘红色

B. 核常分为 2～3 叶

C. 嗜酸性颗粒是一种特殊的溶酶体

D. 具有趋化性,可变形运动

E. 释放组胺酶灭活组胺减轻变态反应

52. 关于淋巴细胞的描述,哪些正确 （　　）

A. 细胞呈圆形或卵圆形

B. 细胞质含少量特殊颗粒

C. 可分为 T 细胞、B 细胞和 NK 细胞三种类型

D. 参与细胞免疫

E. 参与体液免疫

（二）填空题

1. 疏松结缔组织内的纤维有＿＿＿＿＿、＿＿＿＿＿和＿＿＿＿＿三种。

2. 浆细胞呈＿＿＿＿＿,核圆,多偏居细胞一侧,异染色质常成粗块状,从核中心向核被膜呈＿＿＿＿＿分布。胞质丰富,呈嗜＿＿＿＿＿性,核旁有一浅染区。电镜下,浆细胞胞质内含大量平行排列的＿＿＿＿＿,浅染区内有＿＿＿＿＿。浆细胞合成与分泌＿＿＿＿＿,即＿＿＿＿＿。

3. 肥大细胞胞质内充满粗大的嗜碱性颗粒,可被甲苯胺蓝染为紫色。颗粒内含＿＿＿＿＿、＿＿＿＿＿、＿＿＿＿＿等。胞质内还含有＿＿＿＿＿。

4. 软骨根据其基质内＿＿＿＿＿的不同,分成＿＿＿＿＿、＿＿＿＿＿和＿＿＿＿＿三种。

5. 观察血细胞形态的血涂片通常采用的是＿＿＿＿＿或＿＿＿＿＿染色法。

6. 红细胞在扫描电镜下呈＿＿＿＿＿,中央＿＿＿＿＿,周缘＿＿＿＿＿。成熟的红细胞无＿＿＿＿＿,也无任何＿＿＿＿＿,胞质内充满＿＿＿＿＿,使红细胞呈红色。

7. 根据白细胞质内有无特殊颗粒,可将其分为＿＿＿＿＿和＿＿＿＿＿。根据其特殊颗粒的染色性,前者又可分为＿＿＿＿＿、＿＿＿＿＿和＿＿＿＿＿三种;后者分为＿＿＿＿＿和＿＿＿＿＿两种。

8. 血小板是由骨髓内＿＿＿＿＿胞质脱落而成的胞质碎块,在＿＿＿＿＿过程中起着重要作用。

（三）名词解释

1. 组织液

2. 趋化性

3. 血清

4. 血浆

5. 血常规

6. 网织红细胞

（四）问答题

1. 简述肥大细胞的结构特点和功能。

2. 试述中性粒细胞光镜下的形态结构特点和功能。

（五）填图题

1. 下图是_____;并写出图中数字表示的名称。

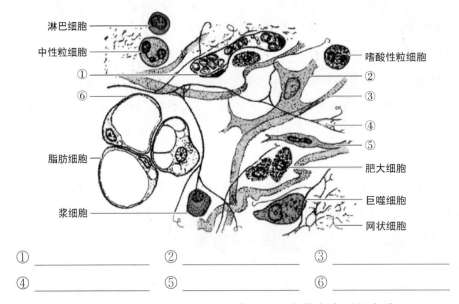

① _____ ② _____ ③ _____

④ _____ ⑤ _____ ⑥ _____

2. 下图是人体血液处理前后的血液状态,请写出图中数字表示的名称。

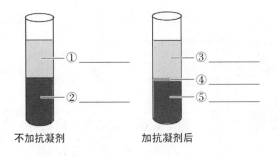

不加抗凝剂　　　　　　加抗凝剂后

<h1 style="text-align:center">第三节　肌　组　织</h1>

一、学习纲要

（一）知识框架

参见图 1-3-3。

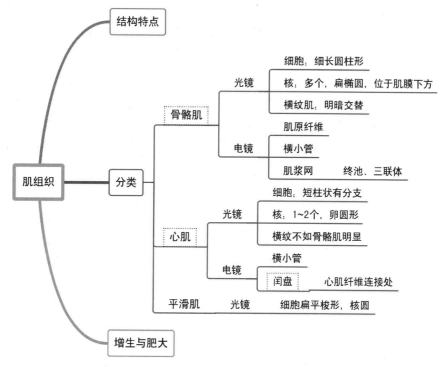

图 1-3-3 肌组织知识框架图

（二）学习要点

1. 肌组织的结构特点和分类

肌组织主要由细长呈纤维状的肌细胞（又称肌纤维）构成。肌细胞的细胞膜称肌膜，细胞质称肌质，肌质内的滑面内质网称肌质网。肌质中含有大量与肌纤维长轴平行排列的肌丝，它们是肌纤维舒缩的主要物质基础。

2. 骨骼肌纤维的结构特点

（1）相邻两条 Z 线之间的一段肌原纤维称为肌节，是肌原纤维结构和功能的基本单位。

（2）肌原纤维：由粗、细两种肌丝构成，沿肌原纤维的长轴排列。粗肌丝位于肌节中部，构成暗带，固定于 M 线。细肌丝位于肌节的两侧，一端附着于 Z 线，另一端伸至粗肌丝之间，末端游离，止于 H 带的外侧。I 带仅有细肌丝，H 带仅有粗肌丝，H 带两侧的 A 带既有粗肌丝，又有细肌丝。

（3）肌质网：又称纵小管，在两横小管之间纵行互相分支吻合成网状的小管，近横小管两侧的肌质网扩大呈扁囊状，称为终池。每条横小管与其两侧的终池组成三联体。

（4）横小管：又称 T 小管，位于明暗带交界处，是肌膜向肌质内凹陷形成的管状结构。是兴奋传入肌纤维内部的通道（见图 1-3-4）。

3. 心肌纤维的结构特点

（1）心肌纤维呈短柱状有分支，相互连接成网状。

（2）核 1~2 个，呈卵圆形，位于纤维的中央。

（3）横纹不如骨骼肌纤维明显。

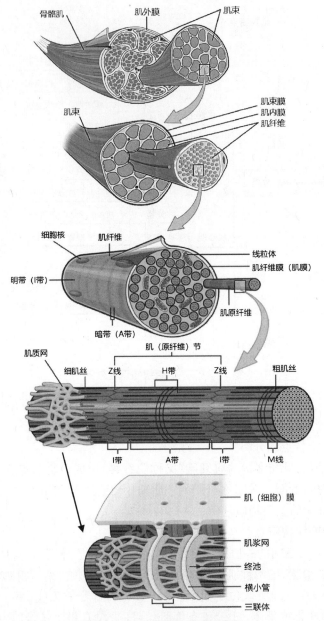

图 1 - 3 - 4 骨骼肌纤维的结构

（4）横小管较粗，位于 Z 线水平。

（5）肌质网稀疏，纵小管不发达，终池少而小，有二联体。

（6）有闰盘，即心肌纤维之间的连接处。闰盘的横向部分为中间连接和桥粒，起着牢固的连接作用；纵向部分为缝隙连接，有利于细胞间化学信息的交流和电冲动的传导，使许多相连的心肌纤维在功能上成为一个整体，从而产生同步收缩或舒张。

4. 肌组织的增生与肥大

（1）增生：器官或组织内实质细胞数量增多称为增生。增生可分为生理性、病理性或代偿性、内分泌性等类型。

（2）肥大：细胞、组织或器官体积增大称为肥大。肥大可分为生理性、病理性或代偿性、内分泌性等类型。

二、自测题

（一）选择题

【A₁型题】

1. 骨骼肌纤维明暗相间的横纹是由于 （ ）

A. 各条肌原纤维的明带和暗带都整齐地排列在同一平面上

B. 明带和暗带内的肌质网含量不同

C. 明带和暗带内的糖原含量不同

D. 明带和暗带内的线粒体数量不同

E. 明带和暗带内的肌红蛋白含量不同

2. 关于骨骼肌纤维光镜结构的描述，哪项错误 （ ）

A. 为长圆柱形细胞　　　　　　　B. 有多个细胞核

C. 细胞核位于肌纤维中央　　　　D. 肌原纤维顺肌纤维的长轴平行排列

E. 肌原纤维有明暗相间的横纹

3. 肌节的组成是 （ ）

A. 1/2 I 带＋1/2 A 带　　　　　　B. 1/2 A 带＋I 带＋1/2 A 带

C. 1/2 A 带＋I 带＋1/2 I 带　　　D. 1/2 I 带＋A 带＋1/2 A 带

E. 1/2 I 带＋A 带＋1/2 I 带

4. 骨骼肌纤维内储存 Ca^{2+} 的结构是 （ ）

A. 肌质　　　　B. 肌质网　　　　C. 横小管　　　　D. 肌钙蛋白　　　　E. 肌球蛋白

5. 心肌纤维通过哪种结构相互连接 （ ）

A. 中间连接、桥粒、缝隙连接　　　B. 中间连接、桥粒、紧密连接

C. 连接复合体、桥粒、紧密连接　　D. 紧密连接、桥粒、缝隙连接

E. 紧密连接、中间连接、缝隙连接

6. 三联体是指 （ ）

A. 横小管及两侧的终池　　　　　B. 横小管及一侧的终池和纵小管

C. 纵小管及两侧的终池　　　　　D. 纵小管及两侧的横小管

E. 终池及两侧的横小管

7. 有关心肌纤维超微结构的描述，哪项错误 （ ）

A. 无明显的肌原纤维　　　　　B. 横小管较粗　　　　　C. 纵小管稀疏

D. 线粒体发达　　　　　　　　E. 二联体位于 I 带与 A 带交界处

【B型题】

（8～11题共用备选答案）

A. 特殊细胞连接　　　　　　B. 肌原纤维　　　　　　C. 滑面内质网

D. 肌膜   E. 粗面内质网

8. 肌纤维内的肌质网即   (   )

9. 形成横小管   (   )

10. 形成终池   (   )

11. 闰盘为   (   )

(12～15 题共用备选答案)

A. 缝隙连接   B. 横小管   C. 储存 Ca^{2+}

D. ATP 酶   E. 以上均无关

12. 心肌纤维连接处有   (   )

13. 位于心肌纤维的 Z 线平面   (   )

14. 肌质网   (   )

15. 相邻平滑肌纤维之间有   (   )

【X 型题】

16. 肌组织的特点是   (   )

A. 主要由肌细胞组成

B. 肌细胞间含结缔组织、血管和神经

C. 肌细胞呈纤维形,故称肌纤维

D. 肌质中有肌丝

E. 肌丝是肌细胞舒缩功能的主要物质基础

17. 构成骨骼肌三联体的是   (   )

A. 横小管   B. 纵小管   C. 高尔基复合体

D. 终池   E. 粗面内质网

18. 肌纤维 A 带含   (   )

A. 粗肌丝   B. 细肌丝   C. 中间丝

D. H 带   E. M 线

19. 与骨骼肌纤维相比,心肌纤维的特点是   (   )

A. 有闰盘   B. 肌质网发达

C. 肌原纤维不明显   D. 二联体多,三联体少

E. 横小管较粗,位于 Z 线水平

(二) 填空题

1. 肌细胞又称_____,其细胞膜称_____,细胞质称_____。

2. 骨骼肌纤维是_____形的细胞,有_____个细胞核,肌质内有许多与细胞长轴平行排列的_____。

3. 在骨骼肌纤维中,相邻的两条 Z 线之间的一段_____称为肌节。每个肌节的组

成是_____、_____和_____。

4. 横小管又称_____,是由_____向肌纤维内凹陷形成的小管,与肌纤维的长轴_____。

5. 骨骼肌横小管两侧的肌质网膨大呈扁囊状,称_____。每条横小管及其两侧的_____共同构成_____。

6. 心肌纤维之间的连接结构称_____。在 HE 染色的标本中,呈_____或_____。电镜下,其横向连接部分有_____和_____;纵向连接部分有_____。

(三) 名词解释

1. 肌质网

2. 肌节

3. 横小管

4. 三联体

5. 闰盘

(四) 问答题

1. 为什么骨骼肌纤维会出现横纹?

2. 试比较骨骼肌、心肌和平滑肌的结构异同点。

(五) 填图题

1. 下图是肌组织中的_____的层次结构,请写出图中数字表示的名称。

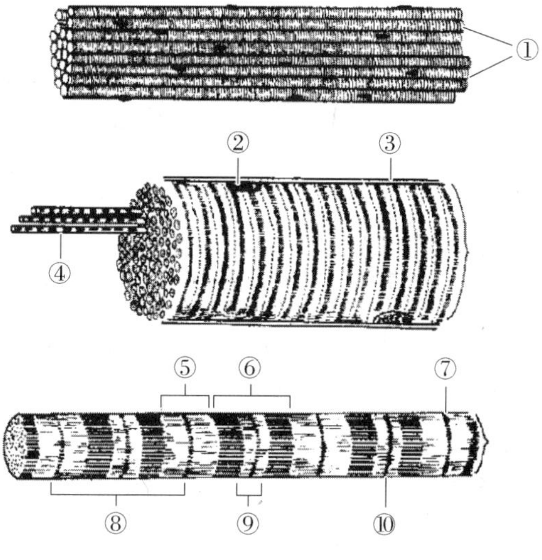

① _____

② _____

③ _____

④ _____

⑤ _____

⑥ _____

⑦ _____

⑧ _____

⑨ _____

⑩ _____

2. 下图是_____超微结构,请写出图中数字表示的名称。

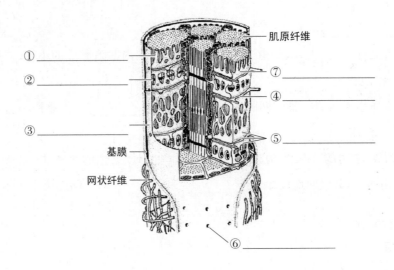

肌原纤维

① _____

② _____

③ _____

基膜

网状纤维

⑦ _____

④ _____

⑤ _____

⑥ _____

第四节　神经组织

（一）知识框架

参见图 1-3-5。

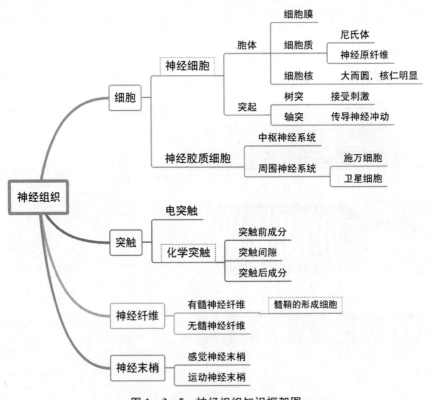

图 1-3-5　神经组织知识框架图

(二) 学习要点

1. 神经元

1) 胞体

胞体是神经元的营养和代谢中心，主要位于大脑和小脑的皮质、脑干和脊髓的灰质以及神经节内。

(1) 细胞膜：为单位膜，具有感受刺激、处理信息、产生和传导神经冲动的功能。

(2) 细胞质：在光镜下，其特征性结构为尼氏体和神经原纤维。尼氏体是强嗜碱性斑状或颗粒状结构。电镜下观察，尼氏体由发达的粗面内质网和游离核糖体构成。具有活跃的合成蛋白质功能。神经原纤维为嗜银性的细丝状结构，交织成网。电镜下观察，神经原纤维由神经丝和微管组成。神经原纤维具有支持和运输的功能。

(3) 细胞核：大而圆，位于细胞中央，染色质较细，呈颗粒状，主要为常染色质，故着色浅，核仁明显。

2) 突起

(1) 树突：有一至数个，较粗短，形如树枝状，树突内的胞质结构与胞体相似，在其分支上有树突棘。树突的功能主要是接受刺激。

(2) 轴突：只有一个，细而长。胞体发出轴突的部位称轴丘。轴突表面的胞膜称轴膜，轴突内的胞质称轴质(轴浆)。轴丘及轴突内无尼氏体，内有线粒体、神经丝和微管。轴突的功能主要是传导神经冲动。

2. 突触

(1) 定义：神经元与神经元之间，或神经元与效应细胞(肌细胞、腺细胞)之间传递信息的部位称突触。

(2) 分类：突触可分为电突触和化学突触两类。电突触实为缝隙连接，以电流作为信息载体。化学突触以神经递质作为传递信息的媒介，是最常见的一种连接方式。

(3) 化学突触的结构：电镜下，化学突触由突触前成分、突触间隙和突触后成分三部分构成。突触前、后成分相对的细胞膜分别称突触前膜和突触后膜。① 突触前成分：为轴突终末的球状膨大，内含线粒体、微丝、微管和大量的突触小泡，突触小泡是突触前成分的特征性结构，内含神经递质。② 突触间隙：为突触前膜与突触后膜之间的狭小间隙。③ 突触后成分：突触后膜上有特异性受体及离子通道。

当神经冲动沿轴膜传至突触前膜时，突触前膜上钙离子通道开放，细胞外 Ca^{2+} 进入突触前成分，促使突触小泡紧贴突触前膜，以出胞方式将神经递质释放到突触间隙内，神经递质与突触后膜上的特异性受体结合，从而改变了突触后膜对离子的通透性，使突触后神经元(或效应细胞)发生兴奋或抑制。

3. 神经胶质细胞

神经胶质细胞 {
　中枢神经系统 {
　　星形胶质细胞：在物质交换中起媒介作用
　　少突胶质细胞：形成中枢有髓神经纤维的髓鞘
　　小胶质细胞：吞噬功能
　　室管膜细胞：产生脑脊液
　}
　周围神经系统 {
　　施万细胞：形成周围有髓神经纤维的髓鞘
　　卫星细胞：在神经节内包裹神经元胞体
　}
}

4. 神经纤维

（1）定义：神经纤维由神经元的轴突或感觉神经元的长树突及包绕在其外面的神经胶质细胞构成。

（2）分类：根据包裹轴突的神经胶质细胞是否形成髓鞘，可将其分为有髓神经纤维和无髓神经纤维两种。

5. 神经末梢

（1）定义：神经末梢是周围神经纤维在组织或器官内的终末部分。

（2）分类

神经末梢
- 感觉神经末梢
  - 游离神经末梢：感受冷、热、轻触和痛觉
  - 触觉小体：感受触觉
  - 环层小体：感受压觉和振动觉
  - 肌梭：感受骨骼肌纤维的伸缩变化
- 运动神经末梢
  - 躯体运动神经末梢：分布于骨骼肌的运动终板（神经肌连接）
  - 内脏运动神经末梢：分布于心肌、内脏、血管的平滑肌和腺体

二、自测题

（一）选择题

【A₁型题】

1. 神经元的胞体是细胞的营养和代谢中心，主要是胞体内富含 （　）

A. 神经丝　　　　　　　　　B. 微管　　　　　　　　　C. 线粒体

D. 高尔基复合体　　　　　　E. 粗面内质网和游离核糖体

2. 神经元尼氏体分布在 （　）

A. 整个神经元内　　　　　　B. 胞体内　　　　　　　　C. 胞体和树突内

D. 胞体和轴突内　　　　　　E. 树突和轴突内

3. 尼氏体在电镜下的结构是 （　）

A. 粗面内质网和游离核糖体　　　　B. 滑面内质网和游离核糖体

C. 粗面内质网和高尔基复合体　　　D. 线粒体和游离核糖体

E. 高尔基复合体和游离核糖体

4. 神经元传导神经冲动通过 （　）

A. 轴膜　　　　　　　　　　B. 神经膜　　　　　　　　C. 神经内膜

D. 微管　　　　　　　　　　E. 神经丝

5. 在轴突运输中起重要作用的是 （　）

A. 尼氏体　　　　　　　　　B. 微管　　　　　　　　　C. 高尔基复合体

D. 线粒体　　　　　　　　　E. 突触小泡

6. 具有吞噬功能的神经胶质细胞是 （　）

A. 少突胶质细胞　　　　　　B. 室管膜细胞　　　　　　C. 卫星细胞

D. 小胶质细胞　　　　　　　　　E. 星形胶质细胞

7. 关于髓鞘的描述,哪项错误　　　　　　　　　　　　　　　　　　　　(　　)

A. 中枢神经纤维的髓鞘由少突胶质细胞形成

B. 周围神经纤维的髓鞘由施万细胞形成

C. 髓鞘的化学成分主要是糖蛋白

D. 一个施万细胞形成一个结间体

E. 一个少突胶质细胞可包含多个轴突

8. 神经原纤维的组成成分是　　　　　　　　　　　　　　　　　　　　(　　)

A. 神经丝　　　　　　　　　　　B. 中间丝　　　　　　　　　　C. 微丝和微管

D. 神经丝和微管　　　　　　　　E. 神经丝和微丝

【B 型题】

(9～12 题共用备选答案)

A. 锥体细胞　　　　　　　　　　B. 小胶质细胞　　　　　　　　C. 星形胶质细胞

D. 少突胶质细胞　　　　　　　　E. 施万细胞

9. 形成中枢神经系统有髓神经纤维的髓鞘　　　　　　　　　　　　　　(　　)

10. 形成周围神经系统有髓神经纤维的髓鞘　　　　　　　　　　　　　　(　　)

11. 参与形成血脑屏障　　　　　　　　　　　　　　　　　　　　　　　(　　)

12. 具有吞噬功能的细胞　　　　　　　　　　　　　　　　　　　　　　(　　)

(13～17 题共用备选答案)

A. 神经原纤维　　　　　　　　　B. 轴丘　　　　　　　　　　　C. 尼氏体

D. 缝隙连接　　　　　　　　　　E. 脂褐素

13. 轴突的起始处称　　　　　　　　　　　　　　　　　　　　　　　　(　　)

14. 作为神经元细胞骨架的是　　　　　　　　　　　　　　　　　　　　(　　)

15. 电镜下由神经丝和微管构成的是　　　　　　　　　　　　　　　　　(　　)

16. 电镜下由粗面内质网和核糖体构成的是　　　　　　　　　　　　　　(　　)

17. 电突触的结构基础是　　　　　　　　　　　　　　　　　　　　　　(　　)

(18～21 题共用备选答案)

A. 肌梭　　　　B. 树突棘　　　　C. 郎飞结　　　　D. 结间体　　　　E. 运动终板

18. 两个郎飞结之间的一段神经纤维称为　　　　　　　　　　　　　　　(　　)

19. 是一种本体感受器　　　　　　　　　　　　　　　　　　　　　　　(　　)

20. 有髓神经纤维传导神经冲动的部位是　　　　　　　　　　　　　　　(　　)

21. 是支配骨骼肌的运动神经末梢　　　　　　　　　　　　　　　　　　(　　)

【X 型题】

22. 与神经胶质细胞相比,神经元核的特点是　　　　　　　　　　　　　(　　)

A. 胞核大而圆　　　　　　　　B. 位于胞体中央　　　　　　　C. 染色较浅

D. 核仁明显　　　　　　　　　E. 常染色质多

23. HE 染色切片中可见神经元的细胞体　　　　　　　　　　　　（　　）

A. 胞体较大　　　　　　　　　B. 胞质内有尼氏体

C. 胞体周围有突起　　　　　　D. 胞质内有神经原纤维

E. 胞核大而圆且核仁明显

24. 构成神经纤维的成分有　　　　　　　　　　　　　　　　　　（　　）

A. 轴突　　　　　　　　　　　B. 髓鞘　　　　　　　　　　　C. 施万细胞

D. 神经束膜　　　　　　　　　E. 假单极神经元的长树突

25. 电镜下观察化学突触　　　　　　　　　　　　　　　　　　　（　　）

A. 突触前成分内含突触小泡　　B. 突触小泡内含神经递质

C. 突触前成分内含粗面内质网　D. 突触后膜上有特异性受体

E. 突触间隙宽 15～30 nm

26. 电镜下可见神经元轴突内有　　　　　　　　　　　　　　　　（　　）

A. 粗面内质网　　　　　　　　B. 线粒体　　　　　　　　　　C. 神经丝和微管

D. 高尔基复合体　　　　　　　E. 突触小泡

（二）填空题

1. 神经组织由_____和_____组成,前者又称_____,是神经系统的_____;后者具有_____、_____、_____和_____作用。

2. 神经元可分为_____、_____和_____三部分,其中_____是它的营养和代谢中心。

3. 突触是_____之间,或_____之间传递信息的部位,可分为_____和_____。以神经递质传递信息的突触称为_____。电镜下,它由_____、__和_____三部分组成。_____内含许多突触小泡,在突触小泡内含_____。

（三）名词解释

1. 突触

2. 神经纤维

（四）问答题

1. 试述化学突触的超微结构。

2. 简述化学突触的信息传递过程。

（五）填图题

1. 下图是周围神经系统的多级神经元,请写出图中数字表示的名称。

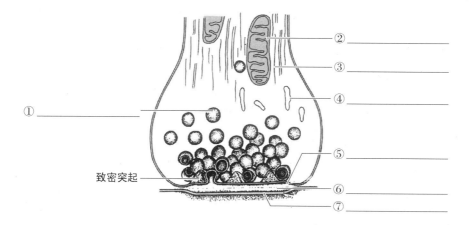

①　_____

②　_____

③　_____

④　_____

⑤　_____

⑥　_____

⑦　_____

⑧　_____

2. 下图是_____,请写出图中数字表示的名称。

致密突起

第四章　组织病理学基础

　　组织病理学基础包括组织和细胞的损伤与修复，以及炎症、肿瘤等内容。

　　细胞和组织的损伤性变化是大多数疾病发生、发展过程中的基础性变化，包括可逆性损伤（变性）及不可逆性损伤（死亡），变性的常见类型有细胞水肿、脂肪变性、玻璃样变性等，坏死的主要类型有凝固性坏死、液化性坏死、纤维蛋白样坏死等。组织、细胞受损后，机体可以通过再生及纤维性修复两种形式进行修复。

　　炎症是具有血管系统的活体组织对各种损伤因子的刺激所发生的一种以防御反应为主的基本病理过程，血管反应是其中心环节。炎症的基本病理变化是局部组织的变质、渗出和增生，按照基本病变，炎症可分为变质性炎、渗出性炎和增生性炎；按照临床表现和病程，可分为超急性炎症、急性炎症、亚急性炎症、慢性炎症等。不同类型的炎症有不同的病变特点。

　　肿瘤是以细胞异常增殖为特点的一大类疾病，常在机体局部形成肿块。肿瘤种类繁多，具有不同的形态特征、生物学行为与临床表现，对肿瘤的诊断与治疗是人类面临的重大课题，掌握肿瘤的基本知识可为今后学习专业知识、了解临床肿瘤诊断过程以及为肿瘤患者提供恰当的治疗奠定基础。

第一节　组织、细胞的损伤与修复

一、学习纲要

　　（一）知识框架

　　参见图 1-4-1。

　　（二）基本概念

　　1. 损伤

　　组织和细胞遭受不能耐受的有害因子刺激后，所发生的物质代谢、组织化学、超微结构乃至光镜和肉眼可见的异常变化。

　　2. 可逆性损伤

　　可逆性损伤又称变性，指细胞或细胞间质受损后，由于代谢障碍而使细胞内或细胞间质内出现异常物质或正常物质异常蓄积的现象。

　　3. 水样变性

　　即细胞水肿，指细胞内水、钠过多积聚。

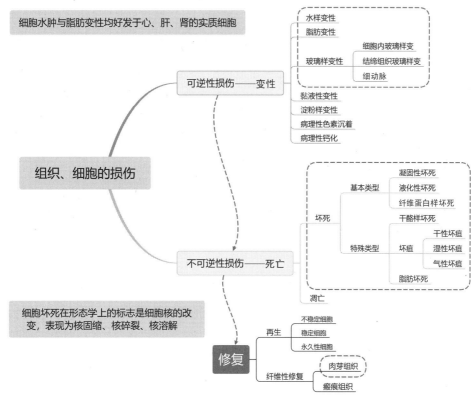

图 1-4-1 组织、细胞的损伤与修复知识框架图

4. 脂肪变性

实质细胞内脂肪的异常蓄积称为脂肪变性。

5. 玻璃样变性

玻璃样变性指细胞或间质内出现均质、红染、半透明状的蛋白质蓄积,呈毛玻璃样,又称透明变性。

6. 不可逆性损伤

不可逆性损伤又称细胞死亡,细胞因受严重损伤而累及细胞核时,呈现代谢停止、结构破坏和功能丧失等不可逆转的变化。

7. 坏死

坏死是以酶溶性变化为特点的活体内局部组织中细胞的死亡。质膜崩解、结构自溶,并引发急性炎症反应。

8. 凝固性坏死

坏死组织呈灰黄、干燥、质实的状态,以蛋白质变性为主。

9. 液化性坏死

坏死组织呈液状,以酶的溶解性改变为主。

10. 干酪样坏死

为彻底的凝固性坏死,多见于结核病,肉眼观坏死区呈黄白色,质软,似干酪,镜下看不到组织轮廓,坏死组织呈一片红染无结构颗粒状物质。

11. 坏疽

局部组织大块坏死并伴有腐败菌感染。

12. 凋亡

凋亡是机体细胞在发育过程中或在某些因素的作用下,通过特定基因及其产物调控而发生的程序性细胞死亡。一般表现为单个细胞的死亡,且不伴有炎症反应。

13. 修复

损伤造成机体部分细胞和组织受损后,机体对所形成缺损进行修补恢复的过程,可分为再生与纤维性修复。

14. 再生

组织和细胞损伤后,由邻近的同种细胞分裂增殖,实现修复的过程。

15. 纤维性修复

纤维性修复是通过肉芽组织增生、填补组织缺损并逐渐转化为瘢痕组织的过程。

16. 肉芽组织

为幼稚的纤维结缔组织,肉眼观呈红色、细颗粒样、柔软湿润,状似肉芽。光镜下主要由成纤维细胞和新生的毛细血管组成,常伴有数量不等的各种炎细胞。

17. 机化

新生肉芽组织长入并取代坏死组织、血栓、血块、脓液、异物等的过程。

18. 瘢痕组织

瘢痕组织是肉芽组织成熟转变而来的成熟的纤维结缔组织。

19. 创伤愈合

创伤愈合是指机体遭受外力作用,皮肤等组织出现离断或缺损后的愈合过程,为包括各种组织的再生和肉芽组织增生、瘢痕形成的复杂组合,表现出各种过程的协同作用。

(三) 比较出真知

参见表 1-4-1～表 1-4-7。

表 1-4-1 细胞水肿与脂肪变性的病变特点

	细 胞 水 肿	脂 肪 变 性
肉眼观	脏器体积增大,包膜紧张,切面隆起,浑浊无光似开水烫过	最易发生于肝,肝脏体积增大、色黄、质软,有油腻感
镜下观	细胞体积增大,胞质疏松淡染,内见粉红色颗粒状物(电镜下为肿胀的线粒体和内质网)	细胞体积增大,胞质内可见大小不等,类圆形的脂滴(HE 切片中被乙醇和二甲苯溶解,呈空泡状)

表 1-4-2 三型坏死的区别

	凝固性坏死	液化性坏死	纤维蛋白样坏死
好发部位	多见于心、肝、脾、肾等实质器官	多见于脑、胰腺、脓肿、由细胞水肿发展而来的溶解性坏死	风湿病、恶性高血压的结缔组织及小血管壁

	凝固性坏死	液化性坏死	纤维蛋白样坏死
发生机制	蛋白质变性凝固,溶酶体酶水解作用较弱	坏死组织内可凝固的蛋白质少,或坏死细胞自身及浸润的中性粒细胞等释放大量水解酶,或组织富含水分和磷脂	—
肉眼观	灰黄色、质地致密、干燥、凝固状,与健康组织界限明显	坏死组织溶解液化,可形成边界较清的脓肿或软化灶,液化物流失后形成囊腔	—
镜下观	细胞微细结构消失,但组织结构轮廓仍保存一段时间,坏死区周围形成充血、出血和炎症反应带	见不到原有组织结构轮廓	细丝状,颗粒状或小条块状无结构物质,呈强嗜酸伊红色,染色性质与纤维蛋白相似

表 1-4-3　三型坏疽的区别

	好发部位	发生条件	病变特点	对机体的影响
干性坏疽	四肢末端	动脉堵塞,静脉回流仍通畅,感染较轻	多为凝固性坏死,坏疽组织干燥、质硬、黑褐色、边界清	中毒轻,发展慢
湿性坏疽	与外界相通的内脏,如肠、子宫、阑尾	动脉堵塞伴静脉回流受阻,感染重	凝固性坏死＋液化性坏死,坏疽组织湿润、肿胀、质软、蓝绿色,边界不清,有恶臭	中毒重,发展快
气性坏疽	深达肌肉的开放性创伤	厌氧菌感染	凝固性坏死＋液化性坏死,坏疽组织呈蜂窝状、湿润、质软、肿胀、蓝绿色伴捻发音,分界不清	中毒重,发展迅速

表 1-4-4　坏死与凋亡在形态学上的区别

	凋　亡	坏　死
死亡范围	多为散在的单个细胞	常为集聚的多个细胞
形态特征	细胞固缩,核染色质边集,细胞膜及细胞器膜完整,膜可发泡成芽,形成凋亡小体	细胞肿胀,核染色质絮状或边集,细胞膜及细胞器膜溶解破裂,溶酶体酶释放使细胞自溶
周围反应	不引起周围组织的炎症反应和修复再生,凋亡小体可被邻近实质细胞和巨噬细胞吞噬	引起周围组织的炎症反应和修复再生

表 1-4-5　不同再生能力的细胞

	别　名	特　点	代表性细胞
不稳定细胞	持续分裂细胞	总在不断增殖,再生能力相当强	表皮细胞、黏膜上皮细胞、淋巴及造血细胞
稳定细胞	静止细胞	组织损伤时,表现出较强的再生能力	肝肾等腺上皮细胞、平滑肌细胞
永久性细胞	非分裂细胞	缺乏再生能力	神经细胞、心肌细胞、骨骼肌细胞

表 1-4-6　肉芽组织与瘢痕组织的形态特征与功能

	肉芽组织	瘢痕组织
肉眼观	表面呈细颗粒状,鲜红色,柔软湿润,触之易出血,形似鲜嫩的肉芽	局部呈收缩状态,颜色苍白或灰白色,半透明,质硬韧,缺乏弹性
镜下观	大量新生毛细血管与创面垂直,在毛细血管吻合网间散布着成纤维细胞及数量不等的炎症细胞	由大量平行或交错分布的胶原纤维束组成,纤维束往往发生玻璃样变呈均质红染状,纤维细胞稀少,核细长而深染,小血管稀少
功能	(1) 抗感染保护创面 (2) 填补创口及其他组织缺损 (3) 机化或包裹坏死、血栓及其他异物	长期填补缺损,且具有较强的抗拉力,使组织器官保持较好的完整性及坚固性

表 1-4-7　一期愈合与二期愈合的区别

结局	组织缺损	创缘	感染	创面	愈合时间	瘢痕	备　注
一期愈合	少	整齐	无	对合严密	1周左右	线状	手术切口
二期愈合	较大	不整齐	常伴有感染	无法整齐对合	较长	明显	通常需要清创后才能愈合

二、自测题

(一) 选择题

【A₁型题】

1. 常见的变性现象有　　　　　　　　　　　　　　　　　　　　　　　　（　　）

A. 细胞由于某种原因而水肿　　　　B. 脂肪沉积在非脂肪细胞内

C. 玻璃样变　　　　　　　　　　D. 以上三者都对

E. 前三者都不对

2. 细胞水肿和脂肪变性常发生在　　　　　　　　　　　　　　　　　　　（　　）

A. 肺、脾、肾　　　　　　　B. 心、脾、肺　　　　　　　C. 心、肝、肠

D. 肝、肾、脾　　　　　　　E. 心、肝、肾

3. 脂肪变性常见于　　　　　　　　　　　　　　　　　　　　　　　　　（　　）

A. 肝　　　　　B. 肺　　　　　C. 心　　　　　D. 肾　　　　　E. 脂肪组织

4. 血管壁玻璃样变主要发生于　　　　　　　　　　　　　　　　　　　　（　　）

A. 细动脉　　　　B. 小动脉　　　　C. 微动脉　　　　D. 中动脉　　　　E. 大动脉

5. 组织学上判断细胞坏死的主要标志是　　　　　　　　　　　　　　　　（　　）

A. 细胞核的变化　　　　　　B. 细胞质的变化　　　　　　C. 间质的变化

D. 细胞膜的变化　　　　　　E. 细胞器的变化

6. 组织坏死后,组织细胞结构消失,原有组织结构轮廓依然隐约可见,此种坏死为（　　）

A. 干酪样坏死　　　　　　　B. 凝固性坏死　　　　　　　C. 液化性坏死

D. 坏疽 E. 脑梗死

7. 坏疽和其他坏死最根本的区别点是 （   ）

A. 病变较大 B. 发生部位 C. 动脉阻塞状况

D. 静脉回流状况 E. 腐败菌感染

8. 关于干性坏疽的描述,下列哪项是不正确的 （   ）

A. 常发生于肢体末端 B. 呈黑褐色

C. 病变处皮肤干枯 D. 坏死组织与周围组织边界清楚

E. 常伴有明显的全身中毒症状

9. 下列哪个脏器最容易发生液化性坏死 （   ）

A. 肺 B. 肾 C. 脑 D. 心 E. 肝

10. 肾结核时,坏死组织经自然管道排出后可形成 （   ）

A. 糜烂 B. 窦道 C. 瘘管 D. 空洞 E. 溃疡

11. 下列关于坏死结局的叙述,哪一项是错误的 （   ）

A. 溶解吸收 B. 分离排出 C. 机化 D. 包裹、钙化 E. 分化

12. 下列哪种细胞的再生能力最强 （   ）

A. 心肌细胞 B. 横纹肌细胞 C. 肝细胞 D. 上皮细胞 E. 神经细胞

13. 组织损伤后由结缔组织增生来修补的过程称为 （   ）

A. 再生 B. 变性 C. 化生 D. 萎缩 E. 不完全再生

14. 某外伤患者,换药时见创面组织呈鲜红色,颗粒状,柔软湿润有光泽,称为 （   ）

A. 不良肉芽组织 B. 肉芽组织 C. 瘢痕组织

D. 结缔组织 E. 间叶组织

15. 肉芽组织最主要的组分是 （   ）

A. 巨噬细胞和胶原纤维 B. 成纤维细胞和新生毛细血管

C. 毛细血管和淋巴细胞 D. 成纤维细胞和胶原纤维

E. 成纤维细胞和巨噬细胞

16. 下列哪项不符合创伤一期愈合的特点 （   ）

A. 瘢痕小 B. 创缘不整齐 C. 无感染

D. 组织缺损小 E. 愈合时间短

17. 下列哪项不符合创伤二期愈合的特点 （   ）

A. 组织缺损大 B. 创缘不齐 C. 愈合时间长

D. 愈合后形成微小瘢痕 E. 伤口感染

【A₂型题】

18. 患者,男性,50岁,酗酒时间达10年以上,近一年多来经常肝区疼痛,体检肝中等大。肝脏穿刺组织病理学检查显示无明显炎症,但肝细胞内有大小不等空泡,这些空泡为 （   ）

A. 糖原 B. 水 C. 脂肪 D. 黏液 E. 蛋白

19. 患者,男性,35岁,查体发现右上肺有界限不清灶状病变,疑为肿瘤,做肺病变组织

穿刺活检,病理报告为结核,病灶中有明显坏死,此种坏死是 （ ）

    A. 化脓性坏死   B. 液化性坏死   C. 干酪样坏死

    D. 纤维蛋白样坏死   E. 出血性坏死

20. 患者,男性,65 岁,患有动脉粥样硬化症。一天突感右下肢下段疼痛,此后下肢逐渐变黑、干燥,失去弹性,散发臭味,病变从末端止于小腿下 1/3 部,病变与健康组织之间界限较清楚。外科诊断局部组织坏死,行小腿下段截肢术,这种坏死是 （ ）

    A. 干性坏疽   B. 出血性坏死   C. 化脓性坏死

    D. 干酪性坏死   E. 湿性坏疽

【B 型题】

(21～24 题共用备选答案)

    A. 萎缩   B. 肥大   C. 增生   D. 化生   E. 变性

21. 晚期良性高血压病的心脏 （ ）

22. 胃黏膜中出现肠上皮 （ ）

23. 肾盂积水 （ ）

24. 脂肪肝 （ ）

(25～27 题共用备选答案)

    A. 细胞水肿   B. 脂肪变性   C. 玻璃样变性

    D. 黏液样变性   E. 淀粉样变性

25. 急性普通型肝炎 （ ）

26. 肝细胞内 Mallory 小体 （ ）

27. 虎斑心 （ ）

【X 型题】

28. 下列哪些属液化性坏死 （ ）

    A. 脓肿   B. 脾梗死   C. 脑组织坏死

    D. 急性胰腺炎   E. 心肌梗死

29. 不稳定细胞包括 （ ）

    A. 表皮细胞   B. 呼吸道和消化道被覆细胞

    C. 生殖器官被覆细胞   D. 淋巴造血细胞

    E. 汗腺细胞

30. 永久性细胞包括 （ ）

    A. 神经细胞   B. 横纹肌细胞   C. 心肌细胞

    D. 平滑肌细胞   E. 间皮细胞

31. 肉芽组织中包括下列哪些成分 （ ）

    A. 成纤维细胞   B. 肌成纤维细胞   C. 血管内皮细胞

    D. 炎性细胞   E. 神经纤维

32. 肉芽组织在修复过程中有哪些重要作用　　　　　　　　　　（　　）

A. 抗感染及保护创面　　　　　B. 修复表皮

C. 机化血凝块和坏死组织　　　D. 机化异物

E. 填补伤口及其他组织缺损

（二）填空题

1. 玻璃样变性有_____、_____和_____三类。

2. 细胞坏死时细胞核的改变有_____、_____和_____。

3. 常见的坏疽类型有_____、_____和_____三类。

4. 再生时如果完全恢复了原组织的_____及_____,则称为完全再生。

5. 肉芽组织成分有_____、_____和_____。

6. 肉芽组织中没有_____,故无感觉。

7. 皮肤创伤愈合的类型有_____和_____。

8. 骨折愈合的过程可依次分为_____、_____、_____和_____四个阶段。

（三）问答题

1. 玻璃样变有哪些类型？请举例说明各型的特点。

2. 简述坏死的基本类型及各型的病变特点。

3. 试列表比较三种坏疽的不同特点。

4. 坏死与凋亡在形态学上有何区别？

5. 试述肉芽组织的形态和功能。

（四）填图题

1. 请写出细胞坏死时细胞核的改变。

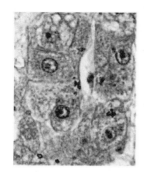 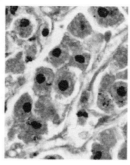 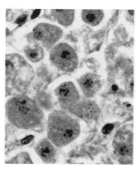 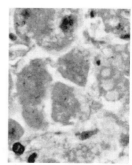

正常细胞核　　　　　① _____　　　　② _____　　　　③ _____

2. 请写出下图中肉芽组织的主要成分。

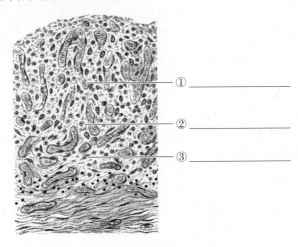

① _____

② _____

③ _____

第二节　炎　　症

一、学习纲要

(一) 知识框架
参见图 1-4-2。

(二) 基本概念
1. 炎症
炎症是指具有血管系统的活体组织对致炎因子及局部损伤所产生的以防御为主的反应。
2. 变质
变质是指炎症局部组织细胞(包括实质和间质)发生的变性和坏死。
3. 渗出
渗出是指血管内成分通过血管壁进入组织间隙、黏膜腔、浆膜腔等表面的过程。
4. 增生
炎区内细胞增殖、细胞数目增多称为增生。
5. 炎症介质
炎症过程中由细胞释放或体液产生的参与和介导炎症反应(如血管扩张、通透性增强和白细胞渗出)的化学因子,称为化学介质或炎症介质。
6. 变质性炎
变质性炎以组织细胞的变性、坏死为主,而渗出和增生比较轻微。
7. 渗出性炎
以炎症灶内形成大量渗出物为特征。
8. 假膜性炎
假膜性炎发生于黏膜的纤维蛋白性炎,渗出的纤维蛋白、坏死组织和中性粒细胞共同形

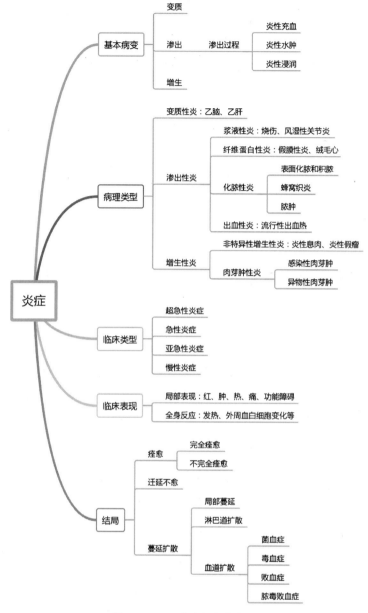

图 1-4-2 炎症知识框架图

成假膜。常见假膜性炎有菌痢、白喉等。

9.绒毛心

心包发生纤维蛋白性炎时,由于心脏的不断搏动,使渗出在心包脏、壁两层表面的纤维蛋白呈绒毛状,故称为绒毛心。

10.化脓性炎

化脓性炎以中性粒细胞渗出为主,伴组织坏死和脓液形成。

11.表面化脓和积脓

黏膜、浆膜、脑膜表面化脓;胸、腹、心包腔积脓。

12. 蜂窝织炎

皮肤、肌肉、阑尾等疏松组织的弥漫性化脓性炎。

13. 脓肿

局限性化脓性炎,局部组织溶解坏死形成含脓液的腔,常见于皮下和内脏。

14. 出血性炎

出血性炎以红细胞渗出为主,血管损伤严重。

15. 增生性炎

增生性炎以组织、细胞的增生为主要特征,而变质、渗出较轻,一般呈慢性经过。

16. 非特异性增生性炎

非特异性增生性炎以慢性炎症细胞(淋巴细胞、浆细胞和单核巨噬细胞)浸润为主,有组织破坏,伴纤维、血管、上皮组织增生,单核巨噬细胞系统被激活。

17. 炎性息肉

在致炎因子的长期刺激下,局部组织的黏膜上皮、腺体及肉芽组织增生,形成突出于黏膜表面的带蒂肿块,常见于鼻黏膜和宫颈。

18. 肉芽肿性炎

肉芽肿性炎以炎症局部巨噬细胞及其衍生细胞增生形成境界清楚的结节状病灶(即肉芽肿)为特征,是一种特殊类型的慢性炎症。

(三) 比较出真知

参见表 1-4-8~表 1-4-15。

表 1-4-8　渗出液和漏出液的区别

项　目	渗出液	漏出液
原因	炎症	非炎症
蛋白量	>30 g/L	<30 g/L
细胞数	通常>$500×10^6$/L	通常<$100×10^6$/L
比重	>1.018(多数>1.020)	<1.018
外观	混浊	清亮
Rivalta 试验	阳性	阴性
凝固性	易自凝	不自凝

表 1-4-9　炎症的病理类型

变质性炎	以组织细胞的变性坏死为主	多见于急性炎症:急性乙型肝炎、流行性乙型脑炎(乙脑)
渗出性炎	以炎症灶内形成大量渗出物为特征	多见于急性炎症,又分为浆液性炎、纤维蛋白性炎、化脓性炎、出血性炎
增生性炎	以组织细胞的增生为主	多为慢性炎症(例外:急性肾炎、伤寒以增生为主,但为急性炎症)

表 1-4-10　各种渗出性炎的病变特点及代表性疾病

渗出性炎	病变特点	好发部位及代表性疾病
浆液性炎	以浆液(如血浆)渗出为主,一般较轻,易于消退	黏膜——感冒 浆膜——胸膜炎 滑膜——关节炎 疏松结缔组织——二度烫伤
纤维蛋白性炎	以纤维蛋白原渗出为主	黏膜——假膜性炎:痢疾、白喉 浆膜——绒毛心 肺——大叶性肺炎
化脓性炎	以中性粒细胞渗出为主,伴组织坏死和脓液形成	表面化脓和积脓——尿道、胆囊等表面(如淋病) 脓肿——皮下(如疖、痈)、内脏(如肝脓肿、肺脓肿) 蜂窝织炎——皮肤、肌肉、阑尾(如化脓性阑尾炎)
出血性炎	以红细胞渗出为主,血管损伤严重	全身均可发生,流行性出血热、钩端螺旋体病、鼠疫

表 1-4-11　化脓性炎的类型及各型病变特点

类型	好发部位	病变特点
脓肿	多发生于皮下和内脏(肺、脑、肝、肾)	局限性,局部组织发生坏死溶解,形成充满脓液的腔,与周围组织分界清楚
蜂窝织炎	多发生于疏松结缔组织(皮肤、肌肉、阑尾)	弥漫性,炎区组织间隙有明显水肿,大量中性粒细胞弥漫浸润,原有组织不发生明显的坏死,与周围组织分界不清
表面化脓和积脓	发生于黏膜、浆膜	病变表浅,中性粒细胞主要向黏膜或浆膜表面渗出,不累及深部组织,若在胆囊、浆膜腔、输卵管中积聚,则为积脓

表 1-4-12　脓肿和蜂窝织炎的异同

异同	脓肿	蜂窝织炎
共同点	均为化脓性炎	
不同点		
定义	局限性化脓性炎	弥漫性化脓性炎
常见致病菌	金黄色葡萄球菌	溶血性链球菌
致病机制	分泌血浆凝固酶	分泌透明质酸酶、链激酶
好发部位	皮下、内脏	皮肤、肌肉、阑尾
病变特点	局部组织发生坏死溶解,形成充满脓液的腔	组织内水肿、中性粒细胞浸润,原有组织不发生明显的坏死
炎症分界	清	不清
中毒症状	较轻	较重

表 1-4-13　主要炎症介质的作用

功能	炎症介质
血管扩张	前列腺素、NO、组胺、缓激肽等
血管通透性升高	组胺、缓激肽、C3a、C5a、LTC4、P物质等

功　能	炎症介质
趋化作用、白细胞渗出和激活	TNF、IL-1、C3a、C5a、化学趋化因子等
发热	TNF、IL-1、前列腺素等
疼痛	前列腺素、缓激肽、P 物质等
组织损伤	白细胞溶酶体酶、活性氧、NO 等

表 1-4-14　炎症血行蔓延的后果

结局	细菌入血	细菌在血中繁殖并产生毒素	血中查细菌	中毒症状	器官病变
菌血症	+		+	-	-
毒血症	-	-（毒素被吸收入血）	-	+	+
败血症	+	+	+	+	+
脓毒败血症	+	+	+	+	+，多器官脓肿

表 1-4-15　肉芽肿性炎的常见类型及病变特点

类　型	病　因	特　殊　形　态
感染性肉芽肿		
结核肉芽肿	结核杆菌	形成结核结节，内有特征性的上皮样细胞、朗汉斯巨细胞
伤寒肉芽肿	伤寒杆菌	形成伤寒小结，内有特征性的伤寒细胞
风湿肉芽肿	A 组 β 型溶血性链球菌	形成风湿小体，内有特征性的风湿细胞
异物肉芽肿	手术缝线、硅尘、石棉、隆胸术的填充物等	形成异物肉芽肿：中心为异物，周围有特征性的异物巨细胞

注：各型肉芽肿内除特征性的细胞成分外，一般还含有数量不等的巨噬细胞、淋巴细胞和成纤维细胞

二、自测题

（一）选择题

【A₁ 型题】

1. 炎症的本质是　　　　　　　　　　　　　　　　　　　　　　　　　　　（　　）

A. 血管对致炎因子的一种反应　　　B. 白细胞对致炎因子的一种反应

C. 由损伤引起的一种组织变化　　　D. 细胞生长异常的一种形式

E. 机体活组织对有害刺激的一种以防御为主的综合性反应

2. 炎症局部的基本病理变化为　　　　　　　　　　　　　　　　　　　　　（　　）

A. 变性、坏死、增生　　　　　　　B. 变性、渗出、增生

C. 变质、渗出、增生　　　　　　　D. 变质、充血、增生

E. 坏死、渗出、增生

3. 最常见的致炎因素为 （ ）

A. 生物性因素 　　B. 物理性因素 　　C. 化学性因素 　　D. 免疫性因素 　　E. 组织坏死

4. 炎症过程的中心环节是 （ ）

A. 细胞和组织的各种损伤 　　　　B. 白细胞对损伤因子的吞噬作用

C. 血管反应 　　　　　　　　　　D. 修复损伤

E. 实质细胞和间质细胞增生

5. 急性炎症过程中，最先发生哪种变化 （ ）

A. 白细胞游出 　　B. 白细胞附壁 　　C. 吞噬作用 　　D. 血流淤滞 　　E. 趋化作用

6. 炎症灶中吸引炎细胞定向集中的现象称为 （ ）

A. 白细胞游出 　　　　　　　　　B. 白细胞吞噬

C. 白细胞阿米巴运动 　　　　　　D. 趋化性

E. 白细胞渗出

7. 炎症时血管内的血液成分经血管壁进入组织间隙的过程称为 （ ）

A. 浸润 　　　　B. 漏出 　　　　C. 渗出 　　　　D. 扩散 　　　　E. 游出

8. 下列哪项不是炎症渗出液的特点 （ ）

A. 渗出液混浊 　　　　　　　　　B. 渗出液比重高

C. 渗出液静置时凝固 　　　　　　D. 渗出液内蛋白含量高

E. 渗出液内细胞含量少

9. 急性炎症 48 h 后病灶中主要的炎性细胞是 （ ）

A. 淋巴细胞 　　　　　　　　B. 嗜碱性粒细胞 　　　　　　　　C. 中性粒细胞

D. 单核巨噬细胞 　　　　　　E. 肥大细胞

10. 患者，女性，30 岁，左手不慎被沸水烫伤，局部立即出现红、肿、热、痛，随之皮肤上起水疱，其病变属于 （ ）

A. 变质性炎 　　　　　　　　B. 浆液性炎 　　　　　　　　　　C. 纤维蛋白性炎

D. 化脓性炎 　　　　　　　　E. 出血性炎

11. 肛周脓肿向体表穿破的同时，又向内侵入穿破直肠，此时的管道称为 （ ）

A. 瘘管 　　　　B. 窦道 　　　　C. 空洞 　　　　D. 溃疡 　　　　E. 糜烂

12. 蜂窝织炎常发生在 （ ）

A. 皮下组织、肌肉及阑尾 　　　B. 皮肤及手掌 　　　　　　　　C. 骨及软骨

D. 脾及肾 　　　　　　　　　　E. 心及肺

13. 脓细胞是指 （ ）

A. 化脓性炎症中的吞噬细胞 　　B. 变性坏死的淋巴细胞

C. 脓液中的所有细胞 　　　　　D. 变性坏死的中性粒细胞

E. 病灶中的炎细胞

14. 变质性炎症时实质细胞的改变主要是 （ ）

A. 脂肪变性和细胞肿胀 　　　　B. 水变性和坏死

C. 脂肪变性和坏死 　　　　　　D. 玻璃样变及坏死

E. 变性和坏死

15. 炎性肉芽肿是指 （　）

A. 肉芽组织形成为主的结节状病灶

B. 巨噬细胞增生为主形成的结节状病灶

C. 结缔组织增生为主形成的结节状病灶

D. 淋巴细胞增生为主形成的结节状病灶

E. 富于血管和细胞的结节状病灶

【A₂型题】

16. 患者,男性,25 岁,近来易疲劳,食欲下降,轻度黄疸,肝区疼痛,肝功能异常。肝脏穿刺组织病理学检查发现肝细胞有变性坏死、淋巴细胞浸润,肝细胞轻度增生。诊断急性肝炎,此炎症属于 （　）

A. 渗出性炎　　　B. 卡他性炎　　　C. 变质性炎　　　D. 化脓性炎　　　E. 出血性炎

17. 尸检病例:于右肺下叶切面可见 3 cm×3 cm×2 cm 的空洞形成,洞腔充以灰白色及灰黄色的黏稠渗出物,镜下可见大量中性粒细胞及液化坏死物,最可能的病变是 （　）

A. 大叶性肺炎　　B. 小叶性肺炎　　C. 肺脓肿　　　D. 肺气肿　　　E. 肺炎性假瘤

18. 患者,女性,18 岁,突感右下腹痛,诊断为阑尾炎,手术切除阑尾,发现阑尾表面有脓性渗出,组织学检查阑尾有大量中性粒细胞浸润,此炎症属于 （　）

A. 急性化脓性炎　　　　　　B. 急性出血性炎　　　　　　C. 急性增殖性炎

D. 急性坏死性炎　　　　　　E. 急性变质性炎

19. 患者,男性,18 岁,右后颈部患疖肿(化脓性毛囊炎),行切开引流术,术后伤口愈合良好,但在伤口愈合约 2 周后,伤口处又出现一结节状病变,逐渐长大,增长到约 2 cm×1.5 cm 时,不再继续长大,逐渐变硬,已历时 5 年,未再继续增大,有时有轻痒。此病变最大的可能是 （　）

A. 肿瘤

B. 炎症

C. 水肿

D. 瘢痕疙瘩(体质性结缔组织修复性过度性增生)

E. 陈旧性坏死

【B 型题】

(20～24 题共用备选答案)

A. 以变质为主的炎症　　　　　　B. 以浆液渗出为主的炎症

C. 以纤维蛋白渗出为主的炎症　　D. 以中性粒细胞渗出为主的炎症

E. 以增生为主的炎症

20. 急性肾小球肾炎 （　）

21. 急性病毒性肝炎 （　）

22. 肝脓肿 （　）

23. 急性细菌性痢疾 （　）

24. 绒毛心 （　　）

（25～28 题共用备选答案）

A. 白喉患者出现发热、寒战及心肌炎

B. 血液中可查到细菌，但无全身中毒症状

C. 红细胞沉降率加块，血内抗链球菌溶血素"O"抗体增高

D. 临床出现全身中毒症状，血内有细菌

E. 临床出现多器官的多发性脓肿，血内查到细菌

25. 菌血症 （　　）

26. 毒血症 （　　）

27. 败血症 （　　）

28. 脓毒血症 （　　）

（29～33 题共用备选答案）

A. 皮肤或黏膜的深层缺损

B. 上皮坏死和覆盖纤维蛋白并混杂有白细胞

C. 局部组织坏死并含有多量中性粒细胞

D. 组织间隙有大量中性粒细胞弥漫浸润

E. 浆膜腔内含蛋白丰富的液体，含少量白细胞及脱落的间皮细胞

29. 脓肿 （　　）

30. 蜂窝织炎 （　　）

31. 溃疡 （　　）

32. 浆液性炎 （　　）

33. 假膜性炎 （　　）

（34～37 题共用备选答案）

A. 外周血中性粒细胞增多

B. 外周血白细胞数减少

C. 外周血淋巴细胞增多

D. 外周血嗜酸性粒细胞增多

E. 外周血出现幼稚的中性粒细胞

34. 急性化脓性炎症 （　　）

35. 过敏性炎和寄生虫感染 （　　）

36. 伤寒 （　　）

37. 病毒感染 （　　）

【X 型题】

38. 炎症的基本病变包括 （　　）

A. 变质　　　　B. 渗出　　　　C. 增生　　　　D. 出血　　　　E. 适应

39. 炎症介质　　　　　　　　　　　　　　　　　　　　　　　　　　　　（　　）

A. 又称化学介质　　　　　　　　B. 介导炎症反应

C. 可来源于细胞和体液　　　　　D. 正常时处于动态平衡

E. 可起调理素作用

40. 可引起血管扩张的炎性介质有　　　　　　　　　　　　　　　　　　（　　）

A. 5-羟色胺　　　　　　　　　B. 前列腺素　　　　　　　C. C3a 和 C5a

D. 缓激肽　　　　　　　　　　E. 组胺

41. 变质性炎见于　　　　　　　　　　　　　　　　　　　　　　　　　（　　）

A. 病毒性肝炎　　　　　　　　B. 细菌性痢疾　　　　　　C. 乙型脑炎

D. 肠伤寒　　　　　　　　　　E. 大叶性肺炎

42. 渗出性炎包括　　　　　　　　　　　　　　　　　　　　　　　　　（　　）

A. 变质性炎　　　　　　　　　B. 浆液性炎　　　　　　　C. 化脓性炎

D. 纤维蛋白性炎　　　　　　　E. 出血性炎

43. 假膜性炎的特点包括　　　　　　　　　　　　　　　　　　　　　　（　　）

A. 发生在黏膜的纤维蛋白性炎

B. 假膜由纤维蛋白、白细胞和坏死的黏膜上皮混合组成

C. 假膜与其下方的黏膜粘连的牢固程度不一

D. 可分为浮膜性炎和固膜性炎

E. 预后与渗出的纤维蛋白原及中性粒细胞的量有关

44. 化脓性炎的镜下改变为　　　　　　　　　　　　　　　　　　　　　（　　）

A. 由巨噬细胞增生形成结节病灶

B. 有大量嗜酸性粒细胞浸润

C. 有大量红细胞漏出

D. 有组织坏死液化

E. 有大量中性粒细胞浸润

45. 慢性炎症病灶中可以增生的细胞有　　　　　　　　　　　　　　　　（　　）

A. 中性粒细胞　　　　　　　　B. 淋巴细胞　　　　　　　C. 血管内皮细胞

D. 浆细胞　　　　　　　　　　E. 单核细胞

46. 上皮样细胞的形态学特点是　　　　　　　　　　　　　　　　　　　（　　）

A. 胞体较大、境界清楚　　　　B. 胞质丰富、染色浅红

C. 胞核圆或卵圆形　　　　　　D. 染色质丰富、染色较深

E. 核内可有 1~2 个核仁

（二）填空题

1. 炎症过程的中心环节是_____。

2. 由生物性因子引起的炎症一般称为_____。

3. 炎症局部的基本病变包括_____、_____和_____。

4. 白细胞的吞噬过程可分为_____、_____和_____三个阶段。

5. 病毒感染时炎症灶内以_____渗出为主。

6. 纤维蛋白性炎的主要渗出成分是_____;常发生于_____、_____和_____等部位。

7. 绒毛心是发生在_____部位的_____性炎。

8. 化脓性炎有三种主要的病变类型,为_____、_____和_____。

9. 构成肉芽肿的主要细胞是_____及其_____。

(三) 问答题

1. 炎症的基本病变有哪些?请举例说明它们之间的相互关系。

2. 炎症时液体渗出对机体有哪些影响?

3. 纤维蛋白性炎症常发生在哪些部位?各有何特点?

4. 简述化脓性炎的类型及各自的病变特点。

5. 试列表比较脓肿与蜂窝织炎的异同。

6. 请举例说明肉芽肿性炎的类型。

(四) 填图题

下图为炎症细胞的吞噬过程,请写出图中数字表示的名称。

① _____
② _____
③ _____
④ _____
⑤ _____

第三节　肿　　瘤

一、学习纲要

(一) 知识框架

参见图 1-4-3。

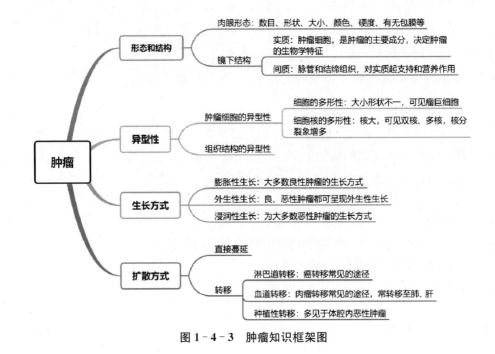

图 1-4-3 肿瘤知识框架图

（二）基本概念

1. **肿瘤**

肿瘤是机体在各种致瘤因素作用下，局部组织的细胞在基因水平上失去了对其生长的正常调控，导致克隆性异常增生而形成的新生物。

2. **癌**

来源于上皮组织的恶性肿瘤称为癌。

3. **肉瘤**

来源于间叶组织（包括纤维结缔组织、脂肪、肌肉、脉管、骨、软骨组织等）的恶性肿瘤称为肉瘤。

4. **肿瘤的异型性**

肿瘤的异型性指肿瘤组织无论在细胞形态和组织结构上都与其起源的正常组织有不同程度的差异。

5. **肿瘤的组织结构异型性**

肿瘤的组织结构异型性指肿瘤组织空间排列方式上与来源正常组织的差异。

6. **交界性肿瘤**

交界性肿瘤指一些组织形态和生物学行为介于良性肿瘤和恶性肿瘤之间的肿瘤。如卵巢交界性浆液性乳头状囊腺瘤。有些交界性肿瘤有发展为恶性的倾向。

7. **恶病质**

恶病质指恶性肿瘤晚期患者出现极度消瘦、严重贫血、无力和进行性全身衰竭的状态。

8. 癌前病变

癌前病变是指某些具有癌变潜在可能性的良性病变,长期存在有可能转变为癌。

9. 非典型增生

非典型增生是指细胞增生并出现异型性,但还不足以诊断为癌。这一术语主要应用于上皮,包括被覆上皮和腺上皮。

10. 原位癌

原位癌是指癌变细胞累及上皮达全层,但未穿透基底膜,属早期癌。

(三) 学习要点

1. 肿瘤性增生与非肿瘤性增生的区别

参见表 1-4-16。

表 1-4-16 肿瘤性增生与非肿瘤性增生的区别

特　点	肿瘤性增生	非肿瘤性增生
分化	不成熟,具有异常的形态、代谢和功能(异型性)	成熟,无异常的形态、代谢和功能
生长	旺盛,呈相对无限制地生长,与机体不协调(失控性)	生长有限,与机体协调
对机体的影响	有害无益	大都有利,为机体的防御反应和修复反应
病因去除后	仍生长(遗传性)	停止生长

注:恶性肿瘤还具有侵袭性和转移性

2. 肿瘤的一般形态和结构

(1) 肉眼形态
- 数目和大小:不同
- 形状:多种多样
- 颜色:灰白或灰红
- 硬度:不同
- 包膜:良性肿瘤大多数有完整包膜;恶性肿瘤一般无包膜

(2) 组织结构
- 实质:肿瘤细胞的总称,是肿瘤的主要成分,决定肿瘤的生物学特点
- 间质:主要是脉管和结缔组织,对实质起支持和营养作用

3. 肿瘤的异型性

肿瘤的异型性指肿瘤组织无论在细胞形态和组织结构上都与其起源的正常组织有不同程度的差异。

肿瘤的异型性
- 组织结构异型性:肿瘤组织空间排列方式上与来源正常组织的差异
- 细胞的异型性
  - 细胞的多形性:大小形状不一,可见瘤巨细胞
  - 细胞核的多形性:核大,可见双核、多核,核分裂象常增多

4. 肿瘤的生长与扩散

肿瘤的生长与扩散

- 生长方式
  - 膨胀性生长：大多数良性肿瘤的生长方式
  - 外生性生长：良、恶性肿瘤都可呈现外生性生长
  - 浸润性生长：大多数恶性肿瘤的生长方式
- 扩散方式
  - 直接蔓延
  - 转移
    - 淋巴道转移：癌转移的常见途径
    - 血道转移：肉瘤转移的常见途径，常见于肺、肝
    - 种植性转移：见于体腔内恶性肿瘤

5. 肿瘤的分级与分期

分级和分期只用于恶性肿瘤。

分级的目的是确定肿瘤的恶性程度，多采用三级分类法。Ⅰ级：分化良好，低度恶性；Ⅱ级：分化中等，中度恶性；Ⅲ级：分化低，高度恶性。

分期的目的是确定肿瘤的发展阶段，即确定肿瘤的早、中、晚期，必须结合各种恶性肿瘤各自的生物学特性以及患者的全身情况综合考虑。国际上广泛采用 TNM 分期系统。T 指肿瘤的原发灶，肿瘤不断增大依次用 $T_1 \sim T_4$ 来表示；N 指累及局部淋巴结，无累及时用 N_0 表示，淋巴结受累程度和范围加大时，依次用 $N_1 \sim N_3$ 表示；M 指血道转移，无血道转移者用 M_0 表示，有血道转移者用 M_1 或 M_2 表示。肿瘤的分级和分期对临床医师制订治疗方案和估计预后有一定参考价值。

6. 良性肿瘤与恶性肿瘤的区别

参见表 1-4-17。

表 1-4-17　良性肿瘤与恶性肿瘤的区别

特　点	良　性　肿　瘤	恶　性　肿　瘤
分化程度	分化好，异型性小，与原有组织的形态相似	分化不好，异型性大，与原有组织的形态差别大
核分裂	无或稀少，不见病理核分裂象	多见，可见病理核分裂象
生长速度	缓慢	快
生长方式	膨胀性或外生性生长，前者常有包膜形成，一般与周围组织分界清楚，通常可推动	浸润性或外生性生长，前者无包膜，与周围组织分界不清楚，通常不能推动
继发改变	很少发生坏死、出血	常发生出血、坏死、溃疡等
转移	不转移	常有转移
复发	手术切除后很少复发	手术切除等治疗后较多复发
对机体的影响	较小，主要为局部压迫或阻塞作用。如发生在重要器官也可引起严重后果	较大，除压迫、阻塞外，还可以破坏组织，引起坏死、出血，合并感染，甚至造成恶病质

7. 肿瘤的命名

肿瘤的命名原则

- 良性肿瘤：组织来源＋瘤，如纤维瘤、脂肪瘤、纤维腺瘤等
- 恶性肿瘤
  - 癌：来源于上皮组织的恶性肿瘤，以"来源组织＋癌"命名
  - 肉瘤：来源于间叶组织的恶性肿瘤，以"来源组织＋肉瘤"命名
  - 癌肉瘤：癌与肉瘤成分同时存在

8. 癌与肉瘤的区别

参见表1-4-18。

表1-4-18 癌与肉瘤的区别

特 点	癌	肉 瘤
组织来源	上皮组织	间叶组织
发病率	较常见	较少见
发病年龄	多见于40岁以上	多见于青少年
大体特点	质较硬、灰白色、较干燥	质软、灰红色、湿润、鱼肉状
组织学特点	多形成癌巢,实质与间质分界清楚,常有纤维组织增生	肉瘤细胞弥漫分布,实质与间质分界不清,血管丰富,纤维组织少
网状纤维	癌细胞间多无网状纤维	肉瘤细胞间多有网状纤维
转移	多经淋巴道转移	多经血道转移

9. 常见肿瘤

上皮组织发生的肿瘤最为常见,其中恶性上皮组织肿瘤(癌)对人类的危害最大,人体的恶性肿瘤大部分来源于上皮组织(见图1-4-4)。

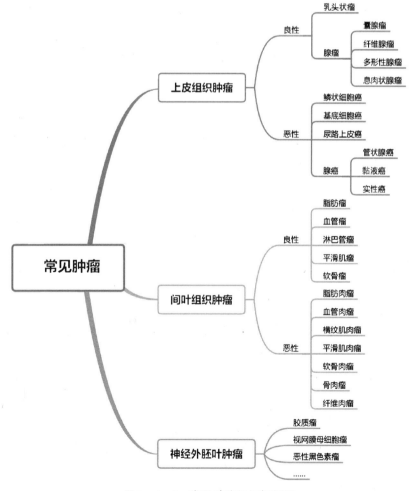

图1-4-4 常见肿瘤知识框架图

1）良性上皮组织肿瘤

（1）乳头状瘤：由鳞状上皮、移行上皮组织起源。瘤体多呈指状或乳头状，常有蒂与正常组织相连，切面可见乳头中央有血管、纤维性轴心，外围为肿瘤实质。

（2）腺瘤：由腺体、导管、分泌性上皮等发生。① 囊腺瘤：常发生于卵巢，由于腺体分泌物淤积，腺腔逐渐扩大并互相融合而成，肉眼可见大小不等的囊腔。② 纤维腺瘤：常发生于女性乳腺，除腺上皮细胞增生形成腺体外，同时有大量纤维结缔组织增生，两者共同构成肿瘤实质。间质为血管及其周围少量的纤维组织。③ 多形性腺瘤：常发生于腮腺，由于分散的肌上皮细胞之间可出现黏液样基质，并可化生为软骨样组织，从而构成多形性特点。④ 息肉状腺瘤：又称腺瘤性息肉，多见于直肠和结肠；发生于黏膜，呈息肉状，有蒂与黏膜相连。

2）恶性上皮组织肿瘤

（1）鳞状细胞癌：简称鳞癌，常发生于被覆鳞状上皮或可以化生为鳞状上皮的部位，多呈菜花状，也可坏死脱落而形成溃疡。分化好者，癌巢中央可出现角化珠（癌珠），细胞间还可见到细胞间桥。

（2）基底细胞癌：多见于老年人面部，如眼睑、颊及鼻翼等处。癌巢主要由浓染的基底细胞样的癌细胞构成，边缘细胞常呈栅栏状排列。肿瘤生长缓慢，表面常形成溃疡，但很少发生转移，对放射治疗敏感，临床上呈低度恶性的经过。

（3）移行细胞癌：好发于膀胱或肾盂等处的移行上皮细胞，常多发性，呈乳头状，可溃破形成溃疡或广泛浸润膀胱壁。镜下观癌细胞似移行上皮，呈多层排列，异型性明显。

（4）腺癌：是从腺体、导管、分泌性上皮发生的恶性肿瘤。① 管状腺癌：见于胃肠、胆囊、子宫体等处。癌细胞形成大小不等、形状不一、排列不规则的腺样结构，细胞常不规则地排列成多层，核大小不一，核分裂象多见。② 黏液癌：常见于胃和大肠。镜下观印戒细胞及黏液池（湖），肉眼观癌组织呈灰白色、湿润、半透明如胶冻样，故又称为胶样癌。当印戒细胞为主要成分并呈广泛浸润时称印戒细胞癌。③ 实性癌：多发生于乳腺，属低分化腺癌，恶性程度较高。癌巢为实体性，无腺腔样结构，癌细胞异型性高，核分裂象多见。癌巢少间质多者质地硬，称硬癌；癌巢较大甚至成片而间质少者质软如脑髓，称为髓样癌。

二、自测题

（一）选择题

【A₁型题】

1. 关于肿瘤的描述，下列哪一项是错误的　　　　　　　　　　　　　　　　　　（　　）

　A. 凡称为瘤的都是良性肿瘤　　　　B. 恶性肿瘤多呈浸润性生长

　C. 肉瘤多发生于青少年　　　　　　D. 癌比肉瘤多见

　E. 癌的淋巴道转移较肉瘤多见

2. 下列哪一项不符合肿瘤性增生的特点　　　　　　　　　　　　　　　　　　　（　　）

　A. 相对无止境的生长　　　　　　　B. 不同程度失去分化成熟的能力

　C. 生长旺盛形成肿块　　　　　　　D. 致瘤因素消除后停止增生

　E. 增生过度与机体不协调

3. 判断肿瘤的组织来源，主要根据 （ ）

A. 肿瘤的颜色　　　　　　B. 肿瘤的形态　　　　　　C. 肿瘤的实质

D. 肿瘤发生的部位　　　　E. 肿瘤的间质

4. 肿瘤的实质指的是 （ ）

A. 血管　　　　B. 结缔组织　　　C. 肿瘤细胞　　　D. 淋巴管　　　E. 神经

5. 肿瘤的特性取决于 （ ）

A. 患者的年龄　　B. 起源的组织　　C. 发生的部位　　D. 肿瘤的实质　　E. 肿瘤的间质

6. 肿瘤的异型性是指 （ ）

A. 良性肿瘤与恶性肿瘤的区别

B. 癌与肉瘤之间的区别

C. 良性增生与肿瘤性增生之间的形态差异

D. 肿瘤实质与间质之间的差异

E. 肿瘤组织与正常组织之间的形态差异

7. 判断肿瘤良恶性的主要依据是 （ ）

A. 患者预后　　　　　　　B. 生长方式　　　　　　　C. 生长速度

D. 细胞分化程度　　　　　E. 核分裂象

8. 良恶性肿瘤的根本区别在于 （ ）

A. 是否致死　　　　　　　B. 肿瘤的生长速度

C. 肿瘤细胞的异型性　　　D. 是否呈浸润性生长

E. 有无完整的包膜

9. 肿瘤恶性程度的高低取决于 （ ）

A. 肿瘤体积的大小　　　　B. 肿瘤患者的临床表现

C. 肿瘤的生长速度　　　　D. 肿瘤细胞的分化程度

E. 肿瘤发生的部位

10. 恶性肿瘤的分化程度、异型性、恶性程度三者之间的关系通常为 （ ）

A. 分化程度高，异型性大，恶性程度高

B. 分化程度低，异型性小，恶性程度高

C. 分化程度低，异型性小，恶性程度低

D. 分化程度高，异型性小，恶性程度低

E. 分化程度低，异型性大，恶性程度低

11. 关于恶性肿瘤的说法正确的是 （ ）

A. 组织结构具有高度异型性而细胞无

B. 组织结构和细胞都具有高度异型性

C. 细胞具有高度异型性而组织结构无

D. 无浸润性，也不转移

E. 以上说法都不对

12. 恶性肿瘤细胞的胞质多呈 （ ）

A. 嗜碱性　　　　　　　　B. 中性，但有时呈酸性

C. 嗜酸性,但有时呈中性　　　　　　D. 囊泡气球样变,内无胞质

E. 胞质多颗粒状

13. 下列哪一种形态的肿块,癌的可能性最大　　　　　　　　　　　　　　（　　）

A. 乳头状　　　　B. 肿块大　　　　C. 有较长的蒂　　D. 蕈状　　　　　E. 火山口溃疡

14. X线检查时,肿块周围出现毛刺样或放射状改变,是因为　　　　　　　（　　）

A. 肿瘤呈外生性生长　　　　　　　　B. 肿瘤呈膨胀性生长

C. 肿瘤呈浸润性生长　　　　　　　　D. 支气管全围肺组织实变

E. 肿瘤呈结节状

15. 癌的主要转移途径是　　　　　　　　　　　　　　　　　　　　　　　（　　）

A. 淋巴道　　　　B. 血道　　　　　C. 直接蔓延　　　D. 种植性　　　　E. 医源性

16. 肉瘤的主要转移途径是　　　　　　　　　　　　　　　　　　　　　　（　　）

A. 淋巴道　　　　B. 种植性　　　　C. 直接蔓延　　　D. 医源性　　　　E. 血道

17. 肿瘤血道转移最常见的部位是　　　　　　　　　　　　　　　　　　　（　　）

A. 肺、脑　　　　B. 肝、脑　　　　C. 肺、肝　　　　D. 肾、肝　　　　E. 肺、肾

18. 下列哪项不是血道转移瘤的特点　　　　　　　　　　　　　　　　　　（　　）

A. 多发性　　　　　　　　　B. 常有包膜　　　　　　　　　　C. 边界较清楚

D. 球形结节　　　　　　　　E. 多位于脏器边缘

19. 确定淋巴结有无肿瘤转移应根据　　　　　　　　　　　　　　　　　　（　　）

A. 淋巴结肿大　　　　　　　B. 淋巴结坏死　　　　　　　　　C. 淋巴结粘连

D. 淋巴结疼痛　　　　　　　E. 淋巴结活检

20. 淋巴结转移性癌的诊断依据是　　　　　　　　　　　　　　　　　　　（　　）

A. 淋巴结肿大　　　　　　　B. 淋巴结质地变硬　　　　　　　C. 淋巴结疼痛

D. 淋巴结内出现异型细胞　　E. 淋巴结内出现癌巢

21. 肝转移性胃癌是指　　　　　　　　　　　　　　　　　　　　　　　　（　　）

A. 肝癌转移至胃　　　　　　　　　　B. 肝癌和胃癌相互转移

C. 胃癌转移至肝　　　　　　　　　　D. 肝癌和胃癌同时转移至他处

E. 他处的癌转移至肝和胃

22. 下列哪一项不符合良性肿瘤　　　　　　　　　　　　　　　　　　　　（　　）

A. 生长缓慢　　　　　　　　　　　　B. 不发生转移

C. 异型性小,核分裂象少　　　　　　D. 浸润血管和淋巴管

E. 术后不复发

23. 交界性肿瘤是指　　　　　　　　　　　　　　　　　　　　　　　　　（　　）

A. 介于良、恶性之间的肿瘤

B. 由良性肿瘤转变而来的恶性肿瘤

C. 良性病变和肿瘤之间的过渡病变

D. 两种组织交界处发生的肿瘤

E. 介于癌与肉瘤之间的肿瘤

24. 癌前病变是指　　　　　　　　　　　　　　　　　　　　　　　　　　（　　）

A. 类似肿瘤的瘤样病变　　　　　　　B. 最终必然发展成癌的病变

C. 有癌变可能的良性病变　　　　　　D. 原位癌

E. 早期浸润癌

25. 黏膜白斑属于癌前病变,常发生在　　　　　　　　　　　　　　　　　（　　）

A. 胃、十二指肠、小肠　　　　B. 骨、肌肉　　　　　　C. 肝脏、肺及肾

D. 任何器官　　　　　　　　　E. 口腔、子宫颈及外阴

26. 下列哪项是原位癌的主要特征　　　　　　　　　　　　　　　　　　（　　）

A. 生于子宫颈黏膜上皮

B. 是一种早期癌

C. 癌变波及上皮全层,但未突破基底膜向下浸润

D. 未发生转移

E. 可长期保持原来的结构,甚至消退

27. 癌和肉瘤最根本的区别是　　　　　　　　　　　　　　　　　　　　（　　）

A. 组织来源　　B. 外在环境　　C. 内在因素　　D. 形成方式　　E. 以上都不对

28. 与肉瘤相比较,癌的主要特点是　　　　　　　　　　　　　　　　　（　　）

A. 有病理性核分裂　　　　　　B. 细胞大小不一　　　　　　C. 浸润性生长

D. 增生细胞呈巢状　　　　　　E. 核深染,胞质嗜碱性

29. 下列符合肉瘤特点的是　　　　　　　　　　　　　　　　　　　　　（　　）

A. 多经淋巴道转移　　　　　　B. 实质与间质分界清楚　　　C. 灰白色、干燥

D. 来自间叶组织　　　　　　　E. 多见于中老年

30. 诊断肉瘤的主要形态学依据是　　　　　　　　　　　　　　　　　　（　　）

A. 瘤细胞排列成团块状,与间质分界清楚

B. 有转移灶出现

C. 异型性大

D. 无包膜

E. 瘤细胞弥漫分布,与间质分界不清

31. 来源于上皮细胞的肿瘤是　　　　　　　　　　　　　　　　　　　　（　　）

A. 乳头状瘤　　B. 淋巴管瘤　　C. 毛细血管瘤　　D. 神经鞘瘤　　E. 滑膜瘤

32. 腺体发生鳞状上皮化生后恶性变,所形成的恶性肿瘤称为　　　　　　（　　）

A. 腺癌　　　　B. 腺棘皮癌　　C. 腺鳞癌　　　　D. 鳞状细胞癌　　E. 低分化腺癌

33. 高分化鳞癌中最典型的特征是　　　　　　　　　　　　　　　　　　（　　）

A. 细胞核分裂象少　　　　　　B. 形成癌巢　　　　　　C. 出现角化珠

D. 网状纤维围绕癌巢　　　　　E. 实质与间质分界清楚

34. 关于基底细胞癌,下列哪一项是错误的　　　　　　　　　　　　　　（　　）

A. 多发生于老年人　　　　　　B. 由鳞状上皮发生　　　　　C. 多见于颜面部

D. 常有溃疡形成　　　　　　　E. 易发生转移

35. 下列哪种不符合毛细血管瘤的特性　　　　　　　　　　　　　　　　（　　）

A. 儿童常见的良性肿瘤　　　　B. 多为先天性

C. 多位于皮肤   D. 成年后停止发展,甚至自行消退

E. 包膜形成

【A₂ 型题】

36. 患者,女性,20 岁。发现右乳肿物近 1 年,肿物逐渐长大,直径约为 3 cm、界清、活动。行肿物切除,发现肿物包膜完整,请问此种肿物可能是   （   ）

A. 良性肿瘤   B. 炎症   C. 水肿   D. 出血   E. 分泌物淤积

37. 患者,女性,56 岁。发现右乳腺肿物近 1 年,逐渐长大,初始疑为良性肿瘤,未给予治疗。现肿物直径约为 6 cm,界限不清,较硬,表面有破溃,似与胸壁有粘连,溃疡周围有结节状增生隆起,右侧腋窝淋巴结肿大。此肿物可能是   （   ）

A. 乳腺化脓性炎   B. 乳腺出血   C. 乳腺坏死

D. 乳腺恶性肿瘤   E. 乳腺良性肿瘤

38. 患者,男性,65 岁。近 3 个月来常咳嗽,有时痰中带血,检查发现右上肺有一边界不甚清楚肿物,大小约 3 cm×2 cm×1.5 cm。要确诊此肿物,下列检查最好的是   （   ）

A. 磁共振成像检查

B. CT 检查

C. 痰涂片检查

D. 支气管刷片做细胞学检查

E. 在 B 超或 CT 引导下,肿物穿刺活检(病理检查)

39. 患者,女性,40 岁。发现子宫肌壁内肿物近 3 年,3 年中肿物逐渐增大,手术切除见肿物圆形,有包膜,切面灰白色,可见纵横交错编织状条纹,无明显出血坏死,肿瘤细胞梭形,形态比较一致,核呈长杆状,未见核分裂象。此肿瘤可能是   （   ）

A. 腺癌   B. 纤维肉瘤   C. 平滑肌瘤   D. 横纹肌肉瘤   E. 转移癌

【A₄ 型题】

(40～43 题共用题干)

患者,男性,45 岁。1 个月前感觉上腹不适,疼痛,食欲减退,并有反酸、嗳气,服抗酸药未见好转,3 天前出现黑便。近 1 个月来体重下降 4 kg。

40. 初步考虑最可能的诊断是   （   ）

A. 胃溃疡   B. 胃出血   C. 胃癌   D. 胃息肉   E. 萎缩性胃炎

41. 为尽快明确诊断,首选的检查是   （   ）

A. 胃酸测定   B. 胃镜检查   C. X 线钡餐检查

D. B 型超声波检查   E. 粪便隐血试验

42. 该病的发生与下列因素无关的是   （   ）

A. 进食腌制食物   B. 胃溃疡   C. 遗传

D. 内分泌紊乱   E. 幽门螺杆菌感染

43. 若发生血行转移,最常见的转移部位是   （   ）

A. 肝   B. 肺   C. 胰   D. 肾   E. 骨骼

【B 型题】

（44～48 题共用备选答案）

A. 多为血道转移   B. 多为淋巴道转移

C. 多为种植性转移   D. 以上三者均可

E. 不发生转移

44. 直肠癌 （　　）

45. 绒毛膜上皮癌 （　　）

46. 克鲁根勃瘤 （　　）

47. 子宫颈原位癌 （　　）

48. 肺癌 （　　）

（49～53 题共用备选答案）

A. 鳞状细胞癌   B. 移行细胞癌   C. 腺癌

D. 浆液性囊腺癌   E. 基底细胞癌

49. 膀胱常见的恶性肿瘤 （　　）

50. 结肠常见的恶性肿瘤 （　　）

51. 食管常见的恶性肿瘤 （　　）

52. 面部皮肤低度恶性肿瘤 （　　）

53. 卵巢常见的上皮性恶性肿瘤 （　　）

【X 型题】

54. 癌的组织学特点是 （　　）

A. 癌巢内癌细胞之间有网状纤维   B. 癌巢周围有网状纤维包绕

C. 有癌巢形成   D. 癌细胞弥散分布

E. 一般癌巢与间质分界清楚

55. 消化道的癌前病变有 （　　）

A. 慢性十二指肠溃疡   B. 慢性萎缩性胃炎   C. 慢性胃溃疡

D. 结肠多发性腺瘤性息肉   E. 食管黏膜白斑

56. 肉瘤的组织学特点是 （　　）

A. 瘤细胞间有网状纤维穿插、包绕

B. 间质少、血管丰富

C. 瘤细胞形成巢，巢周围有网状纤维包绕

D. 实质与间质的分界不清

E. 瘤细胞弥散分布

（二）填空题

1. 恶性肿瘤的分化程度越低，异型性越_____，恶性程度越_____。

2. 肿瘤细胞核分裂象常增多,特别是出现＿＿＿＿＿＿＿时,对于诊断恶性肿瘤具有重要意义。

3. 肿瘤的间质对肿瘤起着＿＿＿＿＿和＿＿＿＿＿＿作用,在某些情况下有＿＿＿＿＿肿瘤生长的作用。

4. 恶性肿瘤的转移途径有＿＿＿＿＿、＿＿＿＿＿和＿＿＿＿＿。

5. 恶性肿瘤的主要生长方式是＿＿＿＿＿。

6. 肿瘤的扩散方式有两种,即＿＿＿＿＿和＿＿＿＿＿。

7. 起源于皮下脂肪组织的良性肿瘤称为＿＿＿＿＿,恶性肿瘤称为＿＿＿＿＿。

8. 列举三种癌前病变:＿＿＿＿＿、＿＿＿＿＿和＿＿＿＿＿。

9. 分化好的鳞状细胞癌,癌巢中央可出现角化的层状物称为＿＿＿＿＿。

10. 囊腺瘤常发生于＿＿＿＿＿,纤维腺瘤常发生于＿＿＿＿＿,息肉状腺瘤常发生于＿＿＿＿＿。

11. 骨肉瘤好发于＿＿＿＿＿(部位),尤其是＿＿＿＿＿和＿＿＿＿＿。

12. 目前诊断肿瘤常用且较为准确的方法是＿＿＿＿＿。

(三) 问答题

1. 试述异型性、分化程度和肿瘤良恶性的关系。
2. 简述肿瘤血道转移的概念,常见受累器官及转移瘤的形态特点。
3. 简述肿瘤的分级、分期及与肿瘤发生发展的关系,指出其在肿瘤防治中的意义。
4. 试述肿瘤的命名原则。
5. 试以结肠腺瘤及结肠腺癌为例,说明良、恶性肿瘤的区别。
6. 试以高分化鳞癌和纤维肉瘤为例,说明癌和肉瘤的区别。

(四) 填图题

请写出下图中鳞状细胞癌镜下的主要成分。

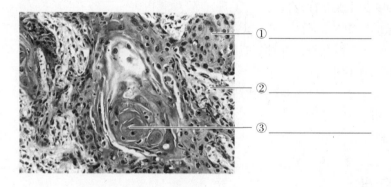

① ＿＿＿＿＿＿＿＿＿＿

② ＿＿＿＿＿＿＿＿＿＿

③ ＿＿＿＿＿＿＿＿＿＿

第五章 运动系统

运动系统由骨、骨连结和骨骼肌组成。全身各骨借助骨连结形成骨骼,构成坚硬的骨支架。运动系统在神经系统和其他系统的调节配合下,对人体起支持、保护和运动的作用。从运动的角度看,骨是被动部分,骨骼肌是动力部分,关节是运动的枢纽。骨骼肌两端多附着于骨,并跨越关节。骨骼肌收缩时,以关节为轴,使被附着的骨相互靠近或远离而产生运动。

能在体表看到或摸到的一些骨的突起或肌的隆起,称为体表标志。它们对于定位体内的器官、结构等具有标志性意义。

第一节 骨

一、学习纲要

(一) 知识框架

参见图1-5-1。

(二) 学习要点

1. 躯干骨

(1) 躯干骨的组成。

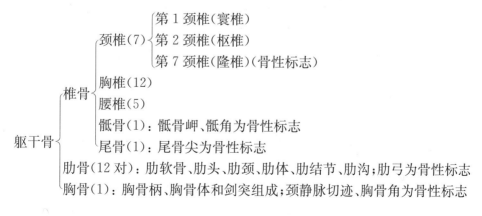

(2) 椎骨的共同特点。

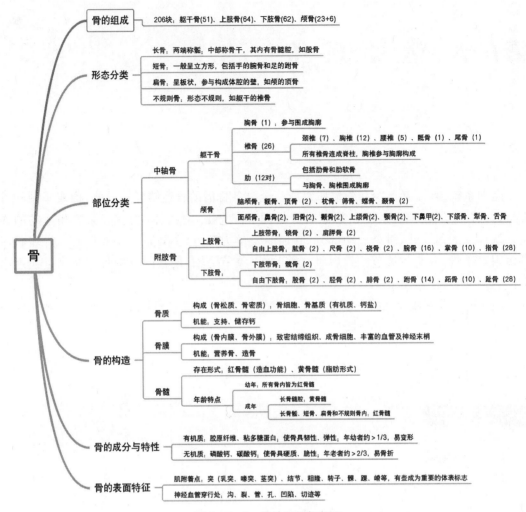

图 1-5-1 骨的知识框架图

$$
椎骨
\begin{cases}
1 号：椎弓 \begin{cases} 椎弓根：相邻椎骨椎弓根上、下切迹间围成椎间孔 \\ 椎弓板 \end{cases} \\
1 体：椎体：椎体与椎弓围成椎孔，所有椎孔相连形成椎管，容纳脊髓 \\
7 个突起 \begin{cases} 2 个横突：向两侧伸出 \\ 1 个棘突：正中向后伸出，胸、腰椎棘突为骨性标志 \\ 4 个关节突：向上和向下的关节突各 2 个 \end{cases}
\end{cases}
$$

（3）各部椎骨的主要特征：参见表 1-5-1。

表 1-5-1 颈、胸、腰椎骨形态比较

椎 骨	椎 体	横 突	棘 突	关节突关节面
颈椎	较小	横突孔	2～6 末端分叉	基本呈水平位
胸椎	似心形，上下肋凹	横突肋凹	细长，向后下倾斜	基本呈额状位
腰椎	最大，肾形	较发达	水平、板状，间隙宽	基本呈矢状位

2. 颅骨

颅骨
- 脑颅骨
  - 额骨(1)：位于颅前方，向前突出，内有额窦
  - 顶骨(2)：位于颅顶两侧
  - 蝶骨(1)：位于颅底中部形如蝴蝶，内有蝶窦
  - 枕骨(1)：位于颅后方；在枕骨后面正中有一隆起，居皮下，可摸到，称枕外隆凸
  - 筛骨(1)：位于颅底前部，内有筛窦
  - 颞骨(2)：位于颅两侧面，在耳廓后方可摸到较硬的隆起为乳突
- 面颅骨
  - 上颌骨(2)：内有上颌窦
  - 鼻骨(2)：位于两上颌骨之间
  - 颧骨(2)：位于上颌骨外上方，颧骨及后方的颧弓为骨性标志
  - 泪骨(2)：位于两眶内侧壁的前方
  - 下鼻甲(2)：位于鼻腔外侧壁下方
  - 腭骨(2)：位于上颌骨后方
  - 犁骨(1)：位于鼻腔正中
  - 下颌骨(1)：下颌头、下颌角、颏隆突为骨性标志
  - 舌骨(1)：居颈前正中，喉与下颌骨之间，可摸到

3. 上肢骨

上肢骨
- 上肢带骨
  - 锁骨(2)：呈"～"形，内侧 2/3 凸向前，外侧 1/3 凸向后
  - 肩胛骨(2)：两面、三缘、三角，肩胛冈、肩峰、肩胛下角为骨性标志
- 自由上肢骨
  - 肱骨(2)：1 头 2 颈 2 结节，2 沟 2 髁 1 滑车；肱骨内、外上髁为骨性标志
  - 尺骨(2)：上端粗大，下端细小，三棱柱状；尺骨鹰嘴、尺骨小头、尺骨茎突为骨性标志
  - 桡骨(2)：上端细小，下端粗大，环状关节面；桡骨小头、桡骨茎突为骨性标志
  - 腕骨(16)：舟月三角豆，大小头状钩
  - 掌骨(10)：掌骨底、掌骨体和掌骨头
  - 指骨(28)：近节、中节和远节指骨，指骨底、指骨体和指骨滑车

4. 下肢骨

下肢骨
- 下肢带骨：髋骨(2)
  - 髂骨：髂嵴、髂前上棘为骨性标志
  - 坐骨：坐骨结节为骨性标志
  - 耻骨：耻骨结节为骨性标志
  - 耻骨与坐骨连接围成闭孔
- 自由下肢骨
  - 股骨(2)：大转子、股骨内、外侧髁和股骨内、外上髁为骨性标志
  - 髌骨(2)：位于膝前皮下，可明显地摸到
  - 胫骨(2)：胫骨内、外侧髁、胫骨粗隆、胫骨前嵴、内踝为骨性标志
  - 腓骨(2)：腓骨头与外踝为骨性标志
  - 跗骨(14)：跟结节是足弓的后支点，为骨性标志
  - 跖骨(10)
  - 趾骨(28)

5. 常用骨性标志

1) 躯干骨的重要骨性标志

(1) 胸骨角：在胸骨柄下方可摸到横行的隆起，即胸骨角。胸骨角两侧平对第2肋，是临床在胸前壁计数肋骨的重要标志。

(2) 颈静脉切迹：胸骨柄上方的凹窝，两侧恰为锁骨的胸骨端。

(3) 剑突：胸骨体下部的突起，在两侧肋弓的夹角内。

(4) 肋弓：可分为左、右肋弓，居皮下，位于剑突两侧、胸廓下口前部，是临床肝、脾触诊的标志。

(5) 第7颈椎棘突：低头时在颈根皮下可摸到，临床上常作为辨认椎骨序数及针灸取穴的标志。

(6) 骶角：在骶骨背面下端的两侧，各可摸及一小突起，称骶角。两骶角之间即骶管裂孔，临床上可由此进针行骶管麻醉术。

2) 颅骨的重要骨性标志

(1) 乳突：在耳廓后方可摸到较硬的隆起为乳突。

(2) 颧弓：在颜面两侧、颧骨后方的横行隆起，即为颧弓。

(3) 下颌头：颧弓的后下方为颞下颌关节，张口时出现一凹窝并可摸到下颌头向前移动。

(4) 下颌角：沿下颌骨下缘向后方可摸到下颌角。

(5) 舌骨：居颈前正中，在喉的甲状软骨上方。

(6) 枕外隆凸：在枕骨后面正中明显向后突出的骨性隆起。

(7) 眉弓：眶上缘上方内侧的明显隆起，居眉毛的深方。

3) 上肢骨的重要骨性标志

(1) 锁骨：横于颈根部两侧，居皮下，其全长均可摸到。

(2) 肩胛冈与肩峰：在肩胛骨的背面可摸到横行的肩胛冈，其外侧端的扁突即为肩峰，是肩部最高点，较易找到。

(3) 肩胛下角：平对第7肋，临床上常以此作为在背部计数肋骨的标志。

(4) 肱骨内、外上髁：在肘关节两侧居皮下，内上髁突出较明显。

(5) 尺骨鹰嘴：肘关节后方的明显突出。

(6) 肘后三角：当屈肘关节呈90°时，鹰嘴和肱骨内、外上髁连成一等腰三角形，称为肘后三角。此标志对诊断肘关节脱位或骨折具有重要意义。

(7) 尺神经沟：在肱骨内上髁的下方与尺骨鹰嘴之间，深压时，因压迫尺神经而产生前臂尺侧的麻酥感。

(8) 桡骨茎突：在桡腕关节外侧稍后方。

(9) 尺骨小头和尺骨茎突：自尺骨鹰嘴向下可摸到尺骨的全长，末端终于尺骨小头和尺骨茎突。

4) 下肢骨的重要骨性标志

(1) 髂嵴：在腰部下方可摸到横行的隆起，即为髂嵴。两侧髂嵴最高点的连线，一般平对第4腰椎棘突，为临床上腰椎穿刺的定位标志。

（2）髂前上棘：在髂嵴前端，体表可明显看到此标志。

（3）坐骨结节：坐位时的骨性最低点，在肛门的前外侧，深摸方能触到。

（4）耻骨结节：于耻骨联合的上外方可摸到。

（5）大转子：在大腿的外上方，当人体直立时，约与耻骨结节在同一水平面。当下肢前后摆动时可摸到。

（6）股骨内、外侧髁和内、外上髁：在股骨下端近膝关节的内、外侧，隔皮均可摸到。

（7）髌骨：位于膝前皮下，为一明显的突出。

（8）胫骨粗隆：在胫骨上端的前面，髌韧带的下方，突出明显。

（9）胫骨前嵴与内踝：沿胫骨粗隆向下可摸到胫骨前嵴。胫骨内侧面向下延续为内踝，在踝关节内侧，浅居皮下，突出易见。

（10）腓骨小头与外踝：在胫骨外侧髁的后下方可摸到腓骨小头。外踝在踝关节外侧，浅居皮下，可明显看到和摸到。

（11）跟结节：跟骨的后下方膨大为跟结节，即足跟深方的骨突出。

二、自测题

（一）选择题

【A₁型题】

1. 围成椎孔的是 （　）

A. 上、下相邻的椎弓根　　　　　B. 椎弓根和椎弓板

C. 上、下相邻的棘突　　　　　　D. 椎体与椎弓

E. 上、下相邻的椎弓

2. 以下哪个结构不在颅中窝内 （　）

A. 圆孔　　　B. 卵圆孔　　　C. 棘孔　　　D. 内耳门　　　E. 垂体窝

3. 位于颅后窝的结构是 （　）

A. 破裂孔　　　B. 颈静脉孔　　　C. 棘孔　　　D. 卵圆孔　　　E. 圆孔

4. 不属于脑颅骨或其上结构的是 （　）

A. 上鼻甲　　　B. 下鼻甲　　　C. 额骨　　　D. 蝶骨　　　E. 顶骨

5. 胸椎 （　）

A. 横突上有横突孔　　　　　　B. 椎体侧方有肋凹

C. 棘突水平向后伸　　　　　　D. 棘突分叉

E. 上、下关节突间的关节面基本呈水平位

6. 计数肋骨的常用骨性标志是 （　）

A. 锁骨　　　B. 颈静脉切迹　　C. 剑突　　　D. 胸骨角　　　E. 肋角

7. 不属于上肢骨的是 （　）

A. 肱骨　　　B. 肩胛骨　　　C. 尺骨　　　D. 髋骨　　　E. 手舟骨

8. 肩胛骨下角平对 （　）

A. 第7肋　　　B. 第9肋　　　C. 第5肋　　　D. 第4肋　　　E. 第6肋

9. 桡骨 （　　）

A. 位于前臂骨的内侧　　　　　　B. 桡骨头的周围有环状关节面

C. 上端有桡切迹　　　　　　　　D. 下端有桡骨粗隆

E. 下端的内侧缘向下突出成桡骨茎突

10. 属于下肢骨的是 （　　）

A. 尺骨　　　　B. 股骨　　　　C. 桡骨　　　　D. 三角骨　　　　E. 骶骨

11. 属于面颅骨的是 （　　）

A. 额骨　　　　B. 蝶骨　　　　C. 筛骨　　　　D. 下鼻甲　　　　E. 颞骨

12. 骶管裂孔 （　　）

A. 是骶管的上口　　　　　　B. 在骶角的外侧　　　　　　C. 只通骶后孔

D. 向上经骶管与椎管相通　　E. 在骶岬处

13. 骨膜 （　　）

A. 覆盖于骨的整个表面

B. 是由致密结缔组织构成的膜

C. 内层含成骨和破骨细胞可使骨增长

D. 不含神经、血管

E. 外层含成骨和破骨细胞

14. 椎骨 （　　）

A. 所有颈椎棘突分叉　　　　B. 第 6 颈椎称隆椎

C. 胸椎关节突间呈水平位　　D. 腰椎棘突宽而短呈板状

E. 胸椎椎体前方有肋凹

15. 肋 （　　）

A. 上 6 对肋称真肋　　　　　B. 肋骨上缘内面有一浅沟,称肋沟

C. 由肋骨和肋软骨构成　　　D. 肋的前端与胸椎体相连结

E. 肋角与胸椎肋凹构成肋椎关节

16. 上颌窦 （　　）

A. 在上颌骨体内　　　　　　B. 窦顶为额骨眶部

C. 底与尖牙关系密切　　　　D. 窦口低于底部

E. 开口于中鼻道

17. 肱骨 （　　）

A. 肱骨头朝向外上方　　　　B. 头周围的环状浅沟称外科颈

C. 内上髁的前方有尺神经沟　D. 肱骨小头位于下端外侧

E. 体后面中部有一自外上斜向内下的桡神经沟

18. 颈椎的共同特点 （　　）

A. 棘突短而分叉　　　　　　B. 有横突孔　　　　　　C. 有椎间孔

D. 有钩椎关节　　　　　　　E. 有对肋的关节面(肋凹)

19. 两侧髂嵴最高点的连线平对 （　　）

A. 第 1 腰椎棘突　　　　　　B. 第 2 腰椎棘突　　　　　　C. 第 3 腰椎棘突

D. 第 4 腰椎棘突   E. 第 5 腰椎棘突

【B 型题】

(20～21 题共用备选答案)

A. 肩胛骨   B. 肱骨   C. 桡骨   D. 尺骨   E. 胸骨

20. 有桡神经沟的是   (   )

21. 有尺切迹的是   (   )

(22～23 题共用备选答案)

A. 蝶骨   B. 筛骨   C. 颞骨   D. 颧骨   E. 额骨

22. 属于面颅骨的是   (   )

23. 有乳突的是   (   )

(24～25 题共用备选答案)

A. 上颌窦   B. 筛窦后群   C. 额窦   D. 蝶窦   E. 鼻泪管

24. 开口于上鼻道的是   (   )

25. 开口于蝶筛隐窝的是   (   )

(26～27 题共用备选答案)

A. 椎间孔   B. 椎孔   C. 椎管   D. 横突孔   E. 枕骨大孔

26. 脊神经穿   (   )

27. 椎动脉穿   (   )

【X 型题】

28. 骨的构造   (   )

A. 骨由骨质构成   B. 骨质分为密质和松质两类

C. 骨松质的间隙内有骨髓   D. 成人的骨髓全部为黄骨髓

E. 婴幼儿的骨髓由红骨髓构成

29. 骨髓   (   )

A. 仅分布于长骨的髓腔内

B. 髂骨、胸骨终身保留红骨髓

C. 胎儿和幼儿骨内完全是红骨髓

D. 黄骨髓可转化为红骨髓

E. 红骨髓有造血功能

30. 长骨   (   )

A. 分布于四肢   B. 在运动中起杠杆作用   C. 分为一体两端

D. 体内有髓腔   E. 端的内部为松质

31. 骨性鼻腔   (   )

A. 顶主要由筛板构成   B. 下壁由硬腭构成

C. 侧壁上有上、中、下 3 个鼻甲   D. 向前经梨状孔与外界相通

E. 向后经鼻后孔通咽腔

32. 胸骨   ( )

A. 属于扁骨

B. 可分柄、体两部

C. 柄、体相接处向前突出为胸骨角

D. 柄上缘为颈静脉切迹

E. 胸骨内终身含红骨髓

(二) 填空题

1. 根据骨的基本形态将其分为_____、_____、_____和_____四类。

2. 骨的基本结构包括_____、_____和_____。

3. 骨髓位于_____和_____内,可分为_____和_____,具有造血功能的是_____。

4. 颅盖骨的密质分为_____和_____,两者之间的松质称为_____。

5. 椎体与椎弓共同围成_____。相邻椎骨的上、下切迹共同围成_____,有_____和_____通过。

6. 颈椎的特点是:横突上有_____,第 1 颈椎无_____,第 2 颈椎有_____,第_____颈椎棘突最长称_____。

7. 胸椎的特点是:胸椎体侧面有_____,横突末端有_____,相邻椎骨椎弓根上、下关节突的关节面几乎呈_____位,棘突较长呈_____排列。

8. 胸骨可分为_____、_____和_____三部分,胸骨角两侧平对_____。

9. 翼点位于_____、_____、_____和_____,在颞窝中部汇合处,受外力打击骨折时可能会伤及深面的_____。

10. 眶的尖端有_____管,它向后通入_____。

(三) 名词解释

1. 骨膜

2. 脊柱

3. 囟

4. 翼点

5. 鼻窦

6. 胸骨角

7. 骶管裂孔

8. 椎间孔

(四) 问答题

1. 颅前、中、后窝的主要孔裂有哪些?

2. 简述新生儿颅骨的特征。

3. 与肱骨骨面相邻的神经有哪些? 它们位于肱骨的何处?

4. 骨突浅面的皮肤受体重压迫 4 小时以上就有可能因毛细血管闭塞、营养不良而坏死,形成压迫性溃疡(压疮)。因而对卧床不能翻身的患者,每 4 小时即需要被动翻身一次。请考虑什么地方的压疮最为常见? 共有哪些骨突可能形成压疮(应考虑不同的坐卧体位)?

5. 请解释下面一组临床现象

(1) 小儿长骨骨折常折而不断;颅骨骨折呈凹陷性(像被压凹了的乒乓球)。

(2) 患者,男性,70 岁。病卧半年多,营养状态差。护士帮他从仰卧位翻身时,右手钩着患者左肩用力一抬,被子压着的左上肢发出响声,患者同时呼痛。X 线片检查证实左肱骨上中 1/3 交界处斜行骨折。

(3) 患者,男性,75 岁。心脏病发作,呼吸心搏骤停,护士急按胸前壁,进行心外按摩,抢救成功。后发现左侧第 5、6 肋骨折。

6. 患者,男性,45 岁。贫血,需抽取骨髓检查其造血功能,请问在什么地方穿刺为好,并请说出理由。

7. 需插针入椎管抽取脑脊液检查,请问从脊柱哪一处、哪个方向穿刺为好? 为什么?

8. 患者 2 岁 2 个月,严重腹泻呕吐 2 天入院,检查时摸到前囟,并发现该囟门向深面塌陷,请对其前囟的情况作出解释。

9. 有些骨的全长(或绝大部分)在皮下均可摸到,这有助于触诊是否骨折。请说出这些骨的名称。

10. 根据"骨小梁的排列方向总与该骨所承受的压力和张力的方向一致"这一事实,医护人员总是劝骨折患者及早离床活动。请你解释其中的道理。

(五) 填图题

1. 下图为颈椎结构图,请写出图中数字表示的名称。

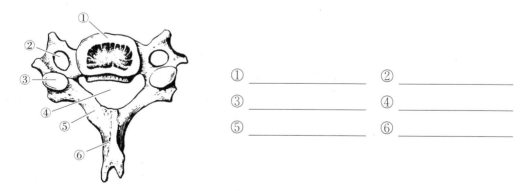

① _____ ② _____

③ _____ ④ _____

⑤ _____ ⑥ _____

2. 下图为下颌骨结构图，请写出图中数字表示的名称。

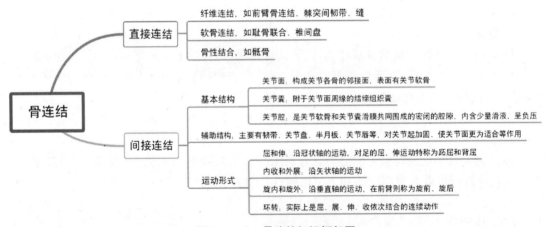

① _____ ② _____

③ _____ ④ _____

⑤ _____ ⑥ _____

⑦ _____ ⑧ _____

⑨ _____ ⑩ _____

⑪ _____

第二节 骨 连 结

一、学习纲要

（一）知识框架
参见图 1-5-2。

骨连结

- 直接连结
  - 纤维连结，如前臂骨连结、棘突间韧带、缝
  - 软骨连结，如耻骨联合、椎间盘
  - 骨性结合，如骶骨

- 间接连结
  - 基本结构
    - 关节面：构成关节各骨的邻接面，表面有关节软骨
    - 关节囊：附于关节面周缘的结缔组织囊
    - 关节腔：是关节软骨和关节囊滑膜共同围成的密闭的腔隙，内含少量滑液，呈负压
  - 辅助结构：主要有韧带、关节盘、半月板、关节唇等，对关节起加固、使关节更为适合等作用
  - 运动形式
    - 屈和伸，沿冠状轴的运动，对足的屈、伸运动特称为跖屈和背屈
    - 内收和外展，沿矢状轴的运动
    - 旋内和旋外，沿垂直轴的运动，在前臂则称为旋前、旋后
    - 环转，实际上是屈、展、伸、收依次结合的连续动作

图 1-5-2　骨连结知识框架图

（二）学习要点

1. 躯干骨的连结

1）脊柱

脊柱由 24 块椎骨、1 块骶骨和 1 块尾骨借软骨、韧带和关节连结而成。椎骨间的连结如下。

（1）椎间盘：位于相邻的两个椎体之间。

椎间盘
- 纤维环：位于椎间盘的周围，由纤维软骨构成
- 髓核：位于椎间盘的中央，是柔软而富有弹性的胶状物质

（2）韧带：有 3 条长韧带和两类短韧带。

韧带 {
3 条长韧带 {
前纵韧带：位于椎体及椎间盘前面，限制脊柱过度后伸
后纵韧带：位于椎体及椎间盘后面，限制脊柱过度前屈
棘上韧带：为附着于各棘突尖端的纵长韧带
}
两类短韧带 {
棘间韧带：为连于相邻棘突之间的短韧带
黄韧带：为连于相邻椎弓板之间的韧带
}
}

（3）关节。

关节 {
关节突关节：相邻椎骨的上、下关节突的关节面构成的关节
寰枕关节：由寰椎侧块上关节凹与枕骨髁构成
寰枢关节：包括寰枢外侧关节和寰枢正中关节
}

（4）脊柱的整体观。

脊柱的整体观 {
前面观：椎体自上而下逐渐增大，到骶骨上端最宽，自此以下体积缩小
后面观：棘突纵列成一条直线，各部棘突形态各异。颈椎棘突短，但隆
椎棘突却长而突出；胸椎棘突长，斜向后下方，呈叠瓦状排列；
腰椎棘突呈板状，水平向后伸，棘突间隙较宽
侧面观（有 4 个生理性弯曲）{
颈曲和腰曲：凸向前，人出生后随着抬头、
坐立而相继形成的
胸曲和骶曲：凸向后，在胚胎时期已形成
}
}

2）胸廓

（1）肋椎连结。

肋椎关节 {
肋头关节由肋头与肋凹构成
肋横突关节由肋结节与横突肋凹构成
} 两者合称肋椎关节

（2）胸肋连结。

胸肋连结 {
第 1 肋前端借肋软骨与胸骨柄直接相连
第 2～7 肋前端分别与胸骨体各肋切迹构成胸肋关节
第 8～10 肋前端依次与上位肋软骨相连，它们的下缘共同形成肋弓
第 11、12 肋前端游离于腹肌之中
}

（3）胸廓的形态。

胸廓 {
形态：前后略扁上窄下宽的圆锥形
胸廓上口：较小，由第 1 胸椎体、第 1 肋和颈静脉切迹围成
胸廓下口：由第 12 胸椎、第 12 肋和第 11 肋前端、肋弓和剑突围成
肋间隙：相邻两肋之间的间隙，共有 11 对
}

2. 颅的连结

（1）特点：① 除下颌骨和舌骨外，其他颅骨结合为一个整体。② 多数颅骨借缝相连，颅

底个别部分具有软骨结合,只有下颌骨和颞骨之间构成颞下颌关节。

(2) 颞下颌关节:即下颌关节。

$$颞下颌关节\begin{cases}构成:由颞骨的下颌窝、关节结节与下颌头构成\\结构特点:关节囊松弛,囊内有椭圆形的关节盘\\运动形式:属于联合关节,使下颌骨上提、下降和向前、后、侧方运动\end{cases}$$

3. 上肢骨的连结

1) 上肢带骨的连结

$$上肢带骨的连结\begin{cases}胸锁关节:由胸骨的锁切迹与锁骨的胸骨端构成,内有关节盘\\肩锁关节:由肩胛骨的肩峰与锁骨的肩峰端构成,属平面关节\end{cases}$$

2) 自由上肢骨的连结

(1) 肩关节。① 构成:由肱骨头与肩胛骨的关节盂构成。② 特点:关节盂小而浅,肱骨头大,关节囊薄而松弛,下壁最为薄弱,故肩关节易向前下方脱位。运动灵活,稳固性差。③ 运动形式:全身最灵活的关节,可沿多轴运动,且运动幅度大。

(2) 肘关节。① 构成:由肱骨下端与尺、桡骨上端构成,包括肱尺关节、肱桡关节和桡尺近侧关节 3 个关节。肱尺关节:由肱骨滑车与尺骨的滑车切迹构成;肱桡关节:由肱骨小头与桡骨头关节凹构成;桡尺近侧关节:由桡骨头环状关节面与尺骨桡切迹构成。② 结构特点:3 个关节包在 1 个关节囊内。关节囊的前、后部薄而松弛,两侧有尺侧副韧带和桡侧副韧带加强;此外,在囊内有桡骨环状韧带,可防止桡骨头脱出。③ 运动形式:肘关节可作屈伸运动,其桡尺关节可使前臂旋前和旋后。

(3) 前臂骨连结。① 构成:由桡尺近侧关节、桡尺远侧关节和前臂骨间膜组成。桡尺近侧关节:由桡骨头环状关节面与尺骨桡切迹构成;桡尺远侧关节:由尺骨头环状关节面和桡骨的尺切迹构成;前臂骨间膜:连于桡、尺骨的骨间缘之间的坚韧的纤维膜。② 运动形式:使前臂旋前和旋后。

(4) 手骨的连结:包括桡腕关节、腕骨间关节、腕掌关节、掌指关节和指骨间关节。

4. 下肢骨的连结

1) 下肢带骨的连结

(1) 骨盆各骨间的连结。① 骶髂关节:由骶骨与髂骨的耳状面构成,活动性甚微。② 髋骨与骶骨的韧带连结:髋骨与骶骨之间有两条韧带相连,一条称骶结节韧带,另一条称骶棘韧带,这两条韧带与坐骨大、小切迹围成坐骨大、小孔。③ 耻骨联合:由两侧耻骨联合面借纤维软骨构成的耻骨间盘连结而成。

(2) 骨盆的组成与分部:骨盆由骶、尾骨与左、右髋骨及其间的骨连结构成。

从骶骨岬经两侧弓状线、耻骨梳、耻骨结节至耻骨联合上缘围成环形的界线。骨盆以界线为界分为上部的大骨盆和下部的小骨盆两部分。

小骨盆的上口称骨盆上口,由界线围成。骨盆下口由尾骨尖、骶结节韧带、坐骨结节、坐骨支、耻骨支和耻骨联合下缘围成。两侧坐骨支与耻骨下支连成耻骨弓,它们之间的夹角称耻骨下角。骨盆上、下口之间的腔称骨盆腔。

2) 自由下肢骨的连结

（1）髋关节。① 构成：由髋臼与股骨头构成。② 特点：髋臼深，周缘附有髋臼唇。关节囊厚而坚韧，股骨颈后面仅内侧 2/3 包在囊内，外侧 1/3 露于囊外，故股骨颈骨折有囊内骨折和囊外骨折之分。关节囊周围有韧带加强，其中以前方的髂股韧带最为强厚。关节囊内有股骨头韧带，内含营养股骨头的血管。其运动幅度远不及肩关节，但具有较大的稳固性。③ 运动形式：髋关节可作屈、伸、收、展、旋内、旋外和环转运动。

（2）膝关节。① 构成：由股骨下端、胫骨上端和髌骨构成。② 特点：是人体最大、最复杂的关节。膝关节囊薄而松弛，其前方有厚而强韧的股四头肌腱及由其延续而成的髌韧带。关节囊有腓侧副韧带和胫侧副韧带。关节囊内有前交叉韧带、后交叉韧带和内侧半月板、外侧半月板，内侧半月板较大，外侧半月板较小。③ 运动形式：主要是屈、伸，在半屈位时，还可作小幅度的旋内、旋外运动。

（3）小腿骨连结。

$$小腿骨连结\begin{cases}上端由胫骨的腓关节面与腓骨头构成胫腓关节 \\ 两骨干之间借小腿骨间膜相连 \\ 下端借韧带相连\end{cases}$$

（4）足骨的连结：包括距小腿关节、跗骨间关节、跗跖关节、跖趾关节和趾骨间关节。

二、自测题

（一）选择题

【A₁型题】

1. 骨盆 （　　）

A. 以界线为界分为大骨盆和小骨盆　　　　B. 直立时，骨盆倾斜度男性大于女性

C. 小骨盆下口平直　　　　　　　　　　　D. 女性骨盆呈心形

E. 以上均不对

2. 脊柱的生理弯曲正常的是 （　　）

A. 颈曲凸向后　　　　　　B. 腰曲凸向后　　　　　　C. 胸曲凸向前

D. 骶曲凸向前　　　　　　E. 颈曲凸向前

3. 下列结构不能作为体表骨性标志的是 （　　）

A. 枕外隆凸　　B. 颧弓　　C. 翼点　　D. 乳突　　E. 下颌角

4. 膝关节中防止胫骨前移的结构是 （　　）

A. 髌韧带　　　　　　　　B. 后交叉韧带　　　　　　C. 前交叉韧带

D. 胫侧副韧带　　　　　　E. 腓侧副韧带

5. 横突孔通过 （　　）

A. 椎动脉　　B. 眼动脉　　C. 颈外动脉　　D. 颈内动脉　　E. 以上都不是

6. 髓核脱出的常见方位是 （　　）

A. 前方　　B. 前外侧　　C. 左侧　　D. 后外侧　　E. 右侧

7. 不参加构成翼点的骨是 （　　）

A. 蝶骨　　　　B. 顶骨　　　　C. 颞骨　　　　D. 枕骨　　　　E. 额骨

8. 不属于肩关节结构特点的是 （　　）

A. 关节囊下壁薄弱　　　　　B. 头大盂小　　　　　　C. 关节囊松弛

D. 关节囊内有韧带通过　　　E. 关节易向前下脱位

【B 型题】

(9～10 题共用备选答案)

A. 肩关节　　　B. 膝关节　　　C. 髋关节　　　D. 桡关节　　　E. 肘关节

9. 有关节半月板的关节 （　　）

10. 稳固性差灵活性大的关节 （　　）

(11～12 题共用备选答案)

A. 椎间盘　　　B. 项韧带　　　C. 黄韧带　　　D. 棘上韧带　　　E. 棘间韧带

11. 位于相邻椎体之间的结构 （　　）

12. 行腰椎穿刺时最深的韧带 （　　）

【X 型题】

13. 具有囊内韧带的关节有 （　　）

A. 肩关节　　　B. 肘关节　　　C. 髋关节　　　D. 膝关节　　　E. 距小腿关节

14. 具有关节盘的关节有 （　　）

A. 胸锁关节　　B. 颞下颌关节　　C. 髋关节　　D. 膝关节　　E. 肩关节

15. 参与围成小骨盆下口的结构有 （　　）

A. 耻骨联合下缘　　　　　　B. 双侧的耻骨弓

C. 双侧的坐骨结节　　　　　D. 双侧的骶结节韧带

E. 双侧的骶棘韧带

16. 膝关节 （　　）

A. 由股骨下端和胫、腓骨上端构成

B. 前交叉韧带可防止胫骨前移

C. 关节囊两侧有副韧带加强

D. 关节囊前方有股四头肌腱

E. 内侧半月板呈"C"形,外侧半月板呈"O"形

17. 关于胸廓上口的描述,哪些正确 （　　）

A. 胸骨柄上缘、锁骨、肩胛骨上缘和第 1 胸椎体围成

B. 由颈静脉切迹、第 1 对肋和第 1 胸椎体围成

C. 胸骨柄上缘、锁骨和第 1 胸椎体围成

D. 胸廓上口较小,朝向前下方

E. 是胸腔与颈部的通道

(二) 填空题

1. 连结椎骨的长韧带有_____、_____和_____。

2. 脊柱从侧面观有 4 个生理弯曲,即凸向前的_____、_____曲和凸向后的_____、_____曲。

3. 肘关节包括 3 个关节,即_____、_____、_____。

4. 胸廓上口由_____、_____和_____围成。

5. 膝关节囊内韧带有_____和_____,囊内纤维软骨板有_____和_____。

6. 骨盆由界线分为上方的_____和下方的_____。

7. 关节的基本结构有_____、_____和_____,辅助结构有_____、_____和_____等。

(三) 名词解释

1. 关节

2. 椎间盘

3. 肋弓

4. 界线

(四) 问答题

1. 简述骨盆的构成。

2. 试述肩关节的构成、结构特点和运动形式。

3. 试述髋关节的构成、结构特点和运动形式。

(五) 填图题

1. 下图为脊柱结构图,请写出图中数字表示的名称。

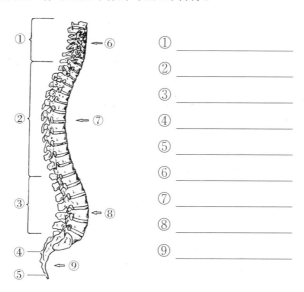

① _____

② _____

③ _____

④ _____

⑤ _____

⑥ _____

⑦ _____

⑧ _____

⑨ _____

2. 下图为胸廓结构图,请写出图中数字表示的名称。

① _____　　② _____

③ _____　　④ _____

⑤ _____　　⑥ _____

⑦ _____　　⑧ _____

⑨ _____　　⑩ _____

⑪ _____　　⑫ _____

第三节　骨　骼　肌

一、学习纲要

(一) 知识框架

参见图 1-5-3。

(二) 学习要点

常用肌性标志概括如下。

1. 头颈部常用肌性标志

(1) 咬肌:当咬紧牙关时,在下颌角的前上方、下颌支的外面可摸及的硬性条块状隆起。咬肌前缘与下颌骨体下缘交界处可触及面动脉的搏动。

(2) 胸锁乳突肌:头向一侧转动时,可见到颈部有从前下方斜向后上方的长条状隆起。颈丛的浅皮支从该肌后缘中点附近浅出,此处是颈浅部浸润麻醉的阻滞点。胸锁乳突肌后缘与锁骨形成的夹角处向外 0.5~1.0 cm,是锁骨下静脉锁骨上入路穿刺的进针点。

2. 躯干部常用肌性标志

(1) 竖脊肌:该肌外侧缘与第 12 肋形成的夹角称脊肋角(肾区,是肾门的体表投影部位,肾病变时此区常有叩击痛,肾囊封闭常经此进针)。

(2) 腹直肌:为腹前正中线两侧的纵形肌隆起,肌发达者还可见到由腱划所致的数条横沟。可以此做手术切口定位。

3. 上肢常用肌性标志

(1) 三角肌:上肢下垂时,该肌在肩部形成圆隆外形,并见臂外侧中部肌止点处有一小凹。当肩关节脱位或三角肌瘫痪后,肩部圆隆的外形消失。三角肌中 1/3 区中部肌质厚,深部无较大的血管、神经,此处可作肌内注射。

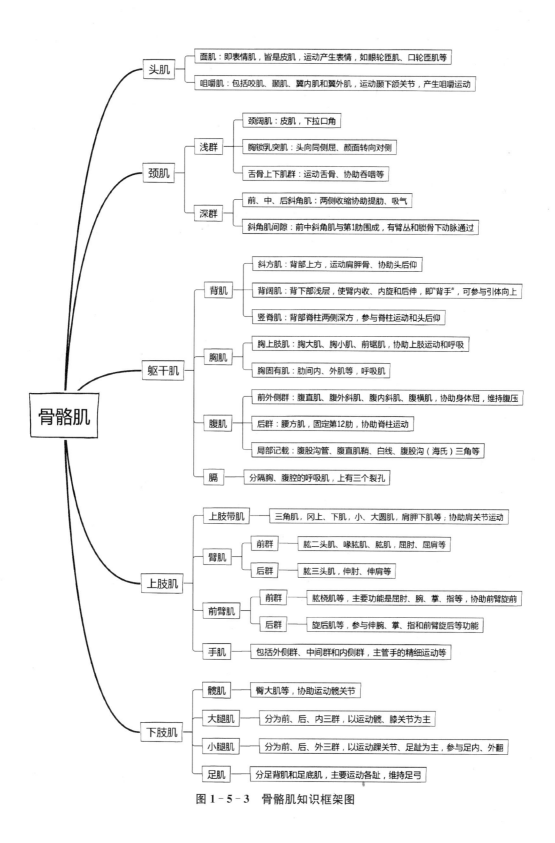

图 1-5-3 骨骼肌知识框架图

（2）肱二头肌：当握拳用力屈肘时，在臂部前面可明显见到膨隆的肌腹，该肌的内侧缘可见肱二头肌内侧沟，此处可触及肱动脉搏动；半屈肘时，在肘窝中央，还可摸及条索状的肱二头肌肌腱，测量血压时，通常将听诊器的胸件置于肱二头肌腱的稍内侧。

4. 下肢常用肌性标志

（1）臀大肌：伸髋关节，在臀部形成圆隆外形。是常用的肌内注射部位，为避免损伤经过其深面的坐骨神经，应在臀部外上象限处注射。

（2）股四头肌：屈大腿时，股直肌在缝匠肌与阔筋膜张肌及髂胫束之间的夹角内，股内侧肌和股外侧肌分居股直肌的内、外侧。

（3）小腿三头肌：在小腿后面，可明显见到膨隆的肌腹及止于跟骨结节的坚硬的条索状跟腱。

二、自测题

（一）选择题

【A₁型题】

1. 属于躯干肌的是 （　　）

A. 斜方肌　　　　B. 三角肌　　　　C. 冈上肌　　　　D. 旋后肌　　　　E. 臀大肌

2. 背阔肌可使肩关节 （　　）

A. 外展　　　　B. 内收　　　　C. 前屈　　　　D. 旋外　　　　E. 以上均不是

3. 位于膈中心腱上的是 （　　）

A. 主动脉裂孔　　B. 食管裂孔　　　C. 肌性部　　　　D. 腔静脉孔　　　E. 以上均不是

4. 胸大肌可使臂 （　　）

A. 前屈　　　　B. 外展　　　　C. 旋外　　　　D. 后伸　　　　E. 以上均不是

5. 膈的主动脉裂孔平对 （　　）

A. 第8胸椎　　　B. 第9胸椎　　　C. 第10胸椎　　　D. 第11胸椎　　　E. 第12胸椎

6. 属于大腿肌前群的是 （　　）

A. 股四头肌　　　B. 股二头肌　　　C. 耻骨肌　　　　D. 半腱肌　　　　E. 髂腰肌

7. 既能屈髋关节，又能屈膝关节的是 （　　）

A. 长收肌　　　　B. 股四头肌　　　C. 半腱肌　　　　D. 股二头肌　　　E. 缝匠肌

8. 可使肩关节外展的是 （　　）

A. 大圆肌　　　　B. 三角肌　　　　C. 小圆肌　　　　D. 肩胛下肌　　　E. 冈下肌

9. 最重要的呼吸肌是 （　　）

A. 腹直肌　　　　B. 膈　　　　　　C. 肋间肌　　　　D. 胸大肌　　　　E. 胸小肌

10. 屈肘时在肘窝中央可摸到的肌腱是 （　　）

A. 掌长肌腱　　　B. 肱二头肌腱　　C. 肱三头肌腱　　D. 旋前圆肌　　　E. 喙肱肌

11. 既能伸髋关节，又能屈膝关节的是 （　　）

A. 长收肌　　　　B. 缝匠肌　　　　C. 股四头肌　　　D. 股二头肌　　　E. 耻骨肌

12. 髋关节最主要的伸肌是 （　　）

A. 缝匠肌　　　B. 臀大肌　　　C. 股四头肌　　　D. 梨状肌　　　E. 髂腰肌

13. 小腿三头肌可使足 　　　　　　　　　　　　　　（　　）

A. 跖屈　　　B. 背屈　　　C. 内翻　　　D. 外翻　　　E. 以上均不是

【B 型题】

（14～18 题共用备选答案）

A. 三角肌　　　B. 肱二头肌　　　C. 肱三头肌　　　D. 股四头肌　　　E. 臀大肌

14. 可以伸膝关节的是 　　　　　　　　　　　　　　　（　　）

15. 可以伸肘关节的是 　　　　　　　　　　　　　　　（　　）

16. 可以屈肘关节的是 　　　　　　　　　　　　　　　（　　）

17. 可以使肩关节外展的是 　　　　　　　　　　　　　（　　）

18. 可以使髋关节伸和旋外的是 　　　　　　　　　　　（　　）

（19～23 题共用备选答案）

A. 背阔肌　　　B. 腹外斜肌　　　C. 竖脊肌　　　D. 腹内斜肌　　　E. 前锯肌

19. 可以拉肩胛骨向前的是 　　　　　　　　　　　　　（　　）

20. 参与提睾肌构成的是 　　　　　　　　　　　　　　（　　）

21. 其腱膜形成腹股沟韧带的是 　　　　　　　　　　　（　　）

22. 可以使臂内收、后伸和旋内的是 　　　　　　　　　（　　）

23. 可以使脊柱后伸和仰头的是 　　　　　　　　　　　（　　）

【X 型题】

24. 膈的食管裂孔 　　　　　　　　　　　　　　　　　（　　）

A. 平第 8 胸椎　　　　　　　B. 有迷走神经通过　　　　　　　C. 平第 10 胸椎

D. 有食管通过　　　　　　　E. 有胸导管通过

25. 参与斜角肌间隙构成的有 　　　　　　　　　　　　（　　）

A. 前斜角肌　　　B. 中斜角肌　　　C. 后斜角肌　　　D. 第 1 肋　　　E. 第 2 肋

26. 属于躯干肌的是 　　　　　　　　　　　　　　　　（　　）

A. 背阔肌　　　B. 三角肌　　　C. 梨状肌　　　D. 胸小肌　　　E. 腹直肌

27. 膈 　　　　　　　　　　　　　　　　　　　　　　（　　）

A. 分隔胸腔和腹腔　　　　　　B. 是向上膨隆的扁肌

C. 周围部为腱性　　　　　　　D. 收缩时有助于吸气

E. 有 3 个裂孔

28. 能使头后仰的是 　　　　　　　　　　　　　　　　（　　）

A. 斜方肌　　　B. 背阔肌　　　C. 胸锁乳突肌　　　D. 竖脊肌　　　E. 肩胛下肌

29. 参与股三角构成的结构是 　　　　　　　　　　　　（　　）

A. 腹股沟韧带　　　B. 股四头肌　　　C. 缝匠肌　　　D. 股薄肌　　　E. 长收肌

30. 参与呼吸运动的肌有 　　　　　　　　　　　　　　（　　）

A. 膈　　　　　B. 肋间外肌　　C. 肋间内肌　　D. 胸大肌　　　E. 前锯肌

（二）填空题

1. 根据外形可将肌分为_____、_____、_____和_____四类。

2. 可使仰头的肌是_____、_____和_____。

3. 胸锁乳突肌以两个头分别起自_____和_____，止于_____。一侧收缩时，使头向_____，面转向_____；两侧同时收缩可_____。

4. 股四头肌的四个头分别是_____、_____、_____和_____。

5. 在大腿肌中，既可屈膝关节，又能伸髋关节的是_____、_____和_____。

6. 股三角的上界为_____，内侧界为_____，外侧界为_____。

（三）名词解释

1. 腹股沟管

2. 腹直肌鞘

3. 斜角肌间隙

4. 腹白线

5. 盆膈

6. 尿生殖膈

（四）问答题

1. 临床上常被选择肌内注射的肌有哪些？

2. 试述参与膝关节屈伸运动的肌。

3. 试述腹股沟管的构成（两口、四壁）及其通过的内容物。

（五）填图题

1. 下图为膈的结构图，请写出图中数字表示的名称。

① _____

② _____

③ _____

④ _____

⑤ _____

⑥ _____

2. 下图为胸肌与上肢肌的结构图,请写出图中数字表示的名称。

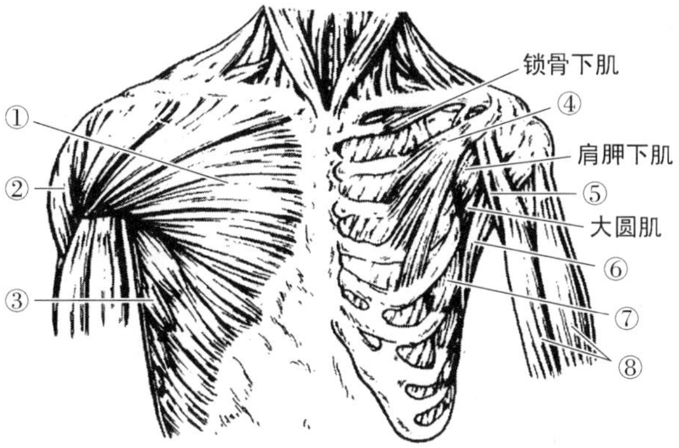

锁骨下肌

肩胛下肌

大圆肌

① _____

② _____

③ _____

④ _____

⑤ _____

⑥ _____

⑦ _____

⑧ _____

第六章 脉管系统

脉管系统包括心血管系统和淋巴系统,是分布于周身的一套连续而封闭的管道系统。心血管系统由心、动脉、毛细血管和静脉组成,血液在其中循环流动;淋巴系统由淋巴管道、淋巴器官和淋巴组织构成。淋巴液沿淋巴管道向心流动,最后注入静脉,故淋巴管道通常被看作是静脉的辅助管道。

脉管系统的主要功能是把经消化器官吸收的营养物质和从肺摄入的 O_2 输送到全身各器官组织,同时又将它们的代谢产物,如 CO_2、尿酸、尿素等,运送到肺、肾和皮肤等器官排出体外。内分泌系统分泌的激素也由脉管系运送至相应的靶器官或靶细胞,以实现机体的体液调节。此外,脉管系统在维持机体内环境理化特性的相对稳定以及参与机体防御功能等方面均具有十分重要的作用。

第一节 心血管系统

一、学习纲要

(一) 知识框架
参见图 1-6-1。

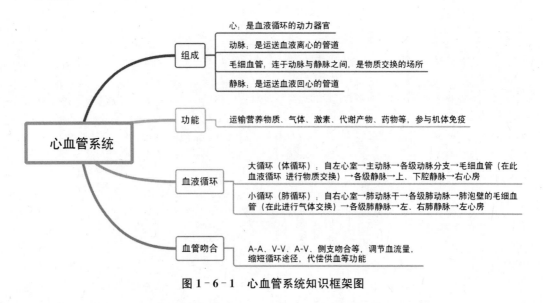

图 1-6-1 心血管系统知识框架图

(二) 学习要点

1. 心

(1) 位置:心位于胸腔的中纵隔内,周围裹以心包,约 2/3 位于身体正中线的左侧,1/3 位于正中线的右侧。

(2) 心的外形。

心的外形 ┤
├─ 一尖(心尖):朝左前下方,平对左第 5 肋间锁骨中线内侧 1～2 cm 处
├─ 一底(心底):朝向右后上方
├─ 两面 ┤ 前面(胸肋面):朝向胸骨体和肋软骨
│   └ 下面(膈面):与膈相贴
├─ 三缘 ┤ 下缘:主要由右心室和心尖构成
│   ├ 右缘:主要由右心房构成
│   └ 左缘:主要由左心室构成
└─ 三条沟 ┤ 冠状沟:心房与心室在心表面的分界
         ├ 前室间沟:左右心室在心表面的分界
         └ 后室间沟:左右心室在心表面的分界

(3) 心的各腔:参见表 1-6-1。

表 1-6-1　心腔的结构

名　称	入　口	出　口	结　构　特　点
右心房	上腔静脉口 下腔静脉口 冠状窦口	右房室口	(1) 壁薄腔大; (2) 右心耳内面有梳状肌; (3) 在房间隔下部有卵圆窝
右心室	右房室口,附有三尖瓣	肺动脉口,附有 肺动脉瓣	(1) 由室上嵴分为流入道和流出道; (2) 流入道有乳头肌连腱索、有隔缘肉柱; (3) 流出道(动脉圆锥)壁光滑
左心房	左上肺静脉口 左下肺静脉口 右上肺静脉口 右下肺静脉口	左房室口	(1) 构成心底的大部分; (2) 左心耳内壁也有梳状肌
左心室	左房室口,附有二尖瓣	主动脉口,附有 主动脉瓣	(1) 由二尖瓣前瓣分为流入道和流出道; (2) 流入道有乳头肌连腱索; (3) 流出道室壁光滑

(4) 心的传导系统:参见表 1-6-2。

表 1-6-2　心的传导系统

名　称	位　置	功　能
窦房结	位于上腔静脉与右心房交界处界沟上部的 心外膜深面	自动、节律地产生兴奋,是心的正常起搏点

名　称	位　置	功　能
房室结	位于冠状窦口与右房室口之间的心内膜的深面	将窦房结传来的冲动传至心室,并也能产生兴奋
结间束		传导冲动
房室束	室间隔内	传导冲动
浦肯野纤维	心肌层内	传导冲动

（5）心壁的构造。

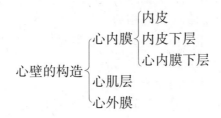

（6）心的体表投影。

$$心的体表投影\begin{cases}左上点：左侧第2肋软骨的下缘,距胸骨左缘约为1.2\ cm\\右上点：右侧第3肋软骨的上缘,距胸骨右缘1\ cm\\左下点：左侧第5肋间隙,距左锁骨中线内侧1\sim2\ cm\\右下点：在右侧第6胸肋关节处\end{cases}$$

心的体表投影：左、右上点连线为心的上界；左、右下点连线为心的下界；右上点与右下点之间微向右凸的弧形连线为心的右界；左上点与左下点之间微向左凸的弧形连线为心的左界。了解心在胸前壁的投影,对临床上判断心界的大小及心音听诊等具有实际意义。

2. 体循环的动脉

体循环的动脉主干是主动脉,其粗而长,起自左心室先向右前上行,继而呈弓形弯向左后方,再沿脊柱下行,经膈的主动脉裂孔入腹腔,至第4腰椎下缘水平分为左、右髂总动脉。

（1）主动脉：主动脉全长可分为三段（见表1-6-3）。

表1-6-3　主动脉的分支及分布

分　部		行　程	分　支		分　布
升主动脉		主动脉口向右上至第2胸肋关节	左冠状动脉		心
			右冠状动脉		
主动脉弓		第2胸肋关节至第4胸椎体之间凸向上的部分	头臂干	右颈总动脉	头颈部和上肢
				右锁骨下动脉	
			左颈总动脉		
			左锁骨下动脉		
降主动脉	胸主A	主动脉在胸、腹腔内的下行部分	第4腰椎体下缘分为左、右髂总动脉		胸部(心除外)
	腹主A				腹部,终支布于盆部和下肢

（2）头颈部的动脉：头颈部的动脉主干为颈总动脉。左颈总动脉起自主动脉弓,右颈总动脉起自头臂干,左、右颈总动脉均经胸锁关节后方,沿气管、食管和喉的外侧上行,达甲状软骨上缘平面分为颈内动脉和颈外动脉。颈总动脉的末端及分叉处含有内脏感受器(见表1-6-4)。

表1-6-4　颈总动脉的内脏感受器

名　称	位　置　及　形　态	功　能
颈动脉窦	颈总动脉末端和颈内动脉起始处的膨大	感受血压的变化
颈动脉小球	颈总动脉分叉处后方动脉壁上的卵圆形小体	感受血液中 CO_2 浓度的变化

（3）上肢的动脉：上肢动脉的主干有腋动脉、肱动脉、桡动脉和尺动脉。肱动脉全长位置表浅,当前臂和手部出血时,可在肱二头肌内侧沟向肱骨压迫止血。在肘窝稍上方肱二头肌腱内侧可摸到肱动脉搏动,是测量血压时的听诊部位。

桡动脉在桡骨下端,肱桡肌腱与桡侧腕屈肌腱之间,位置表浅是临床计数脉搏的部位。

（4）下肢的动脉：主要有股动脉、腘动脉、胫前动脉和胫后动脉。

在腹股沟韧带中点稍下方,活体上可摸到股动脉的搏动。当下肢出血时,可在此处压迫止血。在内踝后下方可触及胫后动脉的搏动。足背动脉位置表浅,在踝关节前方可触及其搏动。

（5）常见动脉的摸脉点、压迫部位和止血范围：参见表1-6-5。

表1-6-5　常见动脉的摸脉点、压迫部位和止血范围

名　称	摸　脉　点	压　迫　部　位	止血范围
颞浅动脉	耳屏前方	耳屏前方	颅顶部
面动脉	下颌体下缘与咬肌前缘交界处	下颌体下缘与咬肌前缘交界处	面部浅层
肱动脉	肘窝稍上方,肱二头肌腱内侧	于臂中部的内侧,向后外压迫在肱骨体上	上肢远侧部
桡动脉	前臂远端桡骨茎突尺测	桡骨茎突尺侧部	手部
指掌侧固有动脉		指根两侧部	手指
股动脉	腹股沟韧带中点稍内侧的下方	腹股沟韧带中点稍内侧的下方向后外压向耻骨	下肢
足背动脉	内、外踝连线的中点	内、外踝连线的中点处	足背

3. 体循环的静脉

1）上腔静脉系

上腔静脉系主干为上腔静脉,主要收集头颈部、上肢和胸部(心、肺除外)的静脉血。

（1）上腔静脉、头臂静脉：参见表1-6-6。

表1-6-6　上腔静脉、头臂静脉

静　脉	起　始　部　位	注入部位
上腔静脉	在右侧第1胸肋结合处后方,由左、右头臂静脉合成	右心房
头臂静脉	在胸锁关节的后方,由颈内静脉和锁骨下静脉合成	上腔静脉

（2）头颈部的静脉：参见表1-6-7。

表1-6-7 头颈部的静脉

静　　脉	起　始　部　位	注入部位
锁骨下静脉	在第1肋外缘，与腋静脉相续	头臂静脉
颈内静脉	在颈静脉孔处，与乙状窦相续	头臂静脉
颈外静脉	在下颌角平面，由下颌后静脉的后支、耳后静脉、枕静脉合成	锁骨下静脉

（3）上肢的静脉：分为浅静脉和深静脉（见表1-6-8）。

表1-6-8 上肢的浅静脉

静　　脉	起　始　部　位	注　入　部　位
头静脉	手背静脉网的桡侧	腋静脉或锁骨下静脉
贵要静脉	手背静脉网的尺侧	肱静脉或腋静脉
肘正中静脉	位于肘窝，自头静脉	贵要静脉

2）下腔静脉系

下腔静脉系主干为下腔静脉，其由左、右髂总静脉在第5腰椎的右前方汇合而成，收集下肢和盆、腹部的静脉血。

（1）下肢的静脉：分为浅静脉和深静脉。① 深静脉：与同名的动脉伴行；② 浅静脉：如表1-6-9所示。

表1-6-9 下肢的浅静脉

静　　脉	起　始　部　位	注入部位
小隐静脉	足背静脉弓的外侧缘	腘静脉
大隐静脉	足背静脉弓的内侧缘	股静脉

大隐静脉5条属支：腹壁浅静脉、阴部外静脉、旋髂浅静脉、股内侧浅静脉和股外侧浅静脉。

（2）盆部的静脉。① 髂内静脉：属支有脏支和壁支。脏支在盆腔脏器的壁内或周围构成静脉丛。② 髂外静脉：收集下肢浅、深静脉，并接受腹壁下静脉。③ 髂总静脉：在骶髂关节的前方由髂内静脉和髂外静脉汇合而成。

（3）腹部的静脉。

① 壁支：包括4对腰静脉和1对膈下静脉。

② 脏支 {
肾上腺静脉：左侧注入左肾静脉，右侧注入下腔静脉
肾静脉：左肾静脉长于右侧，均注入下腔静脉
睾丸静脉（卵巢静脉）：左侧注入左肾静脉，右侧注入下腔静脉
肝静脉：包括肝左、中、右静脉，注入下腔静脉
}

（4）肝门静脉系。

① 肝门静脉组成 $\begin{cases} 肠系膜上静脉 \\ 脾静脉 \end{cases}$ 在胰颈的后方汇合而成

② 肝门静脉系的结构特点 $\begin{cases} 起端和末端均为毛细血管 \\ 没有静脉瓣 \end{cases}$

③ 收集范围：收集腹腔内不成对脏器（肝除外）的静脉血。

④ 肝门静脉系与上、下腔静脉系之间的吻合 $\begin{cases} 借食管静脉丛与上腔静脉系吻合 \\ 借直肠静脉丛与下腔静脉系吻合 \\ 借脐周静脉网与上、下腔静脉系吻合 \end{cases}$

⑤ 主要属支：肠系膜上静脉、脾静脉、肠系膜下静脉、胃左静脉、胃右静脉、附脐静脉和胆囊静脉。

4. 毛细血管

毛细血管是管径最细、管壁最薄、结构最简单、通透性最强、数量最多、分布最广的末级血管。在器官和组织内毛细血管网的疏密程度差别很大，代谢旺盛的组织和器官如骨骼肌、心肌、肺、肾和腺体等，毛细血管网很密；代谢较低的组织如骨、肌腱和韧带等，毛细血管网则较稀疏。

1）毛细血管的结构

毛细血管管径一般为 6～8 μm，只允许 1～2 个红细胞通过。血窦较大，直径可达 40 μm。毛细血管管壁主要由一层内皮细胞和基膜组成。皮细胞基膜外有少许结缔组织。内皮细胞与基膜之间常存在一种扁平而有突起的细胞，称周细胞。有人认为周细胞主要起机械性支持作用；也有人认为它们是未分化的细胞，在血管生长或再生时可分化为内皮细胞、平滑肌纤维或成纤维细胞。

2）毛细血管的分类

光镜下，各组织和器官内的毛细血管结构均很相似。电镜下，根据内皮细胞等的结构特点，毛细血管分为以下 3 类。

（1）连续毛细血管。特点：内皮细胞薄，并相互连续，相邻内皮细胞之间有紧密连接、缝隙连接或桥粒。基膜完整，胞质内有许多吞饮小泡。连续毛细血管的物质交换主要是通过吞饮小泡的作用来完成。其主要分布于结缔组织、肌组织、肺和中枢神经系统等处。

（2）有孔毛细血管。特点：内皮细胞不含核的部分很薄，有许多贯穿细胞的窗孔，孔的直径一般为 60～80 nm，孔上有或无厚隔膜（4～6 nm）封闭。内皮细胞内吞饮小泡很少，内皮细胞基底面有连续的基膜。此类血管主要存在于胃肠黏膜、某些内分泌腺和肾血管球等处。

（3）窦状毛细血管。又称血窦，管腔大，直径可达 40 μm，形状不规则，内皮细胞上有或无窗孔，细胞间隙较大，基膜不连续或缺如。血窦主要分布于大分子物质代谢旺盛的器官，如肝、脾、红骨髓和一些内分泌腺中。

3）毛细血管与物质交换

毛细血管是血液与周围组织进行物质交换的主要场所。人体毛细血管的总面积很大，一位体重 60 kg 的人，毛细血管表面面积可达 6 000 m²。毛细血管管壁很薄，并与周围的细胞相距很近，这些特点都是进行物质交换的有利条件。

物质透过毛细血管管壁的能力称毛细血管通透性。毛细血管结构与通透性关系的研究表明,内皮细胞的孔能透过液体和大分子物质,吞饮小泡能输送液体,细胞间隙则因间隙宽度和细胞连接紧密程度的差别,其通透性有所不同。基膜能透过较小的分子,但能阻挡一些大分子物质,起到很好的屏障作用。

二、自测题

(一) 选择题

【A₁型题】

1. 肺循环起于 （ ）

A. 全身毛细血管　　　　　　B. 左心房　　　　　　　　　　C. 右心房

D. 左心室　　　　　　　　　E. 右心室

2. 不属于右心房的结构是 （ ）

A. 界嵴　　　　B. 卵圆窝　　　　C. 右房室口　　　　D. 冠状窦　　　　E. 下腔静脉瓣

3. 下列哪一条动脉不是颈外动脉的分支 （ ）

A. 甲状腺上动脉　　　　　　B. 甲状腺下动脉　　　　　　　C. 面动脉

D. 舌动脉　　　　　　　　　E. 上颌动脉

4. 阑尾动脉发自 （ ）

A. 回结肠动脉　　　　　　　B. 右结肠动脉　　　　　　　　C. 中结肠动脉

D. 左结肠动脉　　　　　　　E. 乙状结肠动脉

5. 体循环的血液最后注入 （ ）

A. 右心室　　　　B. 左心室　　　　C. 右心房　　　　D. 左心房　　　　E. 冠状窦

6. 卵圆窝位于 （ ）

A. 左心房侧房间隔上部　　　　B. 右心房侧房间隔下部

C. 右心房侧房间隔上部　　　　D. 左心房侧房间隔下部

E. 以上都不是

7. 肠系膜下动脉栓塞引起坏死的脏器是 （ ）

A. 胃　　　　B. 小肠　　　　C. 乙状结肠　　　　D. 横结肠　　　　E. 升结肠

8. 不属于肝门静脉直接属支的是 （ ）

A. 肠系膜上静脉　　　　　　B. 胃左静脉　　　　　　　　　C. 胃网膜右静脉

D. 附脐静脉　　　　　　　　E. 脾静脉

9. 右心室的出口是 （ ）

A. 主动脉口　　　　B. 肺动脉口　　　　C. 右房室口　　　　D. 冠状窦口　　　　E. 下腔静脉口

10. 下列静脉中不属于浅静脉的是 （ ）

A. 大隐静脉　　　　B. 头静脉　　　　C. 颈外静脉　　　　D. 头臂静脉　　　　E. 肘正中静脉

11. 冠状动脉起自 （ ）

A. 冠状窦　　　　B. 升主动脉　　　　C. 主动脉弓　　　　D. 头臂干　　　　E. 胸主动脉

12. 营养胃底的动脉是 （ ）

A. 脾动脉　　　　B. 胃短动脉　　　　C. 胃左动脉　　　　D. 胃右动脉　　　　E. 胃网膜左动脉

13. 右心室流入道与流出道的分界是 （　）

A. 隔缘肉柱　　　B. 三尖瓣隔瓣　　　C. 室上嵴　　　　　D. 前乳头肌　　　E. 三尖瓣前瓣

14. 颈动脉小球位于 （　）

A. 颈内动脉起始处的膨大部　　　　　B. 颈内、外动脉分叉处的后方

C. 颈血管鞘的内面　　　　　　　　　D. 颈总动脉起始处的后方

E. 颈外动脉起始处的后方

15. 触摸足背动脉搏动的位置在 （　）

A. 趾长伸肌腱外侧　　　　　　　　　B. 拇长伸肌腱内侧

C. 拇长伸肌腱外侧　　　　　　　　　D. 胫骨前肌腱内侧

E. 胫骨前肌腱外侧

16. 在咬肌前缘可触及搏动的血管是 （　）

A. 舌动脉　　　　B. 颈内动脉　　　C. 上颌动脉　　　D. 颞浅动脉　　　E. 面动脉

17. 在体表最易摸到股动脉搏动的部位是 （　）

A. 腹股沟韧带中、外 1/3 交点下方

B. 腹股沟韧带中、外 1/3 交点上方

C. 腹股沟韧带中点下方

D. 腹股沟韧带中点上方

E. 腹股沟韧带中、内 1/3 交点下方

18. 在肘部测量肱动脉血压的部位是 （　）

A. 肱桡肌内侧　　　　　　　　　　　B. 肱桡肌外侧

C. 肱二头肌腱外侧　　　　　　　　　D. 肱二头肌腱内侧

E. 肱骨内、外上髁连线中点

19. 桡动脉的摸脉位置在 （　）

A. 桡侧腕屈肌腱内侧　　　　　B. 掌长肌腱内侧　　　　　C. 掌长肌腱外侧

D. 桡侧腕屈肌腱外侧　　　　　E. 以上都不对

20. 心尖 （　）

A. 由左心室构成　　　　　　　　　　B. 由左、右心室构成

C. 在剑突左侧可摸到其搏动　　　　　D. 在剑突下方可摸到其搏动

E. 以上都不对

21. 下列关于心外形的说法，错误的是 （　）

A. 心底朝向右后上方　　　　　　　　B. 心右缘由右心房构成

C. 膈面约 2/3 由左心室构成　　　　　D. 前后室间沟在心尖的右侧相遇

E. 冠状沟是左、右心室表面的分界标志

22. 有关主动脉弓的说法哪一种是错误的 （　）

A. 于右侧第 2 胸肋关节处续于主动脉升部

B. 于第 4 胸椎附近移行为主动脉降部

C. 发出冠状动脉

D. 发出左颈总动脉

E. 动脉弓壁内含有压力感受器

23. 上腔静脉 （　　）

A. 位于中纵隔内

B. 由左、右颈内静脉汇合而成

C. 位于胸主动脉的右侧

D. 注入左心房

E. 收集头颈部、上肢、胸部（心、肺除外）等静脉血

24. 颈内静脉 （　　）

A. 是面静脉的直接延续

B. 收纳的范围与颈外动脉供应的范围相同

C. 汇入锁骨下静脉

D. 由于管壁的外膜与颈动脉鞘紧密相连，故经常处于关闭状态

E. 经颈静脉孔与乙状窦相续

25. 锁骨下静脉 （　　）

A. 自锁骨的上缘与腋静脉相续　　B. 行于斜角肌间隙内

C. 途中汇合颈内静脉　　　　　　D. 直接注入上腔静脉

E. 以上都不是

26. 头静脉 （　　）

A. 起于手背静脉网的内侧份

B. 行于前臂的内侧缘

C. 在臂部行于肱二头肌内侧沟的浅面

D. 穿经三角肌与胸大肌之间的沟

E. 注入头臂静脉

27. 大隐静脉 （　　）

A. 在足背外侧缘起于足背静脉弓

B. 经外踝的后方上行

C. 行经小腿的后外侧

D. 在腹股沟韧带的稍下方注入股静脉

E. 以上都不是

28. 肝门静脉 （　　）

A. 由肠系膜上静脉和肠系膜下静脉汇合而成

B. 行于胆总管和肝固有动脉的前方

C. 注入下腔静脉

D. 跨过十二指肠上部的前方

E. 收纳腹腔内不成对脏器（肝除外）的静脉血

29. 弹性动脉指的是 （　　）

A. 大动脉　　　　　　　B. 中动脉　　　　　　　C. 小动脉

D. 微动脉　　　　　　　E. 毛细血管前微动脉

30. 关于淤血组织器官的病变,哪项描述是错误的 （　）

A. 常伴有水肿　　　　　　B. 呈暗红色　　　　　　C. 温度增加

D. 可引起出血　　　　　　E. 可发生萎缩

31. 下列哪项不是慢性淤血的后果 （　）

A. 实质细胞的增生　　　　B. 出血

C. 含铁血黄素沉积　　　　D. 组织间质增生

E. 可并发血栓形成

32. 下述关于肺淤血的描述中哪一项是错误的 （　）

A. 肺泡壁毛细血管扩张　　B. 肺泡内中性粒细胞和纤维蛋白渗出

C. 肺泡腔内有水肿液　　　D. 可发生漏出性出血

E. 常可见心衰细胞

33. 股静脉血栓脱落常栓塞 （　）

A. 下腔静脉　　　　　　　B. 右下肢大静脉　　　　C. 右心房

D. 右心室　　　　　　　　E. 肺动脉

34. 致使肺梗死的血栓栓子一般来自 （　）

A. 动脉及左心房的血栓脱落　　B. 静脉系统或右心的血栓

C. 门静脉的血栓脱落　　　　　D. 左心房附壁血栓

E. 二尖瓣疣状血栓的脱落

35. 下列梗死中,属于液化性坏死的是 （　）

A. 肺梗死　　　B. 脑梗死　　　C. 心肌梗死　　　D. 肾梗死　　　E. 脾梗死

36. 早期动脉粥样硬化镜下特点是 （　）

A. 中膜泡沫细胞形成　　　　B. 外膜泡沫细胞形成

C. 内膜泡沫细胞形成　　　　D. 中膜增厚

E. 溃疡形成

【B 型题】

(37～40 题共用备选答案)

A. 二尖瓣　　　B. 三尖瓣　　　C. 肺动脉瓣　　　D. 主动脉瓣　　　E. 半月瓣

37. 左房室口周缘附着的是 （　）

38. 右房室口周缘附着的是 （　）

39. 右心室出口周缘附着的是 （　）

40. 左心室出口周缘附着的是 （　）

(41～44 题共用备选答案)

A. 冠状窦　　　B. 肺静脉口　　　C. 隔缘肉柱　　　D. 界嵴　　　E. 主动脉前庭

41. 开口于左心房的是 （　）

42. 开口于右心房的是 （　）

43. 位于右心室内的是 （　）

44. 左心室流出道是　　　　　　　　　　　　　　　　　　　（　　）

（45～48 题共用备选答案）

A. 冠状沟　　　B. 前室间沟　　　C. 后室间沟　　　D. 房室交点　　　E. 室上嵴

45. 心大静脉走行于　　　　　　　　　　　　　　　　　　　　（　　）

46. 心房与心室的表面分界是　　　　　　　　　　　　　　　　（　　）

47. 后室间沟与冠状沟交汇处是　　　　　　　　　　　　　　　（　　）

48. 右房室口与肺动脉口之间的隆起是　　　　　　　　　　　　（　　）

（49～52 题共用备选答案）

A. 腔静脉窦　　　B. 动脉圆锥　　　C. 主动脉前庭　　　D. 窦房结　　　E. 右心室窦部

49. 右心室流入道是　　　　　　　　　　　　　　　　　　　　（　　）

50. 右心室流出道是　　　　　　　　　　　　　　　　　　　　（　　）

51. 心的正常起搏点是　　　　　　　　　　　　　　　　　　　（　　）

52. 左心室流出道是　　　　　　　　　　　　　　　　　　　　（　　）

（53～56 题共用备选答案）

A. 中结肠动脉　　B. 肝固有动脉　　C. 子宫动脉　　　D. 胆囊动脉　　　E. 卵巢动脉

53. 起自腹主动脉的是　　　　　　　　　　　　　　　　　　　（　　）

54. 走行于横结肠系膜内的是　　　　　　　　　　　　　　　　（　　）

55. 走行于肝十二指肠韧带的是　　　　　　　　　　　　　　　（　　）

56. 跨过输尿管前上方的是　　　　　　　　　　　　　　　　　（　　）

（57～59 题共用备选答案）

A. 头臂干　　　B. 左颈总动脉　　　C. 右颈总动脉　　　D. 升主动脉　　　E. 肺动脉

57. 由左心室发出的是　　　　　　　　　　　　　　　　　　　（　　）

58. 由头臂干发出的是　　　　　　　　　　　　　　　　　　　（　　）

59. 由右心室发出的是　　　　　　　　　　　　　　　　　　　（　　）

（60～61 题共用备选答案）

A. 颈外静脉　　　B. 颈内静脉　　　C. 面静脉　　　D. 锁骨下静脉　　　E. 腋静脉

60. 颈部最大的浅静脉，也是临床在需行静脉穿刺时常选的血管　（　　）

61. 起于内眦静脉，行向外下到舌骨平面汇入颈内静脉的血管　　（　　）

（62～63 题共用备选答案）

A. 左肾静脉　　　B. 上腔静脉　　　C. 下腔静脉　　　D. 肝门静脉　　　E. 肝静脉

62. 左睾丸静脉注入的部位　　　　　　　　　　　　　　　　　（　　）

63. 肝的输出血管是　　　　　　　　　　　　　　　　　　　　（　　）

【X 型题】

64. 心的位置 （　　）

A. 位于胸腔的中纵隔内
B. 位于心包腔内

C. 后方平对第 5～8 胸椎
D. 前方对向胸骨体和第 2～6 肋

E. 上方连有出入心的大血管

65. 冠状沟 （　　）

A. 位于心膈面
B. 是心房与心室的表面分界标志

C. 前方被肺动脉干所中断
D. 冠状窦位于该沟的胸肋面

E. 心小静脉行于该沟内

66. 胃的血液供应来自 （　　）

A. 胃短动脉
B. 胃右动脉
C. 胃网膜左动脉

D. 胃左动脉
E. 胃网膜右动脉

67. 左冠状动脉前室间支闭塞时可能引起梗死的部位是 （　　）

A. 左心室前壁
B. 右心室前壁
C. 左心室下壁

D. 室间隔前 2/3
E. 左心室侧壁

68. 左、右心室舒张时 （　　）

A. 三尖瓣关闭
B. 二尖瓣开放
C. 肺动脉瓣开放

D. 主动脉瓣开放
E. 主动脉瓣关闭

69. 右心房有 （　　）

A. 上腔静脉口
B. 下腔静脉口
C. 肺静脉口

D. 肺动脉口
E. 冠状窦口

70. 含有动脉血的是 （　　）

A. 主动脉
B. 肺动脉
C. 左心房

D. 左心室
E. 右心房

71. 主动脉包括 （　　）

A. 升主动脉
B. 主动脉弓
C. 降主动脉

D. 髂总动脉
E. 头臂干

72. 颈动脉窦 （　　）

A. 在颈总动脉末端的膨大部分
B. 在颈内动脉起始处的膨大部分

C. 属化学感受器
D. 壁内有压力感受器

E. 为颈外动脉起始处的膨大部分

73. 发自主动脉弓的是 （　　）

A. 左颈总动脉
B. 右颈总动脉
C. 左锁骨下动脉

D. 右锁骨下动脉
E. 椎动脉

74. 下列动脉中不易触知的是 （　　）

A. 颞浅动脉
B. 足背动脉
C. 桡动脉

D. 腘动脉
E. 腹主动脉

75. 颈外静脉 （　　）

A. 是颈部最大的浅静脉

B. 注入锁骨下静脉

C. 与锁骨下静脉相互汇合形成静脉角

D. 收集颅外和部分面部的静脉血

E. 走行于颈动脉鞘内

76. 贵要静脉　　　　　　　　　　　　　　　　　　　　　（　　　）

A. 起于手背静脉网的尺侧

B. 沿前臂尺侧缘上行

C. 沿臂的内侧面继续上行到臂的中部

D. 穿过深筋膜注入锁骨下静脉

E. 常借位于肘窝前方的肘正中静脉与头静脉相交通

77. 属于浅静脉的是　　　　　　　　　　　　　　　　　　　（　　　）

A. 颈内静脉　　　　　　　B. 颈外静脉　　　　　　　C. 头静脉

D. 大隐静脉　　　　　　　E. 贵要静脉

78. 肝门静脉高压导致直肠静脉丛曲张,血液经什么静脉到髂内静脉和下腔静脉（　　　）

A. 肛静脉　　　　　　　　B. 肠系膜下静脉　　　　　C. 直肠下静脉

D. 阴部外静脉　　　　　　E. 乙状结肠静脉

79. 连续毛细血管分布于　　　　　　　　　　　　　　　　　（　　　）

A. 内分泌腺　　　B. 脑和脊髓　　　C. 胃肠黏膜　　　D. 肺组织　　　E. 肌组织

80. 属于肌性动脉的有　　　　　　　　　　　　　　　　　　（　　　）

A. 大动脉　　　　B. 中动脉　　　　C. 小动脉　　　　D. 主动脉　　　　E. 颈总动脉

(二) 填空题

1. 心壁可分为3层,由内向外依次为_____、_____和_____。

2. 心尖朝向左前下方,由_____构成;在左侧第_____肋间隙与左锁骨中线_____侧1～2 cm处可摸到其搏动。

3. 临床上行心内注射时,常在_____侧第_____肋间隙靠近胸骨_____缘处近针。

4. 右心室的入口称_____,周缘的纤维环上附有_____;出口称_____,周缘附有_____。

5. 心室收缩时,_____和_____关闭,而_____和_____开放,血液射入动脉。

6. 营养心的动脉有_____和_____,它们分别发自升主动脉根部的_____和_____。

7. 主动脉根据其行程可分为_____、_____和_____。

8. 在主动脉弓的凸侧壁上从右向左依次向上发出_____、_____和_____三大分支。

9. 脑膜中动脉起自_____向上经_____入颅腔,分布于_____。

10. 肠系膜上动脉的主要分支有_____、_____、_____、_____和_____。

11. 颈内静脉起于颅底的_____,伴_____下行,到胸锁关节的后方,与_____汇合成_____。其汇合处形成的夹角称为_____。

12. 面静脉与_____伴行,下行汇入颈内静脉。面静脉经_____和_____与颅内的_____相交通。

13. 颈部最大的浅静脉是_____,它沿_____向后下方斜行汇入_____。

14. 上肢的浅静脉主要有_____、_____和_____。

15. 大隐静脉起于_____,经_____、小腿的_____、大腿的_____,到_____外下方,注入_____。注入前有_____、_____、_____和_____5条属支汇入。

(三) 名词解释

1. 动脉

2. 冠状沟

3. 房室交点

4. 卵圆窝

5. 动脉圆锥

6. 窦房结

7. 冠状窦

8. 动脉韧带

9. 颈动脉窦

10. 颈动脉小球

11. 静脉

12. 静脉角

13. 肝门静脉

(四) 问答题

1. 简述肺循环和体循环的途径。

2. 简述左冠状动脉的起始、行程和重要分支。

3. 简述右冠状动脉的起始、行程和重要分支。

4. 当下肢和颅顶外伤出血时,在何处压迫何动脉进行止血?

5. 简述全身主要的浅静脉及其注入部位。

6. 简述心的体表投影。

7. 简述营养胃的动脉来源及分布。

8. 在手背静脉网注射青霉素治疗右肺大叶性肺炎时,药物需经过哪些途径到达右肺?

9. 为什么肝门静脉高压患者可出现呕血、便血和腹壁出现"海蛇头"静脉曲张?

10. 从大隐静脉注入药物,可经哪些途径到达胆囊?

(五) 填图题

1. 下图为心的传导系统,请写出图中数字表示的名称。

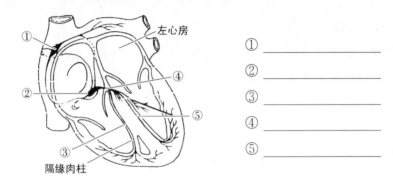

① _____
② _____
③ _____
④ _____
⑤ _____

2. 下图为上肢浅静脉,请写出图中数字表示的名称。

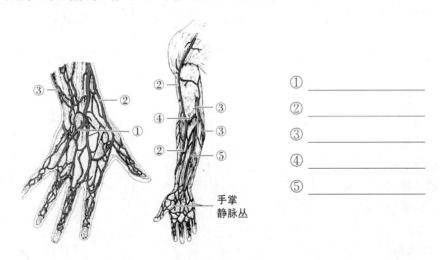

① _____
② _____
③ _____
④ _____
⑤ _____

第二节 淋 巴 系 统

一、学习纲要

(一) 知识框架

参见图 1-6-2。

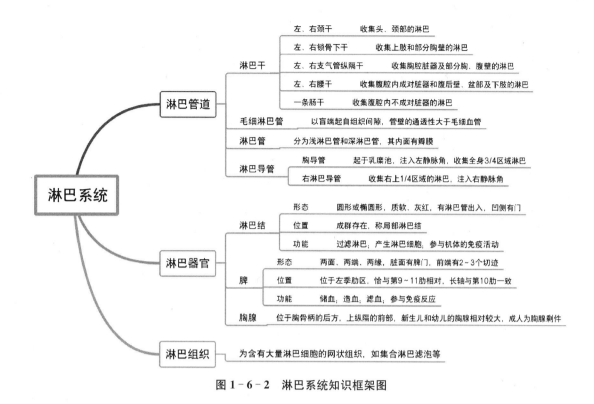

图 1-6-2　淋巴系统知识框架图

（二）学习要点
人体各部的淋巴管和淋巴结
（1）头颈部的淋巴管和淋巴结：① 头部的淋巴管和淋巴结参见表 1-6-10；② 颈部的淋巴管和淋巴结参见表 1-6-11。

表 1-6-10　头部的淋巴管和淋巴结

名　　称	位　　置	收纳范围	输出管注入部位
下颌下淋巴结	下颌下腺附近	颜面和口腔的淋巴	颈外侧浅、深淋巴结
颏下淋巴结	颏下部	颏部、下唇中部和舌尖的淋巴	下颌下淋巴结
乳突淋巴结	耳廓后方	耳后和颅顶部的淋巴	下颌下淋巴结

表 1-6-11　颈部的淋巴管和淋巴结

名　　称	位　　置	收纳范围	输出管注入部位
颈外侧浅淋巴结	沿颈外静脉排列	颈部浅层的淋巴	颈外侧深淋巴结
颈外侧深淋巴结	沿颈内静脉排列	头颈部和胸壁上部的淋巴	颈干

（2）上肢的淋巴管和淋巴结：主要为腋淋巴结，位于腋窝内，按其位置可分为 5 群：尖淋巴结、中央淋巴结、胸肌淋巴结、肩胛下淋巴结和外侧淋巴结。收纳上肢、胸壁和乳房等处的浅、深淋巴管。其输出管汇合成锁骨下干，左侧的注入胸导管，右侧的注入右淋巴导管。

（3）胸部的淋巴管和淋巴结：参见表1-6-12。

表1-6-12 胸部的淋巴管和淋巴结

名　称	位　置	收纳范围	输出管注入部位
胸骨旁淋巴结	沿胸廓内动脉排列	胸前壁、腹前壁上部、膈和肝上面的淋巴	支气管纵隔干
肺门淋巴结	肺门处	肺的淋巴	支气管纵隔干

（4）下肢的淋巴管和淋巴结：参见表1-6-13。

表1-6-13 下肢的淋巴管和淋巴结

名　称	位　置	收纳范围	输出管注入部位
腹股沟浅巴结	上组位于腹股沟韧带的下方	腹前壁下部、臀部、会阴部和外生殖器的浅淋巴管	
	下组沿大隐静脉根部排列	除足外侧缘和小腿后外侧部以外的整个下肢的浅淋巴管	腹股沟深淋巴管
腹股沟深淋巴管	股静脉根部的周围	腹股沟浅淋巴结的输出管和下肢深淋巴管	髂外淋巴结

（5）盆部的淋巴管和淋巴结：参见表1-6-14。

表1-6-14 盆部的淋巴管和淋巴结

名　称	位　置	收纳范围	输出管注入部位
髂内淋巴结	沿髂内动、静脉排列	盆腔脏器、会阴、大腿后面及臀部的淋巴	髂总淋巴结
髂外淋巴结	沿髂外动、静脉排列	腹股沟浅、深淋巴结的输出管、腹前壁下部的深淋巴管及膀胱的淋巴管等	髂总淋巴结
髂总淋巴结	髂总动静脉排列	髂内、外淋巴结的输出管	腰淋巴结

（6）腹部的淋巴管和淋巴结：参见表1-6-15。

表1-6-15 腹部的淋巴管和淋巴结

名　称	位　置	收纳范围	输出管注入部位
腰淋巴结	沿主动脉腹部和下腔静脉排列	腹后壁、腹腔成对脏器的淋巴及髂总淋巴结的输出管	腰干
腹腔淋巴结	腹腔干起始处	腹腔干供应区域的淋巴	肠干
肠系膜上淋巴结	肠系膜上动脉起始处	肠系膜上动脉供应区域的淋巴	肠干
肠系膜下淋巴结	肠系膜下动脉起始处	肠系膜下动脉供应区域的淋巴	肠干

(一) 选择题

【A₁型题】

1. 颈外侧深淋巴结 　　　　　　　　　　　　　　　　　　（　　）

A. 沿颈外静脉排列 　　　　　　　B. 输出管合成锁骨下干

C. 输出管直接注入静脉角 　　　　D. 收纳的范围是头、颈部的淋巴

E. 又名锁骨上淋巴结

2. 腹前外侧壁上部的淋巴 　　　　　　　　　　　　　　　　（　　）

A. 浅层的淋巴注入腋淋巴结

B. 浅层的淋巴注入腹股沟浅淋巴结

C. 深层的淋巴注入腹股沟深淋巴结

D. 浅、深淋巴均注入腋淋巴结

E. 以上都不是

3. 腹股沟浅淋巴结 　　　　　　　　　　　　　　　　　　　（　　）

A. 均沿腹股沟韧带排列 　　　　　B. 接受下肢淋巴结的输出管

C. 输出管注入髂外淋巴结 　　　　D. 可分上、下两群

E. 以上都不是

4. 胸腺 　　　　　　　　　　　　　　　　　　　　　　　　（　　）

A. 位于前纵隔内

B. 分为左、右对称的两叶

C. 新生儿及幼儿的胸腺相对较小

D. 成年人的胸腺多被结缔组织代替

E. 以上都不是

【B型题】

(5~6题共用备选答案)

A. 锁骨下干 　　　　　　　　B. 颈干 　　　　　　　　C. 支气管纵隔干

D. 腋淋巴结群 　　　　　　　E. 锁骨上淋巴结

5. 上肢的淋巴汇入的淋巴结群 　　　　　　　　　　　　　　（　　）

6. 胸前外侧壁、乳房和肩部的淋巴注入的部位 　　　　　　　（　　）

(7~8题共用备选答案)

A. 腹股沟浅淋巴结上群 　　　B. 腹股沟浅淋巴结下群 　　C. 髂外淋巴结

D. 腹股沟深淋巴结 　　　　　E. 髂内淋巴结

7. 腹前外侧壁下部、臀部、会阴和外生殖器的淋巴注入的淋巴结群 （　　）

8. 盆腔器官、会阴和臀部的淋巴汇入的淋巴结群 　　　　　　（　　）

【X 型题】

9. 组成淋巴系统的结构是 （　　）

A. 各器官内的淋巴组织　　　　B. 骨髓　　　　　　　　　　C. 淋巴管道

D. 淋巴器官　　　　　　　　　E. 肝内的网状组织

10. 胸导管 （　　）

A. 收纳左半头颈部、左上肢、左半胸、腹盆部和两下肢的淋巴

B. 起始处的膨大称乳糜池

C. 沿食管的前方上行

D. 穿过膈的食管裂孔入胸腔

E. 注入左静脉角

11. 颈外侧浅淋巴结 （　　）

A. 位于深筋膜内　　　　　　　B. 位于胸锁乳突肌的表面

C. 沿颈外静脉排列　　　　　　D. 收纳耳后和腮腺的淋巴

E. 注入锁骨上淋巴结

12. 下肢的淋巴引流 （　　）

A. 均注入腹股沟浅淋巴结

B. 足外侧缘和小腿后外侧部的浅淋巴注入腹股沟深淋巴结

C. 下肢除足外侧缘和小腿后外侧部以外其他部位的浅淋巴管都注入腹股沟浅淋巴结下群

D. 下肢的深淋巴管都注入腹股沟深淋巴结

E. 腹股沟浅淋巴结的输出管注入腹股沟深淋巴结

13. 关于淋巴结的叙述，正确的有 （　　）

A. 属于淋巴器官　　　　　　　B. 能产生淋巴细胞

C. 输入淋巴管从淋巴结门进入　D. 输出淋巴管从淋巴结门发出

E. 能产生各种白细胞

14. 关于脾的叙述正确的有 （　　）

A. 正常时左季肋区易于触及　　B. 脾动脉为主动脉直接发出的分支

C. 其长轴与左侧第 10 肋一致　D. 脾静脉直接注入下腔静脉

E. 上缘有 2～3 个脾切迹

15. 关于淋巴回流的途径，错误的有 （　　）

A. 颈外侧浅淋巴结的输出管汇成颈干

B. 胸壁的淋巴管汇成胸导管

C. 右腰干注入右淋巴导管

D. 小肠的淋巴经肠干注入乳糜池

E. 右淋巴导管注入右静脉角

（二）填空题

1. 淋巴系统的组成包括_____、_____和_____。

2. 右淋巴导管由_____、_____和_____汇合而成,注入_____。

3. 胸导管起始处的膨大称_____,由_____、_____和_____汇合而成。起始后穿过膈的_____进入胸腔,继而在_____和_____之间上行,到_____胸椎附近转向左侧,出胸廓上口后注入_____。在注入前接纳_____、_____和_____等淋巴干。

4. 淋巴器官主要由_____构成,包括_____、_____和_____等。

5. 颈外侧深淋巴结沿_____排列,位于锁骨上方的部分称_____。颈外侧深淋巴结的输出管汇合成_____。

6. 根据淋巴管道的结构和功能特点可将其分为_____、_____、_____和_____。

7. 在胃癌和食管癌患者,有时癌细胞可经_____,再由_____逆流转移到左锁骨上淋巴结,引起左锁骨上淋巴结肿大。

8. 脾位于_____区,恰与第_____肋相对,其长轴与第_____肋相一致。

（三）名词解释

1. 乳糜池

2. 胸导管

3. 脾切迹

（四）问答题

1. 简述腹股沟浅淋巴结的流注关系。

2. 简述脾的形态和位置。

（五）填图题

下图为脾的结构解剖图,请写出图中数字表示的名称。

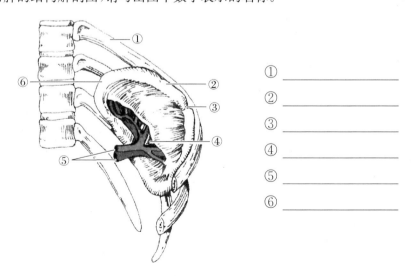

① _____

② _____

③ _____

④ _____

⑤ _____

⑥ _____

第三节　局部血液循环障碍与常见脉管系统疾病的形态学基础

（一）知识框架

参见图 1-6-3。

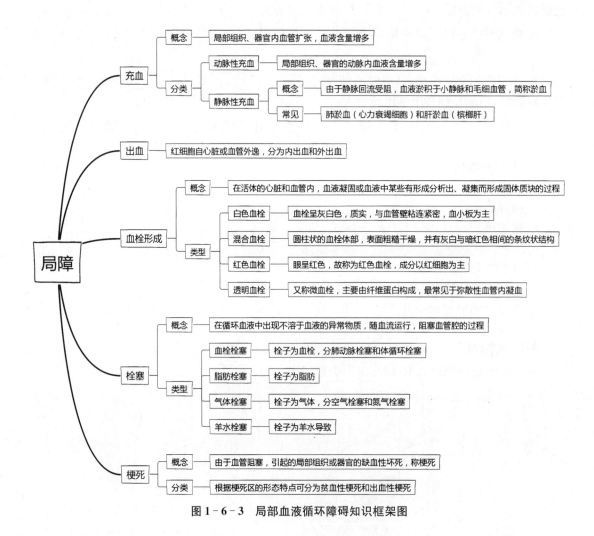

图 1-6-3　局部血液循环障碍知识框架图

（二）学习要点

1. 局部血液循环障碍

① 局部血容量异常，包括充血和缺血；② 血管内异常物质形成和阻塞，包括血栓形成、栓塞以及栓塞引起的梗死；③ 血管壁的通透性和完整性的改变，包括出血和水肿。

1）静脉性充血（淤血）

（1）原因：静脉受压、静脉腔阻塞或心力衰竭。

（2）病理变化：淤血器官肿胀、体积增大、包膜紧张，表面呈暗红色或紫蓝色，局部温度降低；镜下见淤血组织内小静脉和毛细血管扩张，充满红细胞，有时伴有组织水肿和出血。

（3）常见淤血举例。① 肺淤血：多因左心衰竭所致。肉眼观肺体积增大，肺切面色泽暗红并有水肿液流出。镜下，急性肺淤血时肺泡壁增厚，毛细血管和小静脉高度扩张淤血，肺泡腔中有较多漏出的水肿液和不等量红细胞、巨噬细胞，随着病变的进展，一些巨噬细胞吞噬红细胞，将其分解，胞质内形成棕黄色的含铁血黄素，称为"心力衰竭细胞"。长期的心力衰竭和慢性肺淤血会引起肺泡壁网状纤维胶原化和纤维结缔组织增生，加之大量含铁血黄素的沉积使肺组织变硬并呈棕黄色，故称之为肺褐色硬化。② 肝淤血：多因右心衰竭所致。镜下，肝小叶中央静脉和邻近血窦扩张、淤血，严重淤血时肝小叶中央静脉区肝细胞受压萎缩，甚至坏死。慢性肝淤血时，肝小叶中央区淤血明显，小叶外围的肝细胞因缺氧等出现脂肪变性。肉眼见肝脏体积肿大，包膜紧张，小叶中央淤血区呈暗红色，周边区因肝细胞脂肪变性呈黄色，以至切面上可见红（淤血）黄（脂肪变性）相间的网络状条纹，状如槟榔的切面，称为"槟榔肝"。长期严重的肝淤血，小叶中央肝细胞萎缩消失，纤维组织明显增生，可形成淤血性肝硬化。

2）血栓形成

（1）血栓形成过程：主要涉及心血管内皮、血流状态和凝血反应三方面改变。

（2）血栓的转归：溶解、吸收；脱落；机化与再通；钙化。

（3）血栓对机体的影响：血栓的形成对创伤过程中破裂的血管起到止血作用，这是对机体有利的方面。然而，在多数的情况下血栓会对机体产生不利影响，如① 阻塞血管；② 栓塞；③ 心瓣膜变形；④ 出血。

2. 常见脉管系统疾病的形态学基础

（1）主动脉粥样硬化：病变多见于主动脉后壁和其分支开口处，以腹主动脉最重，胸主动脉次之，升主动脉最轻。由于主动脉管腔大，虽有严重粥样硬化，并不引起明显的症状。病变严重者形成主动脉瘤，动脉瘤破裂大出血是最严重的并发症。

（2）冠状动脉粥样硬化：好发于冠状动脉近侧端，且在分支开口处较重。据病变检出率及严重程度的统计结果显示，以左冠状动脉前降支为最多，其余依次为右主干、左主干或左旋支、后降支。

（3）颈动脉及脑动脉粥样硬化：病变最常见于颈内动脉起始部、基底动脉、大脑中动脉和 Willis 环。纤维斑块和粥样斑块常导致管腔狭窄，并可因血栓形成等继发病变加重管腔狭窄甚至闭塞，导致脑供血不足。长期供血不足可致脑实质萎缩，表现为脑回变窄，皮质变薄，脑沟变宽、变深，脑重量减轻。患者可有智力及记忆力减退，精神变态，甚至痴呆。急性供血中断可致脑梗死（脑软化）。因脑小动脉管壁较薄，脑动脉粥样硬化病变可形成小动脉瘤，破裂可引起致命性脑出血。

（4）肾动脉粥样硬化：病变最常累及肾动脉开口处、叶间动脉和弓形动脉。使动脉管腔狭窄，亦可因继发血栓形成而完全阻塞。受累肾组织由于缺血发生萎缩、梗死，梗死灶机化后形成较大的凹陷瘢痕，多个瘢痕可使肾脏缩小变形，称为动脉粥样硬化性固缩肾。

（5）四肢动脉粥样硬化：病变以下肢动脉为重。当下肢动脉粥样硬化致管腔明显狭窄时,可因供血不足,行走(耗氧量增加)时出现疼痛,休息后好转,即所谓间歇性跛行。当动脉管腔完全阻塞而侧支循环又不能建立时,可引起足趾部干性坏疽。

(6)高血压:是以体循环动脉压升高为主要特点的临床综合征,动脉压的持续升高可导致心、脑、肾和血管的改变,并伴全身代谢性改变。成年人收缩压≥140 mmHg(18.4 kPa)和(或)舒张压≥90 mmHg(12.0 kPa)被定为高血压。高血压可分为原发性高血压和继发性高血压两大类。

二、自测题

(一) 选择题
【A₁型题】

1. 关于淤血组织器官的病变,哪项描述是错误的　　　　　　　　　　　　　　　　( )

A. 常伴有水肿　　B. 呈暗红色　　C. 温度增加　　　D. 可引起出血　　E. 可发生萎缩

2. 下列哪项不是慢性淤血的后果　　　　　　　　　　　　　　　　　　　　　( )

A. 实质细胞的增生　　　　　　　　　B. 出血

C. 含铁血黄素沉积　　　　　　　　　D. 组织间质增生

E. 可并发血栓形成

3. 下列关于肺淤血的描述,错误的是　　　　　　　　　　　　　　　　　　　( )

A. 肺泡壁毛细血管扩张　　　　　　　B. 肺泡内中性白细胞和纤维蛋白渗出

C. 肺泡腔内有水肿液　　　　　　　　D. 可发生漏出性出血

E. 常可见心衰细胞

4. 股静脉血栓脱落常栓塞　　　　　　　　　　　　　　　　　　　　　　　( )

A. 下腔静脉　　　　　　　　B. 右下肢大静脉　　　　　　　　C. 右心房

D. 右心室　　　　　　　　　E. 肺动脉

5. 致使肺梗死的血栓栓子一般来自　　　　　　　　　　　　　　　　　　　( )

A. 动脉及左心房的血栓脱落　　　　B. 静脉系统或右心的血栓

C. 门静脉的血栓脱落　　　　　　　　D. 左心房附壁血栓

E. 二尖瓣疣状血栓的脱落

6. 下列梗死中,属于液化性坏死的是　　　　　　　　　　　　　　　　　　　( )

A. 肺梗死　　B. 脑梗死　　　C. 心肌梗死　　　D. 肾梗死　　　E. 脾梗死

7. 早期动脉粥样硬化镜下特点是　　　　　　　　　　　　　　　　　　　　( )

A. 中膜泡沫细胞形成　　　　　　　　B. 外膜泡沫细胞形成

C. 内膜泡沫细胞形成　　　　　　　　D. 中膜增厚

E. 溃疡形成

【B型题】
(8~11题共用备选答案)

A. 心肌梗死　　B. 肺梗死　　　C. 脑梗死　　　D. 粥瘤　　　E. 脂纹

8. 红色梗死 （　　）

9. 凝固性坏死 （　　）

10. 液化性坏死 （　　）

11. AS 的典型表现 （　　）

【X 型题】

12. 血栓形成的条件为 （　　）

A. 血液形成涡流　　　　　　　B. 血流缓慢

C. 心血管内膜受损　　　　　　D. 纤维蛋白溶解系统激活

E. 凝血因子激活引起的血液凝固性增加

13. 关于混合血栓下列哪些叙述是错误的 （　　）

A. 主要由血小板及纤维蛋白构成

B. 可为层状血栓

C. 多见于动脉或心室内

D. 构成延续性血栓的体部

E. 可见于微循环内

14. 下列哪些器官的梗死肉眼病变为楔形、灰白色、界限清楚 （　　）

A. 脾　　　　B. 肺　　　　C. 心　　　　D. 脑　　　　E. 肾

(二) 填空题

1. 血栓形成的类型有＿＿＿＿＿、＿＿＿＿＿、＿＿＿＿＿和＿＿＿＿＿4 种。

2. 栓塞主要有＿＿＿＿＿、＿＿＿＿＿、＿＿＿＿＿和＿＿＿＿＿等 4 种类型。

3. 根据梗死区的形态特点,梗死可分为＿＿＿＿＿和＿＿＿＿＿。

4. 高血压分为＿＿＿＿＿和＿＿＿＿＿两种类型。

(三) 名词解释

1. 淤血

2. 血栓形成

3. 栓塞

4. 栓子

5. 梗死

(四) 问答题

股静脉内血栓脱落,最易导致何种动脉栓塞? 简述自脱落部位到栓塞动脉的途径。

第七章 消 化 系 统

消化系统(alimentary system)由消化管和消化腺两部分组成,主要功能是消化食物,吸收营养,排出食物残渣。

消化管包括口腔、咽、食管、胃、小肠(十二指肠、空肠、回肠)和大肠(盲肠、结肠、直肠、肛管)。临床上通常把口腔至十二指肠的消化管,称上消化道;把空肠以下的消化管,称下消化道。

消化腺主要包括口腔腺、肝、胰腺及消化管壁内的小腺体等。

第一节 消化管、常见消化管疾病的形态学基础

一、学习纲要

(一) 知识框架

参见图 1-7-1。

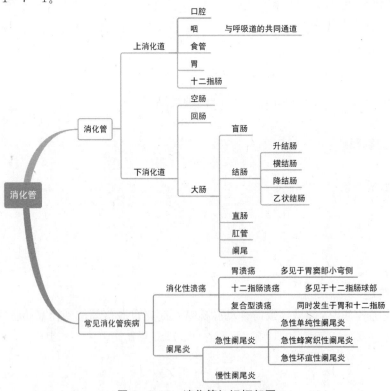

图 1-7-1 消化管知识框架图

(二) 学习要点

1. 消化管

1) 口腔

$$
\text{境界}
\begin{cases}
\text{前壁：为上、下唇,借口裂通外界} \\
\text{后界：经咽峡与咽相通} \\
\text{上壁：为腭} \\
\text{下壁：为口腔底} \\
\text{侧壁：为颊}
\end{cases}
$$

分部：以上、下牙弓和牙龈为界,分为口腔前庭和固有口腔。

咽峡：由腭垂、腭帆游离缘、两侧腭舌弓及舌根围成;是口腔通向咽的分界线。

2) 咽

咽为漏斗形的肌性管道,位于第1～6颈椎前方,上方起于颅底,下方在第6颈椎下缘与食管相接,前方分别与鼻腔、口腔和喉腔相通。

$$
\text{咽的分部}
\begin{cases}
\text{鼻咽}
\begin{cases}
\text{咽鼓管咽口：在侧壁,距下鼻甲后 1.5 cm 处,向外通中耳鼓室} \\
\text{咽鼓管圆枕：咽鼓管咽口的前、上和后方的半圆形隆起} \\
\text{咽扁桃体：是顶后壁黏膜下的淋巴组织} \\
\text{咽隐窝：是咽鼓管圆枕后方与咽后壁之间的凹陷,鼻咽癌的好发部位}
\end{cases} \\
\text{口咽}
\begin{cases}
\text{腭扁桃体：位于腭舌弓和腭咽弓之间的扁桃体窝内} \\
\text{咽淋巴环：由腭扁桃、舌扁桃体、咽扁桃体共同围成}
\end{cases} \\
\text{喉咽：梨状隐窝,异物常嵌顿停留}
\end{cases}
$$

3) 消化管壁的一般组织结构

$$
\text{消化管壁组织结构}
\begin{cases}
\text{黏膜}
\begin{cases}
\text{上皮：衬于消化管的腔面} \\
\text{固有层：为细密的结缔组织} \\
\text{黏膜肌层：为薄层平滑肌}
\end{cases} \\
\text{黏膜下层：为疏松结缔组织} \\
\text{肌层：一般分为内环外纵两层} \\
\text{外膜：是消化管壁的最外层,为纤维膜或浆膜}
\end{cases}
$$

4) 食管

食管全长约25 cm,上端在第6颈椎下缘起于咽,下端在第11胸椎左侧续于胃的贲门。

$$
\text{分部}
\begin{cases}
\text{颈部：始端至胸骨颈静脉切迹水平,长约 5 cm} \\
\text{胸部：上起胸骨颈静脉切迹水平,下至膈食管裂孔,长 18～20 cm} \\
\text{腹部：由膈食管裂孔至贲门,长 1～2 cm}
\end{cases}
$$

$$
\text{食管的 3 个生理狭窄}
\begin{cases}
\text{第一个狭窄：位于食管与咽交接处,距上颌中切牙 15 cm} \\
\text{第二个狭窄：位于与左主支气管交叉处,距上颌中切牙 25 cm} \\
\text{第三个狭窄：穿过膈食管裂孔处,距上颌中切牙 40 cm}
\end{cases}
$$

组织结构 {
　黏膜：上皮是未角化的复层扁平上皮，黏膜肌层为单层纵行肌
　黏膜下层：为疏松结缔组织，内含食管腺
　肌层：上 1/3 是骨骼肌，下 1/3 为平滑肌，中 1/3 两者兼有
　外膜：为结缔组织构成的纤维膜
}

5）胃

胃是消化管最膨大的部分，上起食管，下续十二指肠，中等充盈状态下，大部分位于左季肋区，小部分位于腹上区。

胃的形态 {
　两口 {
　　入口：贲门，接食管，位于 11 胸椎左侧
　　出口：幽门，下续十二指肠，位于第 1 腰椎右侧
　}
　两缘 {
　　右上缘：胃小弯，凹向上，最低点有一切迹，称角切迹
　　左下缘：胃大弯
　}
　两壁：前壁和后壁
}

胃的分部 {
　贲门部：位于贲门周围的部分
　胃底：指贲门切迹以上的部分，亦称胃穹隆
　胃体：位于胃底与幽门部之间的部分
　幽门部：又称胃窦部，胃溃疡、胃癌易发生于此部位近小弯侧
}

胃壁的结构 {
　黏膜 {
　　上皮：单层柱状上皮，由表面黏液细胞组成
　　固有层 {
　　　贲门腺
　　　胃底腺 {
　　　　主细胞：又称胃酶细胞，体部和底部居多
　　　　壁细胞：又称泌酸细胞，体和颈部居多
　　　　颈黏液细胞：胃底腺颈部
　　　}
　　　幽门腺
　　}
　　黏膜肌层：分内环、外纵两层
　}
　黏膜下层
　肌层：较厚，可分为内斜、中环、外纵三层平滑肌
　浆膜：由结缔组织和间皮组成
}

6）小肠

小肠上起幽门，下续盲肠和结肠，全长 5~7 m，分十二指肠、空肠和回肠三部。

（1）十二指肠：紧贴腹后壁，是小肠中长度最短、管腔最大的一段，包绕胰头，呈"C"形，长约 25 cm。

十二指肠分部 {
　上部：近幽门处的一段肠管，壁薄内面光滑，称十二指肠球，溃疡好发于此处
　降部：后内测壁上有十二指肠大乳头，是胆总管和胰管的共同开口
　水平部：肠系膜上动脉、静脉紧贴此部前面下行
　升部：十二指肠悬肌是手术时确定空肠起点的标志
}

（2）空肠与回肠：参见表 1-7-1。

表 1-7-1 空肠与回肠的区别

项　目	空　肠	回　肠
位置	左上(近侧)2/5	右下(远侧)3/5
外观	管径粗,管壁厚,血管较多,颜色较红,呈粉红色	管径较细,管壁较薄,血管较少,颜色较浅呈粉灰色
血管分布	动脉弓级数较少(1~2级),直血管较长	动脉弓级数较多(达4~5级),直血管较短
黏膜皱襞	高而密集	低平而稀疏
淋巴组织	较少,仅有孤立淋巴滤泡	较多,有集合淋巴滤泡

（3）小肠壁的微细结构：

三层放大 { 环形皱襞：黏膜与黏膜下层向肠腔突起 / 肠绒毛：黏膜上皮和固有层向肠腔突起 / 微绒毛

黏膜层 {
上皮：单层柱状上皮 { 吸收细胞：细胞表面有明显的纹状缘 / 潘氏细胞：小肠腺所特有 / 杯状细胞：从十二指肠到回肠逐渐增多 }
固有层：绒毛中央见中央乳糜管,运送上皮细胞吸收进来的乳糜微粒黏膜肌层
黏膜肌层：分内环、外纵两层
}

7）大肠

（1）盲肠：位于右髂窝内,长6~8 cm,与回肠、结肠、阑尾连接。回肠末端开口于盲肠称回盲口。在回盲口上、下方有两个半月形的瓣,称回盲瓣。

（2）阑尾：位于右髂窝内,长6~8 cm,分回肠前、后位和盲肠后、下位等,三条结肠带汇集在阑尾根部,是手术中寻找阑尾的标志。根部体表投影：脐与右髂前上棘连线的中、外1/3交点(McBurney点)。

（3）结肠位置：起于盲肠、续于直肠。

结肠分部 {
升结肠：在右髂窝起于盲肠,上升至结肠右曲(肝曲)
横结肠：从结肠右曲向左至结肠左曲(脾曲),有系膜连于腹后壁
降结肠：自结肠左曲下降至左髂嵴平面续于乙状结肠
乙状结肠：从左髂嵴水平转入盆腔内,至第3骶椎平面续于直肠
}

（4）直肠：位于盆腔后部,从第3骶椎平面下降至盆膈,长10~14 cm。

直肠特征 {
两个弯曲 { 骶曲,凸向后 / 会阴曲,凸向前 }
一个膨大：位于直肠下部,称直肠壶腹
三条横襞 { 上、下两条位于直肠左壁 / 中间一条位置恒定,位于直肠右壁,距肛门7 cm,为直肠镜检定位标志 }
}

（5）肛管：上界为盆膈平面,下界止于肛门,长3~4 cm,平时处于收缩状态。

肛柱：肛管内面的纵行黏膜皱襞，有 6～10 条

肛瓣：肛柱下端之间的半月形黏膜皱襞

腔管结构 {
齿状线：皮肤与黏膜的分界，内外痔的分界

肛窦：肛瓣和肛柱下端共同围成的小隐窝，易发生肛窦炎

白线：齿状线下方 1 cm 处，肛门内、外括约肌的分界
}

2. 常见消化管疾病的形态学基础

（1）消化性溃疡：常见病，成人多见，反复发作，慢性经过；十二指肠溃疡占 70%，胃溃疡占 25%，复合性溃疡占 5%。消化性溃疡与胃酸、蛋白酶消化作用有关。

病变 {

肉眼 {
十二指肠溃疡多位于十二指肠球部，胃溃疡多位于胃小弯近幽门部

圆或椭圆形

边缘整齐，状如刀割

底部平坦

十二指肠溃疡较浅，胃溃疡深浅不一，可达肌层甚至浆膜层

十二指肠溃疡直径＜1.0 cm，胃溃疡直径＜2.0 cm

周围黏膜皱襞轮辐状集中
}

光镜 {
渗出层：炎性渗出物（纤维蛋白＋白细胞）

坏死层：坏死的细胞碎片

肉芽组织层

瘢痕层
}

}

结局及并发症 {
愈合：肉芽组织增生→机化→瘢痕

出血：占 1/3，最多见

穿孔：占 5%

幽门狭窄：占 2%～3%

癌变：胃溃疡约 1% 发生癌变，十二指肠溃疡几乎不发生癌变
}

（2）阑尾炎：是发生于阑尾的一种炎症性病变，为常见的外科急腹症，多见于青年人。临床以转移性右下腹疼痛和右下腹麦氏点有固定压痛和反跳痛为其特征。急性阑尾炎的类型与病变特点见表 1-7-2。

表 1-7-2　急性阑尾炎的类型及病变特点

病变特点	急性单纯性阑尾炎	急性蜂窝织性阑尾炎	急性坏疽性阑尾炎
病变深度	限于黏膜和黏膜下层	累及全层	累及全层
肿胀程度	轻度	高度	高度
浆膜面	轻度充血	高度充血	暗红色或黑色
共性	中性粒细胞浸润，炎性水肿，纤维蛋白渗出		
其他特点	—	炎性病变呈扇形由表浅层向深层扩展	阑尾壁坏死

二、自测题

(一) 选择题

【A₁型题】

1. 上消化道 　　　　　　　　　　　　　　　　　　　　　( )

A. 从口腔到咽 　　　　　　　　　B. 从口腔到食管

C. 从口腔到十二指肠 　　　　　　D. 从口腔到胃

E. 从口腔到回肠

2. 腮腺导管开口于 　　　　　　　　　　　　　　　　　　( )

A. 舌下阜 　　　　　　　B. 舌下襞 　　　　　　　C. 舌系带

D. 平对上颌第二磨牙的颊黏膜处 　　E. 平对下颌第二磨牙的颊黏膜处

3. 咽峡的构成不包括 　　　　　　　　　　　　　　　　　　( )

A. 腭垂 　　　　B. 腭帆游离缘 　　C. 左右腭舌弓 　　D. 舌根 　　　　E. 左右腭咽弓

4. 腭扁桃体位于 　　　　　　　　　　　　　　　　　　　　( )

A. 鼻咽部 　　　　　　　　B. 口咽的外侧壁 　　　　　　C. 咽隐窝内

D. 腭舌弓前方 　　　　　　E. 梨状隐窝

5. 下颌下腺导管开口于 　　　　　　　　　　　　　　　　　( )

A. 舌下阜 　　　　　　　B. 舌下襞 　　　　　　　C. 舌系带

D. 平对上颌第二磨牙的颊黏膜处 　　E. 平对下颌第二磨牙的颊黏膜处

6. 含味蕾的舌乳头是 　　　　　　　　　　　　　　　　　　( )

A. 丝状乳头、菌状乳头、叶状乳头 　　B. 菌状乳头、轮廓乳头、叶状乳头

C. 轮廓乳头、叶状乳头、丝状乳头 　　D. 丝状乳头、菌状乳头、轮廓乳头

E. 丝状乳头、菌状乳头、轮廓乳头、叶状乳头

7. 下列诸肌中何者一侧收缩时使舌尖伸向对侧 　　　　　　　( )

A. 腭舌肌 　　　B. 舌的纵肌 　　C. 颏舌肌 　　　D. 舌骨舌肌 　　E. 茎突舌肌

8. 右上颌第三个牙是 　　　　　　　　　　　　　　　　　　( )

A. 右上颌第 1 前磨牙 　　　　　B. 右上颌第 2 前磨牙

C. 右上颌第 1 磨牙 　　　　　　D. 右上颌第 2 磨牙

E. 右上颌尖牙

9. 咽鼓管咽口位于 　　　　　　　　　　　　　　　　　　　( )

A. 口腔 　　　B. 鼻咽 　　　C. 口咽 　　　D. 喉咽 　　　E. 食管

10. 关于咽的说法,错误的是 　　　　　　　　　　　　　　　( )

A. 上起颅底 　　　　　　　B. 与鼓室相通

C. 下至第 6 颈椎下缘 　　　D. 喉咽部下方接喉

E. 咽腔是消化道与呼吸道的共同通道

11. 下列关于咽的叙述,正确的是 　　　　　　　　　　　　　( )

A. 是漏斗形的平滑肌管道 　　　　B. 位于第 1～7 颈椎前方

C. 上附着颅底下续连食管 D. 咽的后壁经喉口通向喉腔

E. 喉咽以会厌上缘与鼻咽分界

12. 下列关于口咽的叙述,正确的是 ( )

A. 介于会厌与喉口之间 B. 两侧壁有咽鼓管咽口

C. 腭扁桃体位于咽隐窝内 D. 前壁主要为舌根后部

E. 会厌谷上方的隆起称咽鼓管圆枕

13. 下列关于咽的交通的说法,错误的是 ( )

A. 与口腔相通 B. 与鼻腔相通 C. 与食管相通

D. 与气管相通 E. 与中耳鼓室相通

14. 消化道管壁肌层中不含骨骼肌的结构是 ( )

A. 口腔 B. 咽 C. 食管上段 D. 直肠 E. 肛门

15. 位于黏膜下层的腺体是 ( )

A. 胃底腺 B. 幽门腺 C. 小肠腺 D. 十二指肠腺 E. 贲门腺

16. 小肠、食管和胃的皱襞由下列哪项构成 ( )

A. 上皮和固有层 B. 固有层和黏膜肌层

C. 黏膜和黏膜下层 D. 黏膜和肌层

E. 黏膜和浆膜

17. 消化管各段结构差异最大、功能最重要的部分是 ( )

A. 外膜 B. 肌层 C. 黏膜下层 D. 黏膜 E. 黏膜肌层

18. 下列关于食管的叙述,正确的是 ( )

A. 上端相当于第 7 颈椎下缘

B. 下端相当于第 10 胸椎水平

C. 分为颈部、胸部和腹部

D. 临床测量食管的长度以下颌中切牙为定点

E. 第二狭窄距中切牙 20 cm

19. 下列关于食管的说法,错误的是 ( )

A. 分颈、胸、腹三段 B. 具有三个狭窄

C. 全程均被有腹膜 D. 全长约 25 cm

E. 为肌性管道

20. 食管的第三个狭窄距切牙约 ( )

A. 15 cm B. 25 cm C. 40 cm D. 50 cm E. 60 cm

21. 下列关于胃的叙述,正确的是 ( )

A. 胃右上缘靠贲门处有角切迹 B. 胃大弯起始于贲门切迹

C. 胃底是指角切迹以上的部分 D. 分贲门部、胃体、幽门窦及幽门管四部

E. 胃穹隆是幽门管的膨大部位

22. 有关胃的说法错误的是 ( )

A. 上皮为单层柱状上皮 B. 腔面有皱襞

C. 上皮有少量杯状细胞 D. 胃小凹是胃腺的开口处

E. 胃底腺位于胃体和胃底

23. 胃底腺的主细胞分泌 （ ）

A. 盐酸　　　　　B. 胃蛋白酶原　　C. 内因子　　　　D. 维生素 B_{12}　　E. 胆汁

24. 胃底腺中能分泌盐酸和内因子的细胞是 （ ）

A. 颈黏液细胞　　B. 主细胞　　　　C. 壁细胞　　　　D. 胃上皮细胞　　E. 干细胞

25. 胃底腺中,胞质呈均质而明显嗜酸性的细胞是 （ ）

A. 壁细胞　　　　　　　　　B. 主细胞　　　　　　　　　C. 内分泌细胞

D. 颈黏液细胞　　　　　　　E. 以上都不是

26. 胃黏膜上皮的主要细胞是 （ ）

A. 壁细胞　　　　　　　　　B. 主细胞　　　　　　　　　C. 内分泌细胞

D. 表面黏液细胞　　　　　　E. 表面浆液细胞

27. 下列关于胃底腺主细胞的说法正确的是 （ ）

A. 又称盐酸细胞　　　　　　B. 细胞圆形　　　　　　　　C. 细胞质嗜酸性

D. 顶部充满酶原颗粒　　　　E. 数量较少

28. 与导致维生素 B_{12} 吸收障碍有关的细胞为 （ ）

A. 柱状细胞　　B. 潘氏细胞　　C. 杯状细胞　　D. 壁细胞　　　E. 主细胞

29. 十二指肠球位于 （ ）

A. 十二指肠上部　　　　　　B. 十二指肠降部

C. 十二指肠水平部　　　　　D. 十二指肠升部

E. 十二指肠空肠曲

30. 在结构上同时具备消化和吸收功能最优的器官是 （ ）

A. 胃　　　　　B. 空肠　　　　C. 回肠　　　　D. 结肠　　　　E. 食管

31. 下列关于回肠的说法,错误的是 （ ）

A. 占据腹腔右下部　　　　　B. 比空肠壁薄　　　　　　　C. 上接十二指肠

D. 有集合淋巴滤泡　　　　　E. 比空肠细

32. 光镜下可见小肠黏膜表面有许多细小突起为 （ ）

A. 微绒毛　　B. 肠绒毛　　　C. 纤毛　　　　D. 皱襞　　　　E. 小凹

33. 小肠腺特有的细胞是 （ ）

A. 吸收细胞　　B. 杯状细胞　　C. 内分泌细胞　　D. 未分化细胞　　E. 潘氏细胞

34. 与扩大小肠表面积无关的结构是 （ ）

A. 微绒毛　　B. 绒毛　　　　C. 皱襞　　　　D. 中央乳糜管　　E. 纹状缘

35. 下列关于小肠绒毛固有层的叙述,错误的是 （ ）

A. 有丰富的毛细血管　　　　B. 有丰富的毛细淋巴管

C. 有较多的平滑肌　　　　　D. 有 1~2 条中央乳糜管

E. 尚有淋巴滤泡分布

36. 中央乳糜管位于 （ ）

A. 小肠腺之间　　　　　　　B. 绒毛中轴　　　　　　　　C. 绒毛之间

D. 胃小凹之间　　　　　　　E. 胃小凹基部

37. 消化吸收的重要部位是 （　　）

A. 绒毛表面的黏液层　　　　　　B. 微绒毛表面的细胞衣

C. 吸收细胞内的滑面内质网　　　D. 吸收细胞间的连接复合体

E. 吸收细胞与杯状细胞之间的间隙

38. 阑尾 （　　）

A. 附于结肠起始部　　　　　　　B. 一般长 10～12 cm

C. 开口于盲肠前内侧壁　　　　　D. 位于左髂窝内

E. 位于右髂窝内

39. 下列关于阑尾的叙述，正确的是 （　　）

A. 根部连于盲肠的前外侧壁

B. 根部有 3 条结肠带集中

C. 根部的位置变化很大

D. 末端与盲肠的关系固定

E. 根部的体表投影通常在脐与左髂前上棘连线的中、外 1/3 交点处

40. 没有结肠带的肠管是 （　　）

A. 横结肠　　　B. 直肠　　　C. 盲肠　　　D. 乙状结肠　　　E. 降结肠

41. 直肠 （　　）

A. 分为盆部和会阴部　　　　　　B. 有凸向前的骶曲

C. 有凸向后的会阴区　　　　　　D. 在第 1 骶椎平面接乙状结肠

E. 内面有三个直肠横襞

42. 具有肠脂垂的肠管是 （　　）

A. 空肠　　　B. 十二指肠　　　C. 回肠　　　D. 结肠　　　E. 直肠

43. 肛瓣与肛柱下端共同形成锯齿状的环形线称 （　　）

A. 齿状线　　　B. 白线　　　C. 肛窦　　　D. 肛梳　　　E. 肛门括约肌

44. 不含有杯状细胞的上皮是 （　　）

A. 胃黏膜上皮　　　　　　B. 小肠黏膜上皮　　　　　　C. 结肠黏膜上皮

D. 阑尾黏膜上皮　　　　　E. 气管黏膜上皮

45. 消化性溃疡最好发于哪一部位 （　　）

A. 胃小弯近贲门部　　　　　B. 胃小弯近幽门部　　　　　C. 胃大弯及胃底

D. 十二指肠球部　　　　　　E. 十二指肠降部

46. 下列哪项不是胃溃疡的病变特点 （　　）

A. 溃疡呈圆形或椭圆形

B. 溃疡边缘不规则隆起

C. 溃疡底部平坦、洁净

D. 溃疡周围黏膜皱襞呈放射状向溃疡集中

E. 溃疡直径多在 2～3 cm 以内

47. 胃溃疡的并发症最常见的是 （　　）

A. 幽门梗阻　　　B. 穿孔　　　C. 出血　　　D. 癌变　　　E. 粘连

【B 型题】

(48～49 题共用备选答案)

A. 小肠黏膜　　　B. 食管黏膜　　　C. 胃黏膜　　　D. 结肠黏膜　　　E. 舌黏膜

48. 具有绒毛　　　　　　　　　　　　　　　　　　　　　　　　　（　　）

49. 固有层内的腺体中杯状细胞极为丰富　　　　　　　　　　　　（　　）

(50～53 题共用备选答案)

A. 胃底　　　B. 幽门窦　　　C. 幽门瓣　　　D. 幽门部　　　E. 胃小凹

50. 胃黏膜胃区表面的小凹陷　　　　　　　　　　　　　　　　　（　　）

51. 角切迹与幽门之间的部分　　　　　　　　　　　　　　　　　（　　）

52. 贲门切迹平面以上的部分　　　　　　　　　　　　　　　　　（　　）

53. 幽门左侧扩大的部分　　　　　　　　　　　　　　　　　　　（　　）

(54～55 题共用备选答案)

A. 酶原颗粒　　　B. 嗜银颗粒　　　C. 糖原颗粒　　　D. 黏原颗粒　　　E. 膜被颗粒

54. 杯状细胞主要含　　　　　　　　　　　　　　　　　　　　　（　　）

55. 胃底腺主细胞主要含　　　　　　　　　　　　　　　　　　　（　　）

(56～57 题共用备选答案)

A. 十二指肠大乳头

B. 舌下阜

C. 舌下襞

D. 十二指肠小乳头

E. 平对上颌第二磨牙的颊黏膜处

56. 胆总管开口于　　　　　　　　　　　　　　　　　　　　　　（　　）

57. 腮腺管开口于　　　　　　　　　　　　　　　　　　　　　　（　　）

【X 型题】

58. 围成咽峡的结构有　　　　　　　　　　　　　　　　　　　　（　　）

A. 舌根　　　B. 会厌　　　C. 腭舌弓　　　D. 腭咽弓　　　E. 腭帆后缘

59. 具有肠脂垂的肠管是　　　　　　　　　　　　　　　　　　　（　　）

A. 空肠　　　B. 盲肠　　　C. 乙状结肠　　　D. 直肠　　　E. 十二指肠

60. 十二指肠黏膜的构成包括　　　　　　　　　　　　　　　　　（　　）

A. 黏膜肌层　　　B. 黏膜上皮　　　C. 黏膜下层　　　D. 固有层　　　E. 十二指肠腺

61. 复层扁平上皮分布于　　　　　　　　　　　　　　　　　　　（　　）

A. 食管黏膜　　　B. 咽黏膜　　　C. 胃黏膜　　　D. 大肠黏膜　　　E. 小肠黏膜

62. 急性阑尾炎可分为哪些类型　　　　　　　　　　　　　　　　（　　）

A. 急性单纯性阑尾炎　　　　　　　B. 急性蜂窝织炎性阑尾炎

C. 急性坏疽性阑尾炎   D. 急性渗出性阑尾炎

E. 急性出血性阑尾炎

63. 黏膜下层含有腺体的器官包括   (   )

A. 食管   B. 胃   C. 十二指肠   D. 空肠和回肠   E. 气管

(二) 填空题

1. 胃的入口称_____,与_____相接;出口为_____,与_____相延续。

2. 在中等充盈时,胃的大部分位于_____,小部分位于_____。

3. 小肠上起幽门,下连盲肠,分_____、_____和_____三部分。

4. 小肠绒毛部上皮由_____、_____和少量内分泌细胞组成。

5. 结肠和盲肠在形态上有_____、_____和_____三大特征,借此与小肠区别。

6. 直肠在矢状面上有两个弯曲,上部的凸向后方叫_____;下部的凸向前叫_____。

7. 溃疡病的结局及并发症是_____、_____、_____、_____和_____。

8. 胃壁肌层较厚,可分为_____、_____和_____三层平滑肌。

9. 小肠上起幽门,下续盲肠和结肠,全长 5~7 m,分_____、_____和_____三部分。

10. 消化管壁的一般组织结构由内而外为_____、_____、_____和_____。

11. 食管全长约 25 cm,上端在第____颈椎下缘起于咽,下端在第____胸椎左侧续于胃的贲门。

12. 口腔以上、下牙弓和牙龈为界,分为_____和_____。

13. 咽为漏斗形的肌性管道,位于第 1~6 颈椎前方,上方起于_____,下方在第 6 颈椎下缘与食管相接,前方分别与_____、_____和_____相通。

14. 消化系统由_____和_____两部分组成。

15. 胃的分部_____、_____、_____和_____。

(三) 名词解释

1. 咽峡

2. 角切迹

3. 微管泡系统

4. 麦氏点

5. 消化性溃疡

6. 急性单纯性阑尾炎

7. 直肠壶腹

8. 咽隐窝

9. 回盲瓣

10. 主细胞

11. 咽鼓管圆枕

12. 肠绒毛

(四) 问答题

1. 试述食管的 3 个生理性狭窄的位置及临床意义。

2. 胃的位置及分部如何?

3. 试述小肠绒毛的结构及其与消化、吸收的关系。

4. 简述胃溃疡的病理变化特点及常见并发症。

5. 简述牙的形态结构。

6. 简述直肠的位置和两个生理弯曲。

(五) 填图题

1. 请填写下图中数字所指各部分的结构名称。

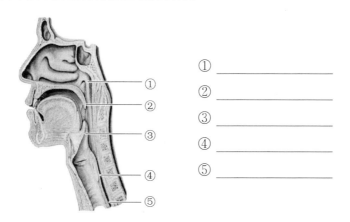

① _____

② _____

③ _____

④ _____

⑤ _____

2. 请填写下图中数字所指"胃的分部"中的名称。

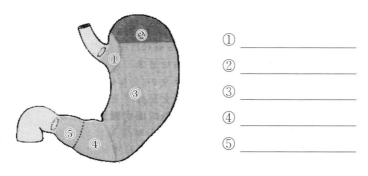

① _____

② _____

③ _____

④ _____

⑤ _____

3. 请填写下图中数字所指胃壁镜下结构的名称。

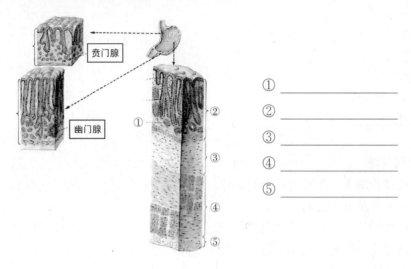

① _____

② _____

③ _____

④ _____

⑤ _____

第二节　消化腺、常见消化腺疾病的形态学基础、腹膜

一、学习纲要

（一）知识框架

参见图1-7-2。

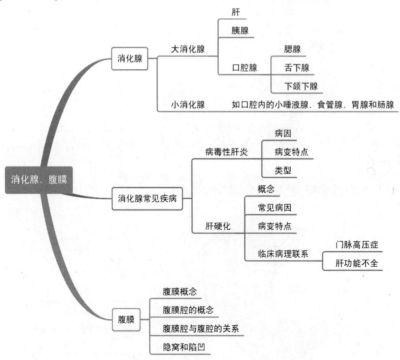

图1-7-2　消化腺和腹膜的知识框架图

(二）学习要点

1.消化腺

1）口腔腺

$$
3对口腔腺
\begin{cases}
腮腺
\begin{cases}
最大的1对,位于耳廓的前下方 \\
开口于上颌第2磨牙相对的颊黏膜上
\end{cases} \\
下颌下腺
\begin{cases}
位于下颌骨体内面的下颌下腺凹内 \\
开口于舌下阜
\end{cases} \\
舌下腺
\begin{cases}
位于口腔底舌下襞深面 \\
舌下腺大管开口于舌下阜,舌下腺小管开口于舌下襞表面
\end{cases}
\end{cases}
$$

2）胰腺

胰脏全长14～20 cm,呈狭长的三棱形,横卧于腹后壁,约平第1腰椎。

$$
胰腺分部
\begin{cases}
胰头：胰头癌患者可压迫胆总管出现梗阻性黄疸 \\
胰体：横过第1腰椎之前,胰体与胰头之间狭窄部分称胰颈 \\
胰尾：较细,达脾门
\end{cases}
$$

胰管：位于胰实质内,与胆总管汇合成肝胰壶腹,开口于十二指肠大乳头

副胰管：位于胰管上方,开口于十二指肠小乳头

组织结构：胰腺由外分泌部和内分泌部组成。其中外分泌部分泌胰液,内含多种消化酶；内分泌部较少,散在于外分泌部之间,称胰岛,分泌激素入血后参与糖代谢的调节。

$$
组织结构
\begin{cases}
外分泌部
\begin{cases}
腺泡：由浆液性腺细胞围成 \\
导管：闰管→小叶内导管→小叶间导管→主导管
\end{cases} \\
内分泌部：胰岛又称朗格汉斯岛,胰岛细胞成团、索状分布
\end{cases}
$$

3）肝

$$
肝的形态
\begin{cases}
上面（膈面）：被镰状韧带分为左、右两叶,后部无腹膜覆盖部分称"裸区" \\
下面（脏面）
\begin{cases}
横沟：称肝门,出入肝门的结构称肝蒂 \\
左纵沟：前方是肝圆韧带裂；后方是静脉韧带裂 \\
右纵沟：前方是胆囊窝；后方是腔静脉窝
\end{cases} \\
被"H"形沟分为4叶
\end{cases}
$$

肝的位置：肝大部分位于右季肋区和腹上区,小部分位于左季肋区。

肝上界：与膈穹隆一致,在锁骨中线右侧平第5肋,左侧平第5肋间隙。

肝下界：成人与肋弓一致,在剑突下约3 cm,幼儿可低于肋弓,但不超出2 cm,7岁以后与成人相同。

$$
肝外胆道
\begin{cases}
胆囊
\begin{cases}
位于肝脏下面的胆囊窝内,梨形,分为底、体、颈、管4部分 \\
螺旋襞：胆囊颈、管的黏膜形成螺旋状皱襞,易嵌顿胆囊结石 \\
胆囊三角：由胆囊管、肝总管和肝的脏面围成,是胆囊手术找胆囊动脉的标志
\end{cases} \\
肝总管：肝左管和肝右管汇合而成 \\
胆总管：肝总管与胆囊管汇合而成,肝十二指肠韧带内下降,开口于十二指肠大乳头
\end{cases}
$$

肝脏的组织结构 {
　肝小叶 {
　　中央静脉：位于小叶中央，壁薄不完整
　　肝细胞：多面体形，核1～2个，位于胞质中央，细胞器丰富，排列成肝板
　　胆小管：由相邻的肝细胞局部细胞膜凹陷而成
　　肝血窦：位于肝板之间，内有库普弗细胞
　　窦周隙：内有储脂细胞
　}
　门管区 {
　　小叶间静脉
　　小叶间动脉
　　小叶间胆管
　}
}

2. 常见消化腺疾病的形态学基础

1) 病毒性肝炎

病毒性肝炎属变质性炎。

病理变化 {
　变质 {
　　肝细胞变性：细胞水肿（严重的称气球样变）、嗜酸性变
　　肝细胞坏死 {
　　　嗜酸性坏死
　　　点状坏死、碎片状坏死、桥接坏死、大片坏死
　　}
　}
　炎细胞浸润
　肝实质细胞再生及间质反应性增生
}

2) 门脉性肝硬化

各种原因→肝细胞变性、坏死→纤维组织增生＋肝细胞结节状再生，三种改变交错进行→肝硬化。病毒性肝炎是我国肝硬化的主要原因，慢性酒精中毒是欧美国家肝硬化的主要原因。

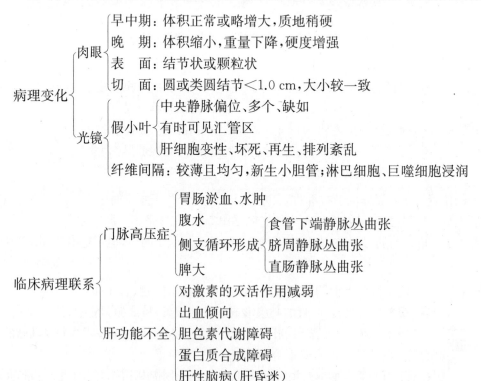

病理变化 {
　肉眼 {
　　早中期：体积正常或略增大，质地稍硬
　　晚　期：体积缩小，重量下降，硬度增强
　　表　面：结节状或颗粒状
　　切　面：圆或类圆结节<1.0 cm，大小较一致
　}
　光镜 {
　　假小叶 {
　　　中央静脉偏位、多个、缺如
　　　有时可见汇管区
　　　肝细胞变性、坏死、再生、排列紊乱
　　}
　　纤维间隔：较薄且均匀，新生小胆管；淋巴细胞、巨噬细胞浸润
　}
}

临床病理联系 {
　门脉高压症 {
　　胃肠淤血、水肿
　　腹水
　　侧支循环形成 {
　　　食管下端静脉丛曲张
　　　脐周静脉丛曲张
　　　直肠静脉丛曲张
　　}
　　脾大
　}
　肝功能不全 {
　　对激素的灭活作用减弱
　　出血倾向
　　胆色素代谢障碍
　　蛋白质合成障碍
　　肝性脑病（肝昏迷）
　}
}

3. 腹膜

腹膜是一层薄而光滑的浆膜,由间皮和少量结缔组织构成,呈半透明状。衬于腹、盆壁内面的腹膜称壁腹膜或腹膜壁层;覆于腹盆腔脏器表面的腹膜称脏腹膜或腹膜脏层。脏腹膜和壁腹膜相互移行,共同围成不规则的潜在腔隙,称腹膜腔。

（1）肝肾隐窝:仰卧位时腹膜腔最低处。

（2）直肠膀胱陷凹:男性腹膜腔最低点。

（3）膀胱子宫陷凹:女性腹膜腔最低点。

二、自测题

（一）选择题

【A₁型题】

1. 不属于唾液腺的是　　　　　　　　　　　　　　　　　　　　（　　）

A. 胰腺　　　　　B. 颊腺　　　　　C. 下颌下腺　　　D. 腮腺　　　　　E. 舌下腺

2. 人胰岛 B 细胞分泌　　　　　　　　　　　　　　　　　　　　（　　）

A. 胰高血糖素　　B. 胰岛素　　　　C. 生长抑素　　　D. 生长激素　　　E. 降钙素

3. 下列有关胰腺的叙述,错误的是　　　　　　　　　　　　　　　（　　）

A. 分为外分泌部与内分泌部　　　　B. 外分泌部的腺泡是浆液性腺泡

C. 可分泌胰液和激素　　　　　　　D. 所有的分泌物都经导管排入十二指肠

E. 表面覆以薄层结缔组织被膜

4. 糖尿病可因下列哪种细胞退化所致　　　　　　　　　　　　　　（　　）

A. 胰岛 A 细胞　　　　　　　B. 胰岛 B 细胞　　　　　　　C. 胰岛 C 细胞

D. 胰岛 D 细胞　　　　　　　E. 胰岛 PP 细胞

5. 胰岛中细胞数量最多的是　　　　　　　　　　　　　　　　　　（　　）

A. B 细胞　　　　B. A 细胞　　　　C. D 细胞　　　D. 胰多肽细胞　　E. PP 细胞

6. 下列关于肝的位置的叙述,正确的是　　　　　　　　　　　　　（　　）

A. 右叶位于右季肋区,而尾状叶位于左季肋区

B. 位于左、右肋弓间的肝直接接触腹前壁

C. 腹中线上有胆囊底的投影点

D. 肝都被胸廓所掩盖

E. 通常右肋弓下缘可触及肝

7. 下列关于肝的体表投影的叙述,正确的是　　　　　　　　　　　（　　）

A. 肝的上界与膈穹隆一致

B. 在右锁骨中线处肝的上界平第 4 肋

C. 在左锁骨中线处肝上界平第 4 肋

D. 在前正中线处肝上界平对胸骨体中点

E. 3 岁以下幼儿肝下缘均低于左、右肋弓

8. 进出肝门的结构中不包括　　　　　　　　　　　　　　　　　　（　　）

A. 固有动脉　　B. 肝静脉　　　C. 肝门静脉　　　D. 肝管　　　　E. 神经

9. 胆总管和胰管经肝胰壶腹共同开口于　　　　　　　　　　　　　　　　（　　）

A. 十二指肠上部　　　　　　　　B. 十二指肠降部

C. 十二指肠水平部　　　　　　　D. 十二指肠升部

E. 十二指肠球部

10. 胆总管　　　　　　　　　　　　　　　　　　　　　　　　　　　　（　　）

A. 由左、右肝管汇合而成　　　　B. 由肝总管和胆囊管合成

C. 在肝十二指肠韧带后方下降　　D. 直接开口于十二指肠上部

E. 下端与胆囊管汇合成肝总管

11. 下列关于胆总管的叙述,正确的是　　　　　　　　　　　　　　　　　（　　）

A. 起于肝管与胆囊管的汇合点

B. 下端与肝总管会合

C. 与胰管汇合形成膨大的肝胰壶腹

D. 无肝十二指肠韧带包被

E. 构成胆囊三角的边界

12. 下列有关胆汁产生和排出途径的叙述,错误的是　　　　　　　　　　　（　　）

A. 胆汁是由肝细胞分泌的

B. 储存于肝血窦内

C. 最后经胆总管总管排入十二指肠

D. 在胆囊内储存和浓缩

E. 胆汁参与消化食物

13. 下列关于肝小叶特征的叙述,错误的是　　　　　　　　　　　　　　　（　　）

A. 呈多面棱柱形　　　　　　　　B. 中央有中央静脉

C. 肝的基本结构和功能单位　　　D. 肝索和肝血窦呈放射状排列

E. 人的肝小叶相互分界明显

14. 肝小叶内的结构不包括　　　　　　　　　　　　　　　　　　　　　（　　）

A. 中央静脉　　B. 肝血窦　　　C. 肝板　　　　D. 胆小管　　　E. 小叶间胆管

15. 肝小叶内具有吞噬功能的细胞是　　　　　　　　　　　　　　　　　（　　）

A. 肝细胞　　　　　　　　　　　B. 肝血窦壁内皮细胞　　　　　C. 肝巨噬细胞

D. 储脂细胞　　　　　　　　　　E. 以上都不对

16. 肝细胞内具有解毒功能的细胞器是　　　　　　　　　　　　　　　　（　　）

A. 粗面内质网　　　　　　　　　B. 滑面内质网　　　　　　　　C. 高尔基复合体

D. 线粒体　　　　　　　　　　　E. 细胞核

17. 胆小管的管壁为　　　　　　　　　　　　　　　　　　　　　　　　（　　）

A. 相邻肝细胞膜　　　　　　　　B. 单层扁平上皮　　　　　　　C. 单层柱状上皮

D. 单层立方上皮　　　　　　　　E. 复层扁平上皮

18. 肝细胞合成的胆汁首先排入　　　　　　　　　　　　　　　　　　　（　　）

A. 胆囊　　　　B. 小叶间静脉　　C. 小叶间胆管　　D. 肝血窦　　　E. 胆小管

19. 肝小叶内的窦周隙位于 （ ）

A. 相邻肝细胞之间　　　　　　　B. 肝细胞与内皮细胞之间

C. 肝板之间　　　　　　　　　　D. 门管区

E. 以上都不对

20. 病毒性肝炎时，下列哪一项不是肝细胞的基本病变 （ ）

A. 气球样变　　　　　　　B. 水样变性　　　　　　　C. 嗜酸性变性

D. 肝细胞糖原沉积　　　　E. 肝细胞坏死

21. 下列均为假小叶的特点，但除外 （ ）

A. 肝小叶内中央静脉缺如

B. 肝小叶内出现汇管区

C. 肝小叶内可有两条以上中央静脉

D. 肝细胞排列紊乱，可出现双核肝细胞

E. 肝细胞广泛凋亡，大量凋亡小体形成

22. 下列哪项不是肝硬化门脉高压症的表现 （ ）

A. 脾大　　　　　　　　　B. 侧支循环形成　　　　　C. 肝掌、蜘蛛痣

D. 腹水　　　　　　　　　E. 胃肠道淤血水肿

23. 大部分位于左季肋区，小部分位于腹上区的器官是 （ ）

A. 肝　　　　B. 脾　　　　C. 胆囊　　　　D. 胃　　　　E. 胰

24. 下列不属于腹膜外位器官的是 （ ）

A. 胰　　　　B. 肾　　　　C. 输尿管　　　　D. 肾上腺　　　　E. 脾

25. 下列属于腹膜间位器官的是 （ ）

A. 胃和脾　　　　　　　　B. 十二指肠上部　　　　　C. 肝和胆囊

D. 胰和肾　　　　　　　　E. 阑尾

26. 属于腹膜内位器官的是 （ ）

A. 十二指肠上部　　　　　B. 升结肠和降结肠　　　　C. 肝和胆囊

D. 胰和肾　　　　　　　　E. 输尿管和输卵管

27. 以下结构是由腹膜形成的，除了 （ ）

A. 网膜　　　　　　　　　B. 韧带　　　　　　　　　C. 陷凹和隐窝

D. 肝圆韧带　　　　　　　E. 系膜

28. 男性腹膜腔最低处位于 （ ）

A. 膀胱上窝　　　　　　　B. 腹股沟内侧窝　　　　　C. 腹股沟外侧窝

D. 股凹　　　　　　　　　E. 直肠膀胱陷凹

【B 型题】

(29～30 题共用备选答案)

A. 下列各项均有　　　　　B. 肝细胞变性　　　　　　C. 肝细胞坏死

D. 肝细胞再生　　　　　　E. 纤维组织增生

29. 急性普通型肝炎的病变主要是 （ ）

30. 急性重型肝炎的主要病变是 （　　）

（31～34 题共用备选答案）

A. 肝细胞点灶状坏死 　　　　　B. 肝细胞碎片状坏死

C. 肝细胞桥接坏死 　　　　　　D. 肝细胞碎片状、桥接坏死

E. 肝细胞大片坏死

31. 急性重型肝炎的病理学特点是 （　　）

32. 急性普通型肝炎的病理学特点是 （　　）

33. 轻度慢性肝炎表现为 （　　）

34. 重度慢性中毒性肝炎表现为 （　　）

【X 型题】

35. 胆囊三角的边界包括 （　　）

A. 肝总管　　　B. 肝右管　　　C. 肝左管　　　D. 胆囊管　　　E. 肝下面

36. 肝小叶内有 （　　）

A. 中央静脉　　　B. 肝血窦　　　C. 肝板　　　D. 胆小管　　　E. 小叶下静脉

37. 肝硬化时，与雌激素代谢紊乱有关的临床表现有 （　　）

A. 男性乳房发育 　　　　　B. 睾丸萎缩 　　　　　C. 血管痣

D. 肝掌 　　　　　　　　　E. 腹水

38. 门脉性肝硬化的病理组织学变化有 （　　）

A. 假小叶形成 　　　　　B. 纤维组织增生

C. 肝细胞弥漫大片坏死 　　D. 淋巴细胞浸润

E. 以上都是

（二）填空题

1. 消化腺包括_____、_____和_____等大消化腺以及消化管壁内的小腺体。

2. 肝门管区有_____、_____和_____三种伴行的管道。

3. 胆囊三角是由_____、_____和_____围成的三角形区域，是胆囊手术中寻找_____的标志。

4. 胆囊底的体表投影在右侧的_____与_____交点处。

5. 胰岛内能分泌胰岛素和胰高血糖素的细胞分别是_____和_____。

6. 肝小叶主要由_____和周围呈放射状排列的_____、_____构成。

7. 在我国引起门脉性肝硬化的主要原因是_____。

8. 门脉性肝硬化镜下特征性病变是_____。

（三）名词解释

1. 肝门

2. 窦周隙

3. 桥接坏死

4. 假小叶

5. 腹膜腔

6. 直肠子宫陷凹

（四）问答题

1. 简述胰岛的细胞构成和功能。

2. 试述肝脏面的解剖结构。

3. 简述肝细胞的光镜和电镜结构特点及其与功能的关系。

4. 试述病毒性肝炎的基本病理变化特点。

5. 大唾液腺有哪几对？其腺管各开口于何处？

（五）填图题

请写出下图中数字所指各部分的名称。

① _____

② _____

③ _____

④ _____

⑤ _____

第八章 呼 吸 系 统

　　呼吸系统由呼吸道和肺组成,具有执行机体与外界气体交换的功能,并兼有感受嗅觉和发音等作用。呼吸道包括鼻、咽、喉、气管和各级支气管;肺由肺内各级支气管、肺泡以及肺间质组成。临床上,通常把鼻、咽、喉称上呼吸道,把气管和各级支气管称下呼吸道。

第一节　呼吸道、肺、胸膜与纵隔

一、学习纲要

(一) 知识框架

参见图 1-8-1。

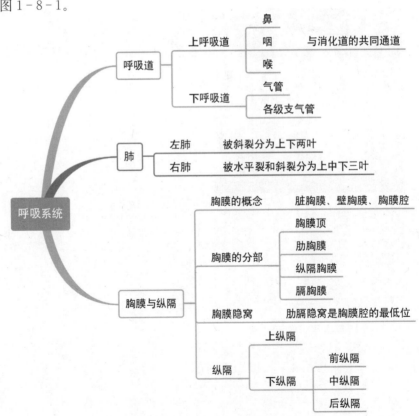

图 1-8-1　呼吸系统知识框架图

(二) 知识要点

1. 呼吸道

1) 鼻

$$\text{鼻}\begin{cases}\text{鼻腔}\begin{cases}\text{鼻中隔把鼻腔分为左右两腔}\\ \text{由鼻阈(皮肤和黏膜分界标志)分鼻前庭和固有鼻腔}\end{cases}\\ \text{鼻窦}\begin{cases}\text{上颌窦：最大的一对，开口于中鼻道}\\ \text{额窦：开口于中鼻道}\\ \text{蝶窦：开口于蝶筛隐窝}\\ \text{筛窦：前群和中群开口于中鼻道，后群开口于上鼻道}\end{cases}\end{cases}$$

2) 喉

位置：喉位于颈前部中份，上借甲状舌骨膜与舌骨相连，下接气管，前面被舌骨下肌群覆盖，后面紧邻咽，两侧为颈部大血管，神经及甲状腺侧叶。

$$\text{喉软骨}\begin{cases}\text{甲状软骨：由两块甲状软骨板合成，构成喉外侧壁}\\ \text{环状软骨：呈环形，前方为环状软骨弓，后方为环状软骨板}\\ \text{会厌软骨：上宽下窄似树叶状}\\ \text{杓状软骨：成对，呈三面锥体形，尖向上，底向下}\end{cases}$$

$$\text{喉的连结}\begin{cases}\text{环甲关节：使声带紧张或松弛}\\ \text{环杓关节：使声带突向内外侧转动，可缩小或开大声门裂}\\ \text{弹性圆锥：急性喉阻塞时，可在此作穿刺，建立临时气体通道}\\ \text{甲状舌骨膜：连于甲状软骨上缘与舌骨之间}\end{cases}$$

$$\text{喉腔}\begin{cases}\text{两襞}\begin{cases}\text{前庭襞：喉腔内上方的一对黏膜皱襞}\\ \text{声襞：喉腔内下方的一对黏膜皱襞}\end{cases}\\ \text{两裂}\begin{cases}\text{前庭裂：两侧前庭襞之间的裂隙}\\ \text{声门裂：两侧声襞及杓状软骨基底部之间的裂隙，是喉腔最狭窄部}\end{cases}\\ \text{喉前庭：从喉口至前庭裂之间的部分}\\ \text{喉中间腔：前庭裂和声门裂之间的部分}\\ \text{声门下腔：声门裂至环状软骨下缘之间的部分}\end{cases}$$

3) 气管

(1) 位置：气管位于颈部前正中，食管前方，下行入胸腔，上接环状软骨。

(2) 结构：由 16～20 个 "C" 形软骨环构成，后部由平滑肌和结缔组织构成膜壁。

$$\text{分部}\begin{cases}\text{颈部：上起环状软骨，下至胸骨颈静脉切迹}\\ \text{胸部：胸骨颈静脉切迹至第 4 胸椎下缘(胸骨角平面)}\end{cases}$$

$$\text{微细结构}\begin{cases}\text{黏膜}\begin{cases}\text{上皮层：假复层纤毛柱状上皮，含纤毛细胞和杯状细胞}\\ \text{固有层：弹性纤维较多的结缔组织，使管壁具有一定弹性}\end{cases}\\ \text{黏膜下层：含较多混合性气管腺}\\ \text{外膜："C" 形透明软骨环和疏松结缔组织构成}\end{cases}$$

2. 肺

位置：肺位于胸腔内，纵隔两侧，因心位置偏左，故左肺狭长，右肺略宽短。

形态
- 一尖：圆钝，伸向颈根部，高出锁骨内侧 1/3 上方 2.5 cm
- 一底：又称膈面，稍凹向上
- 两面
  - 肋面：隆突
  - 纵隔面：此面中部凹陷，称为肺门
- 三缘

组织结构
- 导气部
  - 叶支气管至终末细支气管
  - 假复层纤毛柱状上皮变薄，杯状细胞减少
  - 固有层腺体减少
  - 软骨呈不规则片状减少至消失，平滑肌增多，呈环形肌束
- 呼吸部
  - 呼吸性细支气管：有少量肺泡开口
  - 肺泡管：管壁上有许多肺泡开口
  - 肺泡囊：若干个肺泡共同开口
  - 肺泡
    - 肺泡上皮
      - I 型肺泡细胞：占 25%
      - II 型肺泡细胞
    - 肺泡隔：相邻肺泡之间的薄层结缔组织
    - 肺泡孔：起到侧支通气的作用
    - 气-血屏障：气体与血液内气体分子交换所通过的结构

3. 胸膜和纵隔

（1）胸膜：是一层薄而光滑的浆膜，在肺根处相互移行所形成的潜在性的腔隙称胸膜腔，分为脏胸膜和壁胸膜。

分部
- 脏胸膜：紧贴肺表面，与肺紧密结合而不能分离，并伸入肺叶间裂内
- 壁胸膜
  - 胸膜顶
  - 肋胸膜
  - 纵隔胸膜
  - 膈胸膜
  - 肋膈隐窝：胸膜腔最低部位，胸膜腔积液常积聚于此

（2）纵隔：是左右侧纵隔胸膜之间所有器官、结构和结缔组织的总称。纵隔的境界：前界为胸骨，后界为脊柱胸段，两侧界为纵隔胸膜。上界是胸廓上口，下界为膈。通常以胸骨角平面为界将纵隔分为上纵隔与下纵隔；下纵隔再以心包为界，分为前纵隔、中纵隔和后纵隔。

....

二、自测题

（一）选择题

【A₁ 型题】

1. 开口于上鼻道的结构是 （　　）

A. 额窦　　　　B. 上颌窦　　　　C. 蝶窦　　　　D. 筛窦前群　　　　E. 筛窦后群

2. 鼻出血常见的部位在　　　　　　　　　　　　　　　　　　　　　　（　　）

A. 上鼻甲前下部　　　　　　　B. 中鼻甲前下部　　　　　　　C. 下鼻甲前下部

D. 鼻中隔前下部　　　　　　　E. 鼻中隔前上部

3. 上鼻甲平面以上及其对应的鼻中隔黏膜称为　　　　　　　　　　　（　　）

A. 嗅区　　　　B. 呼吸区　　　　C. 易出血区　　　　D. 位觉区　　　　E. 鼻阈

4. 鼻旁窦不包括　　　　　　　　　　　　　　　　　　　　　　　　（　　）

A. 上颌窦　　　　B. 额窦　　　　C. 乳突窦　　　　D. 筛窦　　　　E. 蝶窦

5. 不开口于中鼻道的是　　　　　　　　　　　　　　　　　　　　　（　　）

A. 额窦　　　　B. 上颌窦　　　　C. 前筛窦　　　　D. 中筛窦　　　　E. 蝶窦

6. 喉腔最狭窄的部位是　　　　　　　　　　　　　　　　　　　　　（　　）

A. 前庭裂　　　　B. 喉中间腔　　　　C. 喉前庭　　　　D. 声门下腔　　　　E. 声门裂

7. 下列关于甲状软骨的叙述,正确的是　　　　　　　　　　　　　　（　　）

A. 甲状软骨的前角,其下端向前突出形成喉结

B. 甲状软骨的前角,其上端向前突出形成喉结

C. 是喉软骨中唯一不成对的软骨

D. 甲状软骨上角与环状软骨构成环甲关节

E. 甲状软骨下角与舌骨大角相连

8. 下列关于环状软骨说法正确的是　　　　　　　　　　　　　　　　（　　）

A. 是喉软骨中唯一完整的软骨环

B. 位于甲状软骨上方

C. 是成对的软骨

D. 后部为低窄的环状软骨弓,前部为高阔的环状软骨板

E. 与舌骨有膜相连接

9. 成年人喉的位置平对　　　　　　　　　　　　　　　　　　　　　（　　）

A. 第 3～5 颈椎体　　　　　　B. 第 4～6 颈椎体　　　　　　C. 第 2～4 颈椎体

D. 第 6 颈椎体　　　　　　　　E. 第 1～2 颈椎体

10. 下列关于喉口的说法正确的是　　　　　　　　　　　　　　　　（　　）

A. 由会厌上缘、杓会厌襞和杓状软骨围成

B. 吞咽时喉随咽上提,会厌封闭喉口

C. 喉口上方与口咽部相通

D. 向下与声门下腔直接相通

E. 喉口上方与鼻咽部相通

11. 肺尖高出　　　　　　　　　　　　　　　　　　　　　　　　　（　　）

A. 锁骨外侧 1/3 部 2～3 cm　　　　B. 锁骨中点 2～3 cm

C. 锁骨内侧 1/2 部 2～3 cm　　　　D. 锁骨内侧 1/3 部 2～3 cm

E. 锁骨外侧 1/2 部 2～3 cm

12. 下列关于肺外形的叙述,错误的是　　　　　　　　　　　　　　（　　）

A. 右肺较宽短   B. 左肺较狭长

C. 一尖一底（膈面）   D. 肋面和内侧面（纵隔面）

E. 肺尖高度与锁骨一致

13. 下列哪项属于肺进行气体交换的场所   （   ）

A. 肺泡   B. 肺叶支气管   C. 肺段支气管   D. 小支气管   E. 细支气管

14. 下列关于左肺特点的描述，错误的是   （   ）

A. 前缘有心切迹   B. 分上、下二叶   C. 内侧面有肺门

D. 有水平裂   E. 有斜裂

15. 气管的透明软骨位于   （   ）

A. 黏膜层   B. 固有层   C. 黏膜下层   D. 外膜   E. 以上都不对

16. 下列关于右主支气管特点的描述，错误的是   （   ）

A. 经右肺门入右肺   B. 粗而短   C. 走行垂直

D. 气管异物易坠入   E. 与气管中线的夹角为 35°～36°角

17. 参与构成肺小叶的结构是   （   ）

A. 主支气管   B. 叶支气管   C. 细支气管   D. 小支气管   E. 终末细支气管

18. 与气-血屏障的组成无关的是   （   ）

A. Ⅰ型肺泡上皮   B. Ⅰ型肺泡上皮的基膜

C. 毛细血管内皮   D. 毛细血管内皮的基膜

E. Ⅱ型肺泡上皮和基膜

19. 随着分支变细，对肺内导气部的管壁成分变化的描述，错误的是   （   ）

A. 管径变小，管壁变薄   B. 杯状细胞逐渐减少直至消失

C. 平滑肌逐渐减少直至消失   D. 软骨逐渐减少直至消失

E. 腺体逐渐减少

20. 关于Ⅱ型肺泡细胞的描述，错误的是   （   ）

A. 细胞为圆形或立方形   B. 其分泌物能增加肺泡表面张力

C. 能分泌表面活性物质   D. 在肺泡上皮中数量占大多数

E. 嵌在Ⅰ型肺泡细胞之间

21. 分泌表面活性物质的细胞是   （   ）

A. Ⅰ型肺泡细胞   B. Ⅱ型肺泡细胞   C. 纤毛柱状细胞

D. 杯状细胞   E. 以上都不对

22. 肺泡隔内无   （   ）

A. 毛细血管   B. 弹性纤维   C. 平滑肌细胞   D. 巨噬细胞   E. 结缔组织

23. 壁胸膜的分部不包括   （   ）

A. 肋胸膜   B. 膈胸膜   C. 纵隔胸膜   D. 肺胸膜   E. 胸膜顶

【B 型题】

（24～25 题共用备选答案）

A. 鼻和咽   B. 鼻、咽和喉   C. 鼻和喉

D. 喉、气管和各级支气管　　　　　　E. 气管和各级支气管

24. 构成上呼吸道的结构是　　　　　　　　　　　　　　　　　　　（　　）

25. 构成下呼吸道的结构是　　　　　　　　　　　　　　　　　　　（　　）

（26～27题共用备选答案）

A. 上鼻道　　　　B. 中鼻道　　　　C. 蝶筛隐窝　　　D. 筛漏斗　　　E. 下鼻道

26. 上颌窦开口于　　　　　　　　　　　　　　　　　　　　　　　（　　）

27. 额窦开口于　　　　　　　　　　　　　　　　　　　　　　　　（　　）

（28～29题共用备选答案）

A. 声襞　　　　B. 前庭襞　　　　C. 舌下襞　　　D. 前庭裂　　　E. 声门裂

28. 喉腔最狭窄的部位是　　　　　　　　　　　　　　　　　　　　（　　）

29. 喉腔黏膜皱襞上方的一对称　　　　　　　　　　　　　　　　　（　　）

（30～31题共用备选答案）

A. 气管和支气管　　　　　　　　B. 终末支气管

C. 呼吸性细支气管　　　　　　　D. 肺泡管

E. 肺泡囊

30. 腔面被覆假复层纤毛柱状上皮，管壁有半环形软骨环　　　　　　（　　）

31. 许多肺泡共同的开口处为　　　　　　　　　　　　　　　　　　（　　）

（32～33题共用备选答案）

A. 肺泡Ⅰ型细胞　　　　　　　　B. 肺泡Ⅱ型细胞　　　　　　　C. 尘细胞

D. 心衰细胞　　　　　　　　　　E. 内分泌细胞

32. 参与气体交换的细胞　　　　　　　　　　　　　　　　　　　　（　　）

33. 分泌表面活性物质的细胞　　　　　　　　　　　　　　　　　　（　　）

【X型题】

34. 上呼吸道包括　　　　　　　　　　　　　　　　　　　　　　　（　　）

A. 鼻　　　　B. 咽　　　　C. 喉　　　　D. 气管　　　　E. 主支气管

35. 下呼吸道包括　　　　　　　　　　　　　　　　　　　　　　　（　　）

A. 肺内各级支气管　　　　　　　B. 咽　　　　　　　　　　C. 喉

D. 气管　　　　　　　　　　　　E. 主支气管

36. 下列关于鼻腔的叙述，正确的是　　　　　　　　　　　　　　　（　　）

A. 由骨和软骨围成的腔

B. 内衬黏膜，并被鼻中隔分为两半

C. 鼻中隔由筛骨垂直板及犁骨构成

D. 每侧鼻腔以鼻阈为界，分为鼻前庭和固有鼻腔

E. 鼻前庭由皮肤覆盖,生有鼻毛,有滤过和净化空气的功能

37. 下列关于喉腔的叙述,正确的是 （ ）

A. 上起喉口,与鼻咽部相通

B. 喉口由会厌上缘、杓状会厌襞和杓间切迹围成

C. 喉腔侧壁的黏膜皱襞上方为声襞,下方称为前庭襞

D. 喉腔中的声门裂与前庭裂之间的部位为喉中间腔

E. 喉中间腔向两侧延伸的梭形隐窝称为喉室

38. 下列关于支气管的叙述,正确的是 （ ）

A. 左、右主支气管是气管的一级分支

B. 支气管管壁分为三层结构

C. 左主支气管走向较倾斜

D. 左主支气管短而粗,气管内异物多易进入左主支气管

E. 肺内各级支气管反复分支,形成树状,称为支气管树

39. 下列关于肺的叙述,正确的是 （ ）

A. 位于胸腔内　　　　　　　　B. 右肺分为三叶

C. 肺尖向上突到颈根部　　　　D. 肺底又称为膈面

E. 左肺分为两叶

40. 下列关于气管的叙述,正确的是 （ ）

A. 分颈部和胸部

B. 上平第 6 颈椎体下缘

C. 平胸骨角平面分为左、右主支气管

D. 由气管软骨和结缔组织构成

E. 软骨由呈"C"形的透明软骨环构成

41. 下列关于胸膜腔的叙述,正确的是 （ ）

A. 是密闭的浆膜腔　　　　　　B. 两侧胸膜腔在肺根处相通

C. 腔内呈负压　　　　　　　　D. 其位置最低的是肋膈隐窝

E. 间隙内仅有少许浆液,可减少摩擦

42. 下列关于壁胸膜的叙述,正确的是 （ ）

A. 依其衬覆的部位不同,可分为 3 部分

B. 胸膜顶高出锁骨上方 2～3 cm

C. 壁胸膜各部返折处可形成胸膜隐窝

D. 膈胸膜覆盖于膈上面,两者紧密相贴,不易剥离

E. 肋胸膜衬覆于肋骨和肋骨间隙内面

43. 肺泡开口于 （ ）

A. 细支气管　　　　　B. 呼吸性细支气管　　　　C. 肺泡管

D. 终末细支气管　　　E. 小支气管

44. 肺泡隔有 （ ）

A. 丰富的弹性纤维　　　B. 丰富的毛细血管　　　　C. 肺泡管

D. 肺泡孔　　　　　　　　　　　　　E. 肺巨噬细胞

45. 下列有关肺呼吸部的叙述,正确的是　　　　　　　　　　　　　　（　　）

A. 呼吸性细支气管壁上出现少量肺泡

B. 肺泡囊为若干肺泡的共同开口处

C. 肺泡管壁上有许多肺泡,相邻肺泡开口之间呈结节状膨大

D. 肺泡管膨大内无平滑肌

E. 肺泡开口于肺泡囊、肺泡管或呼吸性细支气管

46. 下列属于肺呼吸部的是　　　　　　　　　　　　　　　　　　　　（　　）

A. 终末细支气管　　　　　　　B. 肺泡管　　　　　　　　　　C. 肺泡

D. 呼吸性细支气管　　　　　　E. 肺泡囊

47. 呼吸性细支气管的结构特点是　　　　　　　　　　　　　　　　　（　　）

A. 表面被覆单层立方上皮　　　　B. 上皮下有少量结缔组织和平滑肌

C. 管壁上有肺泡的开口　　　　　D. 属于肺的导气部

E. 是终末细支气管的分支

48. 气-血屏障的结构组成是　　　　　　　　　　　　　　　　　　　　（　　）

A. 毛细血管内皮及其基膜　　　　B. Ⅰ型肺泡细胞及其基膜

C. 肺泡表面液体层　　　　　　　D. 肺泡隔的薄层结缔组织

E. Ⅱ型肺泡细胞及其基膜

49. 下列关于Ⅱ型肺泡细胞的描述,正确的是　　　　　　　　　　　　（　　）

A. 细胞呈圆形或立方形

B. 数量较Ⅰ型肺泡细胞多,覆盖肺泡表面积5%

C. 分泌颗粒内含嗜锇性板层小体

D. 参与构成气-血屏障

E. 分泌表面活性物质

(二) 填空题

1. 呼吸系统由_____和_____两部分组成。

2. 鼻中隔由_____、_____和_____等覆以黏膜而构成。

3. 鼻腔黏膜按其生理功能不同而分为_____和_____两部分。

4. 鼻旁窦包括额窦、_____、_____和_____。

5. 喉软骨主要有_____、_____、_____和_____。

6. 喉腔分为_____、_____和_____三部分。

7. 气管异物易坠入_____主支气管。

8. 环状软骨平_____颈椎。

9. 肺位于胸腔内,坐落于_____上方、_____两侧。

10. 肺的上端钝圆称_____,超出_____上方2～3 cm。

11. 右肺被_____和_____分为上中下三叶。

12. 肺的结构单位是_____，由每个_____连同其分支和肺泡组成。

13. _____是肺进行气体交换的主要部位，可以开口于_____、_____和_____。

14. 气-血屏障（呼吸膜）由_____、_____、_____和_____构成。

（三）名词解释

1. 呼吸系统

2. Little 区

3. 弹性圆锥

4. 肺门

5. 肺根

6. 肺小叶

7. 肺泡隔

8. 气-血屏障

9. 胸膜

10. 胸膜腔

（四）问答题

1. 鼻旁窦有哪些？各位于何处？开口在什么部位？

2. 简述肺内导气部的组成及管壁结构的变化规律。

3. 一名 3 岁小儿不慎将 1 枚石子误入呼吸道，请问最易坠入哪侧肺？说明原因，并依次说出自口腔开始的误入途径。

4. 简述肺内呼吸部的组成及结构特点。

5. 简述肺泡的结构及功能。

（五）填图题

1. 请填写下图中数字所指各部分结构的名称。

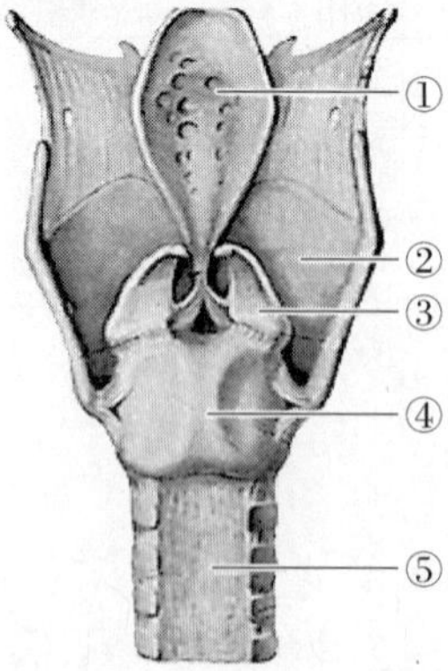

①_____

②_____

③_____

④_____

⑤_____

2. 请填写下图中数字所指各部分结构的名称。

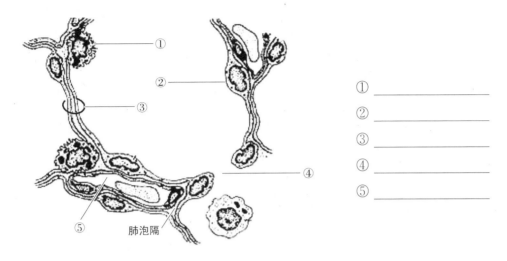

① ＿＿＿＿＿＿＿＿＿＿
② ＿＿＿＿＿＿＿＿＿＿
③ ＿＿＿＿＿＿＿＿＿＿
④ ＿＿＿＿＿＿＿＿＿＿
⑤ ＿＿＿＿＿＿＿＿＿＿

肺泡隔

第二节　常见呼吸系统疾病的形态学基础

一、学习纲要

（一）知识框架

参见图 1-8-2。

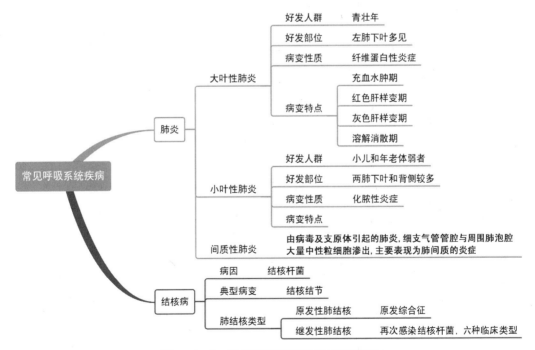

图 1-8-2　常见呼吸系统疾病知识框架图

(二) 学习要点

1. 肺炎

肺炎主要是指肺的急性渗出性炎症,是呼吸系统的常见病和多发病。根据病变累及的部位和范围将肺炎分为大叶性肺炎、小叶性肺炎、间质性肺炎。

(1) 大叶性肺炎:是以肺泡内弥漫性纤维蛋白渗出为主的急性炎症,左肺下叶多见。

病理变化
- 充血水肿期
  - 肉眼观:肺叶肿胀、充血,呈暗红色
  - 镜下观:肺泡隔毛细血管扩张充血;肺泡腔内浆液性渗出物
- 红色肝样变期
  - 肉眼观:暗红色,质地变实,切面灰红色
  - 镜下观:毛细血管充血,肺泡腔内大量红细胞、纤维蛋白
- 灰色肿样变期
  - 肉眼观:肿胀、灰白色,质实如肝,切面干燥粗糙
  - 镜下观:渗出物主要为纤维蛋白和中性粒细胞,血管受压
- 溶解消散期
  - 肉眼观:质地变软,病灶消失,渐近黄色
  - 镜下观:中性粒细胞变性、坏色,释放大量蛋白溶解酶

(2) 小叶性肺炎:是以肺小叶为单位的呈灶状分布的急性化脓性炎症,又称支气管肺炎。

病理改变
- 肉眼观:灰黄色实变病灶,不规则,中央可见受累的细支气管
- 镜下观:管壁充血水肿;腔内充满中性粒细胞,少量脱落的上皮细胞

(3) 间质性肺炎:由病毒及支原体引起的肺炎,主要表现为肺间质炎症。

2. 肺结核

(1) 原发性肺结核:机体第一次感染结核杆菌引起的肺结核病,多见于儿童,又称儿童型肺结核病。病变特点为原发综合征,是肺部原发病灶、结核性淋巴管炎和肺门淋巴结结核的统称。

(2) 继发性肺结核:再次感染结核杆菌所引起的肺结核病,多见于成人,又称成人型肺结核病。

(3) 原发性和继发性肺结核病的区别如表 1-8-1 所示。

表 1-8-1 原发性和继发性肺结核病的区别

特 点	原发性肺结核	继发性肺结核
感染情况	第一次感染	再次感染(主要为内源性)
好发年龄	儿童	成人
特异性免疫力	低,病变易扩散	一般较高,病变易局限
早期病变	肺原发综合征	肺尖或锁骨下局限性病变
病变特点	早期出现渗出性病变和干酪样坏死,病变不易局限	病变复杂,常新旧交替,趋向增生
病程	较短(急性经过),大都自愈	长(慢性经过),多需治疗
播散方式	淋巴道、血管播散为主	支气管播散至肺内为主
常见类型	支气管淋巴结结核、粟粒性结核病	慢性纤维空洞型肺结核、浸润型肺结核、结核球、结核性胸膜炎

二、自测题

(一) 选择题

【A₁型题】

1. 患者,男性,27岁。冒雨踢完一场足球后,第二天觉头痛,全身不适,继而出现寒战、高热、胸痛、呼吸困难,咳铁锈色痰。X线片检查显示:左肺下叶见大片较致密的阴影,该患者最可能患 （　　）

    A. 融合性小叶性肺炎   B. 肺脓肿   C. 大叶性肺炎

    D. 肺转移癌   E. 肺癌伴感染

2. 病变肺叶肿大、实变,肺泡壁毛细血管充血显著,肺泡腔中充满大量纤维蛋白、红细胞,可诊断为 （　　）

    A. 大叶性肺炎红色肝样变期   B. 大叶性肺炎充血水肿期

    C. 大叶性肺炎灰色肝样变期   D. 大叶性肺炎溶解消散期

    E. 小叶性肺炎

3. 大叶性肺炎红色肝样变期的镜下特征是 （　　）

    A. 肺泡内充满巨噬细胞   B. 肺泡内充满纤维蛋白性脓性渗出物

    C. 肺泡壁出血坏死   D. 肺泡腔内透明膜形成

    E. 肺泡内充满含大量红细胞及纤维蛋白的渗出物

4. 不符合大叶性肺炎的描述是 （　　）

    A. 多由肺炎链球菌感染引起   B. 由肺泡开始

    C. 属于纤维蛋白性炎   D. 破坏小支气管壁和肺泡结构

    E. 咳铁锈色痰

5. 大叶性肺炎灰色肝样变期肺泡腔内主要渗出物为 （　　）

    A. 浆液及红细胞   B. 纤维蛋白及中性粒细胞

    C. 纤维蛋白及红细胞   D. 浆液及中性粒细胞

    E. 纤维蛋白性脓性渗出物

6. 下列关于小叶性肺炎特点的叙述,错误的是 （　　）

    A. 多见于小儿及老年人   B. 常是其他疾病的并发症

    C. 肺实变体征不明显   D. 可由多种细菌引起

    E. 病变常只累及一叶肺组织

7. 小叶性肺炎是 （　　）

    A. 浆液性炎   B. 化脓性炎   C. 纤维蛋白性炎

    D. 间质性肺炎   E. 黏液性卡他性炎

8. 一名患儿临床出现发热,并伴有咳嗽,X线片检查显示两肺叶散在边缘不清的小点状阴影,最可能的病变是 （　　）

    A. 干酪样肺炎   B. 大叶性肺炎   C. 转移性肿瘤   D. 小叶性肺炎   E. 间质性肺炎

9. 下列关于结核病的叙述,错误的是 （　　）

A. 结核病是结核杆菌引起的一种慢性传染病

B. 结核病是一种特殊的增生性炎症

C. 结核病常经呼吸道感染

D. 结核病不具备炎症特征

E. 结核病可分为原发性结核病和继发性结核病

10. 结核病的主要传播途径是 （　　）

A. 呼吸道　　　　　B. 消化道　　　　　C. 输血　　　　　D. 皮肤　　　　　E. 接触

11. 下列关于原发性肺结核的描述,错误的是 （　　）

A. 结核原发病灶　　　　　　　　B. 淋巴管炎

C. X线片呈哑铃状阴影　　　　　D. 肺门淋巴结结核

E. 肺门结核球

12. 临床上最常见的继发性肺结核病的类型是 （　　）

A. 局灶性肺结核　　　　　　　　B. 浸润性肺结核

C. 慢性纤维空洞型肺结核　　　　D. 结核性胸膜炎

E. 结核瘤

13. 下列关于继发性肺结核特征的叙述,错误的是 （　　）

A. 病灶位于肺上叶下部、下叶上部

B. 再次感染

C. 以肺内支气管播散为主

D. 新旧病灶并存

E. 多见于成人

【B型题】

(14～15 题共用备选答案)

A. 纤维蛋白性炎　　　　　B. 化脓性炎　　　　　C. 出血性炎
D. 肉芽肿性炎　　　　　　E. 浆液性炎

14. 小叶性肺炎属于 （　　）

15. 大叶性肺炎属于 （　　）

(16～18 题共用备选答案)

A. 以细支气管为中心　　　　　B. 实变体征　　　　　C. 干酪样坏死
D. 桶状胸　　　　　　　　　　E. 反复咯血

16. 小叶性肺炎 （　　）

17. 大叶性肺炎(灰色肝样变期) （　　）

18. 肺结核 （　　）

(19～20 题共用备选答案)

A. 肺实变体征　　B. 湿啰音　　C. 反复咯血　　D. 桶状胸　　E. 并发肺结核

19. 小叶性肺炎 （　　　）

20. 大叶性肺炎（灰色肝样变期） （　　　）

（二）填空题

1. 根据炎症累及的部位和范围的不同,可将肺炎分为_____、_____和_____。

2. 典型的大叶性肺炎可分为_____、_____、_____和_____四期。

3. 大叶性肺炎红色肝样变期,肺泡腔内渗出物主要是_____和_____。

4. 大叶性肺炎灰色肝样变期,肺泡腔内渗出物主要是_____和_____。

5. 小叶性肺炎是以_____为中心的_____炎症。

6. 肺结核病是由_____引起的肺部感染性疾病。

7. 结核病的典型病变是增生形成_____。

8. 肺结核原发综合征包括_____、_____、_____三种病变。

9. 继发性肺结核中,临床上最常见类型是_____;最重要的传染源是_____。

（三）名词解释

1. 大叶性肺炎

2. 肺肉质变

3. 小叶性肺炎

4. 结核结节

5. 原发综合征

6. 结核球

（四）问答题

1. 简述大叶性肺炎实变期的病变特点。

2. 简述原发性肺结核病的概念及病变特点。

第九章 泌尿系统

泌尿系统由肾、输尿管、膀胱及尿道组成,具有产生尿液,排出代谢产物和过剩物质,维持体液、电解质及酸碱平衡的重要作用。临床上,最常见的疾病为肾小球肾炎、肾盂肾炎与肿瘤。肾小球肾炎由于损伤因子和病变部位不同会产生特定的病理形态学改变和临床综合征,且由于病变细微,常需借助电镜和免疫组织化学的方法进行病理学诊断。

知识框架

参见图 1-9-1。

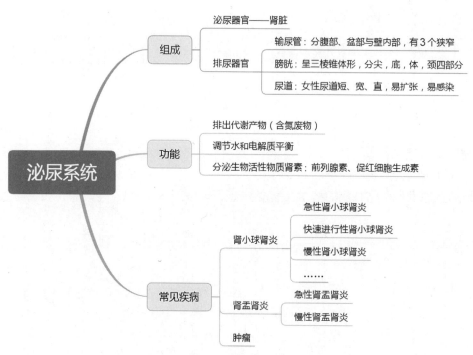

图 1-9-1 泌尿系统知识框架图

第一节 肾

一、学习纲要

(一) 知识框架

参见图 1-9-2。

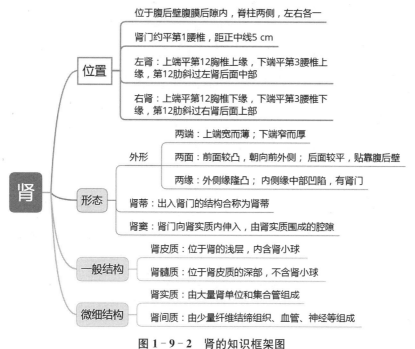

图 1-9-2 肾的知识框架图

框架内容：

肾
- 位置
  - 位于腹后壁腹膜后隙内，脊柱两侧，左右各一
  - 肾门约平第1腰椎，距正中线5 cm
  - 左肾：上端平第12胸椎上缘，下端平第3腰椎上缘，第12肋斜过左肾后面中部
  - 右肾：上端平第12胸椎下缘，下端平第3腰椎下缘，第12肋斜过右肾后面上部
- 形态
  - 外形
    - 两端：上端宽而薄；下端窄而厚
    - 两面：前面较凸，朝向前外侧；后面较平，贴靠腹后壁
    - 两缘：外侧缘隆凸；内侧缘中部凹陷，有肾门
  - 肾蒂：出入肾门的结构合称为肾蒂
  - 肾窦：肾门向肾实质内伸入，由肾实质围成的腔隙
- 一般结构
  - 肾皮质：位于肾的浅层，内含肾小球
  - 肾髓质：位于肾皮质的深部，不含肾小球
- 微细结构
  - 肾实质：由大量肾单位和集合管组成
  - 肾间质：由少量纤维结缔组织、血管、神经等组成

(二) 基本概念

(1) 肾区：竖脊肌的外缘与第12肋之间的部位，又称脊肋角。

(2) 肾门：肾内侧缘的中部凹陷称肾门，是肾血管、肾盂、神经和淋巴管等出入的部位。

(3) 肾单位：是尿生成与排泄的基本单位，由肾小体和肾小管组成。

(4) 滤过屏障：肾小体类似一个滤过器，血管球毛细血管内的水和小分子物质经毛细血管有孔内皮、基膜和足细胞裂孔膜滤入肾小囊腔成为原尿，这三层结构称为滤过屏障，也称为滤过膜。

(5) 球旁复合体：又称肾小球旁器，由球旁细胞、致密斑和球外系膜细胞组成。位于肾小体的血管极处，呈三角形。

(三) 知识要点

1. 肾的一般结构

肾实质分为皮质和髓质。

（1）肾皮质：位于肾的浅层，富含血管颜色深。肉眼可见许多红色点状颗粒的肾小球。肾皮质伸入肾髓质之间的部分称肾柱。

（2）肾髓质：位于肾皮质的深部，由15～20个肾锥体构成，血管少色淡。

2. 肾的微细结构

肾由肾实质与肾间质构成。肾实质由大量肾单位和集合管构成；肾间质由少量结缔组织、血管和神经等构成。

肾单位是尿生成与排泄的基本单位，由肾小体和肾小管组成（见图1-9-3）。

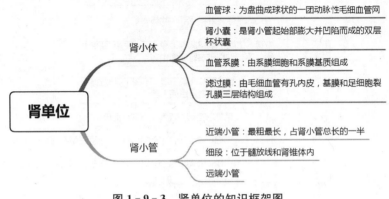

图1-9-3 肾单位的知识框架图

肾小管和集合管合称泌尿小管，管壁由单层上皮构成（见表1-9-1）。

表1-9-1 肾小管的组成与镜下特征

肾小管	直径/μm	上皮细胞	核的位置	微绒毛	侧突	质膜内褶
近曲小管	60	立方形或锥体形，分界不清	基底部	+++ 刷状缘	+++	+++ 纵纹（线粒体）
近直小管	50	矮立方，分界不清	基底部	++ 刷状缘	++	+
细段	10～15	单扁	中央	短而少	—	少
远直小管	30	立方形，分界清	中央	短而少	—	+++ 纵纹
远曲小管	35～45	立方形，分界清	中央	短而少	—	++ 纵纹

肾小体的血管极处有球旁复合体，在血压调节中起到重要作用。

球旁复合体
- 球旁细胞：入球微动脉入血管极处的平滑肌细胞转化而成
- 致密斑：远端小管靠近肾小体血管极侧的上皮细胞转化而成
- 球外系膜细胞：又称极垫细胞，与球内系膜细胞相延续

(一) 选择题

【A₁ 型题】

1. 下列关于肾的描述,错误的是 （   ）

A. 是腹膜外位器官　　　　　　B. 左肾低于右肾半个椎体

C. 成人肾门约平第 1 腰椎体　　D. 第 12 肋斜过左肾中部后方

E. 位于腹后壁脊柱的两侧

2. 肾门约平 （   ）

A. 第 12 胸椎　　B. 第 1 腰椎　　C. 第 2 腰椎　　D. 第 3 腰椎　　E. 第 4 腰椎

3. 出入肾门的结构有 （   ）

A. 肾小盏　　　B. 输尿管　　　C. 肾大盏　　　D. 肾盂　　　E. 以上都不对

4. 肾区位于 （   ）

A. 腰大肌外侧缘与第 12 肋之间的部位

B. 腰方肌与第 12 肋之间的部位

C. 竖脊肌外侧缘与第 12 肋之间的部位

D. 竖脊肌外侧缘与第 11 肋之间的部位

E. 竖脊肌内侧缘与第 12 肋之间的部位

5. 肾盂由 （   ）

A. 肾大盏与肾小盏合成　　　　B. 肾柱与肾大盏合成

C. 肾窦移行而成　　　　　　　D. 2～3 个肾大盏合成

E. 2～3 个肾小盏合成

6. 肾盂和肾盏腔面的上皮是 （   ）

A. 单层柱状上皮　　　　　　　B. 复层柱状上皮

C. 假复层柱状上皮　　　　　　D. 复层扁平上皮

E. 变移上皮

7. 肾被膜的最内层是 （   ）

A. 腹膜　　　B. 肾筋膜　　　C. 脂肪囊　　　D. 纤维囊　　　E. 以上都不对

8. 下列关于肾单位的描述,错误的是 （   ）

A. 是肾的结构与功能单位　　　B. 由肾小体和肾小管组成

C. 分为浅表肾单位和髓旁肾单位　D. 与集合管共同行使泌尿功能

E. 两肾有 100 万个以上的肾单位

9. 肾单位是由 （   ）

A. 肾小体和肾小囊组成　　　　B. 肾小球和肾小囊组成

C. 血管球和肾小管组成　　　　D. 肾小管和肾小囊组成

E. 肾小体和肾小管组成

10. 肾柱 （   ）

A. 构成肾锥体   B. 在新鲜标本上色较淡   C. 属于肾髓质

D. 属于肾皮质   E. 其尖端形成肾乳头

11. 肾柱位于 （　　）

A. 皮质之间   B. 髓质内   C. 皮髓质交界处

D. 肾锥体之间   E. 皮质浅层

12. 肾滤过膜除包括毛细血管有孔内皮外，还包括 （　　）

A. 肾小囊脏层   B. 基膜和肾小囊脏层

C. 基膜和足细胞裂孔膜   D. 足细胞裂孔

E. 基膜和足细胞间隙

13. 不参与构成滤过膜的结构是 （　　）

A. 肾小囊外层   B. 足细胞的裂孔膜

C. 毛细血管有孔内皮   D. 基膜

E. 以上都不参与

14. 肾小管不包括 （　　）

A. 集合小管   B. 远端小管   C. 近端小管直部

D. 近端小管曲部   E. 细段

15. HE 染色时，肾近端小管曲部的细胞界限不清的原因在于 （　　）

A. 细胞膜极薄   B. 细胞膜易于溶解   C. 细胞间质极少

D. 相邻细胞侧突互相嵌合   E. 细胞质嗜色性太弱

16. 近端小管游离面的微绒毛在光镜下称 （　　）

A. 细胞衣   B. 纹状缘   C. 刷状缘   D. 皱褶缘   E. 螺旋襞

17. 近端小管上皮基部纵纹在电镜下的结构为 （　　）

A. 大量纵向的小管和小泡

B. 大量纵向的微管和微丝

C. 许多侧突的分支

D. 质膜内褶和纵向排列的杆状线粒体

E. 质膜内褶和纵向排列的粗面内质网

18. 下列关于集合小管的描述，错误的是 （　　）

A. 管壁上皮细胞由单层立方逐渐转变为单层柱状

B. 上皮细胞界限较肾小管清楚

C. 一条集合小管与一个肾单位的远曲小管相连

D. 与尿液浓缩有关

E. 多个集合小管汇聚开口于肾乳头

19. 抗利尿激素和醛固酮的靶细胞是 （　　）

A. 近端小管上皮细胞   B. 远端小管上皮细胞

C. 远曲小管与集合小管上皮细胞   D. 髓袢上皮细胞

E. 肾小囊脏层细胞

20. 球旁细胞由何种细胞分化而成 （　　）

A. 小叶间动脉平滑肌细胞   B. 入球微动脉内皮细胞

C. 入球微动脉平滑肌细胞   D. 出球微动脉内皮细胞

E. 出球微动脉平滑肌细胞

21. 致密斑由下列哪段小管上皮细胞分化形成   (   )

A. 集合小管   B. 乳头管   C. 细段   D. 近端小管   E. 远端小管

22. 能分泌肾素的细胞是   (   )

A. 球旁细胞   B. 足细胞   C. 球内系膜细胞

D. 球外系膜细胞   E. 以上都不对

【B 型题】

(23～26 题共用备选答案)

A. 第 12 胸椎体上缘   B. 第 12 胸椎体下缘

C. 第 3 腰椎体上缘   D. 第 3 腰椎体下缘

E. 第 2 腰椎体下缘

23. 左肾上端约平   (   )

24. 左肾下端约平   (   )

25. 右肾上端约平   (   )

26. 右肾下端约平   (   )

(27～28 题共用备选答案)

A. 球旁细胞   B. 足细胞   C. 球外系膜细胞

D. 致密斑   E. 肾间质细胞

27. 钠离子感受器   (   )

28. 分泌肾素   (   )

(29～30 题共用备选答案)

A. 肾锥体   B. 肾盂   C. 肾大盏   D. 膀胱   E. 输尿管

29. 储存尿液的器官是   (   )

30. 出肾门的结构是   (   )

【X 型题】

31. 泌尿系统包括   (   )

A. 肾   B. 输尿管   C. 尿道球腺   D. 阴茎   E. 膀胱

32. 下列关于肾的位置,叙述正确的是   (   )

A. 右肾高于左肾   B. 位于腹腔后上部   C. 位于脊柱两侧

D. 肾门约平第 1 腰椎   E. 12 肋斜过右肾后面中部

33. 通过肾门的结构有   (   )

A. 肾动脉   B. 肾静脉   C. 输尿管

D. 神经、淋巴管　　　　　　　　　　E. 肾大盏

34. 对肾起固定作用的因素可有　　　　　　　　　　　　　　　　　　（　　）

A. 肾的被膜　　B. 肾血管　　　C. 肾邻近器官　　D. 腹膜　　　　　E. 腹内压

35. 下列关于髓旁肾单位的描述，正确的是　　　　　　　　　　　　　（　　）

A. 数量较少　　　　　　　　　B. 肾小体体积较小

C. 髓袢和细段均较长　　　　　D. 是尿液浓缩的重要部位

E. 分布在髓质的浅层

36. 血管球　　　　　　　　　　　　　　　　　　　　　　　　　　（　　）

A. 是肾小囊周围的球形结构　　B. 是毛细血管团，周围有肾小囊包裹

C. 内皮细胞属有孔型　　　　　D. 有连续的基膜

E. 有滤过功能

37. 下列关于近曲小管结构特点的描述，正确的是　　　　　　　　　　（　　）

A. 细胞分界较清晰　　　　　　B. 胞体大，胞质嗜酸性

C. 上皮细胞呈立方形或锥形　　D. 核圆，位于近基部

E. 基部有纵纹

38. 下列关于远端小管的描述，正确的是　　　　　　　　　　　　　　（　　）

A. 连于细段和集合小管之间　　B. 细胞较小，无刷状缘

C. 细胞的基底纵纹不发达　　　D. 其直部构成髓袢降支

E. 是肾小管中重吸收功能最强的一段

（二）填空题

1. 泌尿系统由肾、_____、_____和_____组成。

2. 肾的结构和功能单位称_____，它由_____和_____组成。

3. 肾小体由_____和_____组成。

4. 肾小体有两个极，血管极与_____相连；尿极与_____相连。

5. 肾滤过屏障包括_____、_____和_____三层结构。

6. 肾小管由_____、_____和_____组成。

7. 近端小管游离面的微绒毛在光镜下称_____。

8. 髓袢由_____、_____和_____构成。

9. 球旁复合体由_____、_____和_____组成。

10. 致密斑由_____上皮细胞分化形成。

（三）名词解释

1. 肾门

2. 肾蒂

3. 肾柱

4. 肾髓质

5. 肾乳头

6. 肾区

7. 血管球

8. 肾小囊

9. 髓袢

10. 滤过屏障

11. 泌尿小管

12. 球旁复合体

(四) 问答题

1. 简述肾与尿液生成的关系。

2. 何谓肾滤过膜? 简述肾滤过膜的组成及其功能。

(五) 填图题

1. 下图为肾小体与球旁复合体模式图,请填出序号所指各结构的名称。

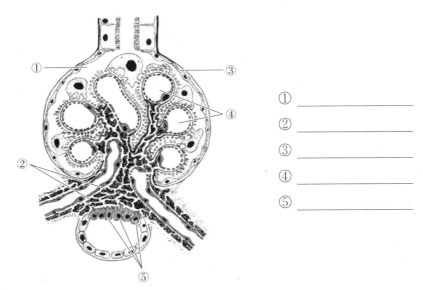

①　_____

②　_____

③　_____

④　_____

⑤　_____

2. 下图为滤过膜超微结构模式图,请按滤过顺序填出序号所指各结构的名称。

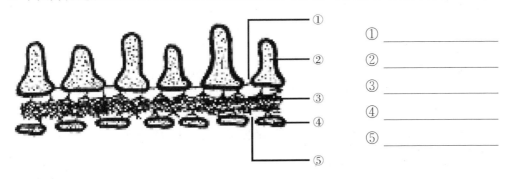

①　_____

②　_____

③　_____

④　_____

⑤　_____

第二节 输尿管、膀胱与尿道

1. 输尿管

（1）输尿管：为一对细长稍扁的肌性管道，左右各一，位于腹膜后方。输尿管起于肾盂，终于膀胱，全长 25～30 cm。

（2）分部 { 输尿管腹部
输尿管盆部
输尿管壁内部 }

（3）输尿管狭窄 { 第一狭窄：位于肾盂与输尿管移行处
第二狭窄：位于小骨盆入口处，即输尿管与髂血管交叉处
第三狭窄：输尿管穿过膀胱壁的一段，为输尿管最狭窄处 }

2. 膀胱

（1）膀胱的形态：空虚时膀胱呈三棱锥体形，分尖、底、体、颈 4 个部分。

（2）膀胱的位置：成人的膀胱位于盆腔内，耻骨联合的后方，临床上在耻骨联合上缘行膀胱穿刺术，可避免伤及腹膜，空虚时膀胱尖一般不超过耻骨联合上缘。膀胱属腹膜间器官。

（3）膀胱黏膜的特点。① 膀胱三角：在膀胱底的内面，两输尿管口与尿道内口之间的三角区域，无论膀胱充盈或空虚，黏膜始终薄而光滑，此区即膀胱三角，是炎症、结核和肿瘤的好发部位。② 输尿管间襞：两输尿管口之间有一横行皱襞，活体呈苍白色，是膀胱镜检查时寻找输尿管的标志。

3. 尿道

女性尿道起于膀胱颈的尿道内口，向下穿过尿生殖膈，终于阴道前庭的尿道外口，全长 3～5 cm。女性尿道具有短、宽、直和易于扩张等特点，易引起逆行性尿路感染。

二、自测题

（一）选择题

【A₁型题】

1. 输尿管第三个狭窄位于　　　　　　　　　　　　　　　　　（　　）

　A. 与髂血管交叉处　　　　　　　　B. 与腹主动脉交叉处

　C. 与输精管交叉处（男性）　　　　D. 斜穿膀胱壁处

　E. 与子宫动脉交叉处（女性）

2. 输尿管下端开口于　　　　　　　　　　　　　　　　　　　（　　）

　A. 膀胱底　　　B. 膀胱体　　　C. 膀胱尖　　　D. 膀胱颈　　　E. 尿道内口

3. 膀胱空虚时，下列描述错误的是　　　　　　　　　　　　　（　　）

A. 位于骨盆腔内   B. 居耻骨联合后方   C. 上面盖有腹膜

D. 可在耻骨上缘穿刺   E. 成人容量 350～500 ml

4. 膀胱三角位于   ( )

A. 膀胱尖   B. 膀胱体   C. 膀胱颈   D. 膀胱底   E. 以上都不对

5. 膀胱肿瘤与结核好发于   ( )

A. 膀胱前壁   B. 膀胱体   C. 膀胱尖   D. 膀胱颈   E. 膀胱三角

6. 女性易患泌尿道感染,原因之一是女性尿道   ( )

A. 短、细、直   B. 短、粗、弯   C. 长、粗、直

D. 短、细、弯   E. 短、粗、直

【B 型题】

(7～8 题共用备选答案)

A. 壁内段   B. 与输精管相交处

C. 与髂血管交叉处   D. 与子宫动脉交叉处(女性)

E. 肾盂与输尿管移行处

7. 输尿管第 1 个狭窄位于   ( )

8. 输尿管第 3 个狭窄位于   ( )

【X 型题】

9. 膀胱三角   ( )

A. 在膀胱体的内面   B. 此处的黏膜薄而光滑

C. 是炎症、结核和肿瘤好发部位   D. 两输尿管口之间有一横行皱襞

E. 活体时可通过膀胱镜观察

(二) 填空题

1. 输尿管按其行程可分为_____、_____和_____三部分。

2. 膀胱三角位于膀胱底内面,是_____和_____之间的三角形区域。

3. 膀胱肿瘤与结核好发于_____。

4. 女性尿道具有短、_____、_____和_____等特点,故易引起逆行性尿路感染。

(三) 名词解释

1. 膀胱三角

2. 输尿管间襞

(四) 问答题

1. 简述尿的产生及排出途径。

2. 简述膀胱的形态与位置。

第三节　常见泌尿系统疾病的形态学基础

一、学习纲要

(一) 基本概念

(1) 新月体：是肾小囊壁层上皮细胞显著增生，堆积成层，在毛细血管丛周围形成的新月形小体，是新月体性肾小球肾炎的病变特征。

(2) 颗粒性固缩肾：是硬化性肾小球肾炎的肉眼形态，表现为两肾对称性缩小，苍白，质地变硬，表面呈均匀的细颗粒状。切面可见肾皮质变薄，皮髓质界限不清，小动脉壁硬化、增厚，呈哆开状。肾盂周围脂肪组织增多。

(3) 急性肾炎综合征：血尿、蛋白尿、水肿和高血压，严重者氮质血症。

(4) 急进性肾炎综合征：水肿、血尿和蛋白尿，迅速发生少尿或无尿，伴氮质血症与急性肾衰竭。

(5) 肾病综合征：大量蛋白尿、明显水肿、高脂血症和低蛋白血症。

(6) 慢性肾炎综合征：多尿、夜尿、低比重尿、高血压、贫血、氮质血症和尿毒症。

(二) 知识要点

(1) 肾小球肾炎：是以肾小球损伤为主的变态反应炎，是一种比较常见的疾病（见表 1－9－2）。

表 1－9－2　肾小球肾炎的基本病理变化

病变部位	病 变 特 点
肾小球	肾小球细胞增多，可为血管内皮细胞、系膜细胞、肾上囊壁层上皮细胞等增生
	基膜增厚和断裂
	炎性渗出和坏死
	玻璃样变性和硬化
肾小管	肾小管上皮细胞变性、肾小管内出现管型、肾小管萎缩消失
肾间质	间质充血、水肿、炎细胞浸润、纤维化

表 1－9－3　常见的原发性肾小球肾炎的疾病特点

疾病名称	肉　眼	光　镜	电　镜	临床表现
急性弥漫性增生性肾小球肾炎	大红肾蚤咬肾	肾小球系膜细胞和内皮细胞增生肿胀，并有少量中性粒细胞及巨噬细胞浸润	上皮下驼峰状沉积物	急性肾炎综合征
快速进行性(新月体性)肾小球肾炎	大白肾	肾小囊壁层上皮细胞显著增生，与渗出的单核细胞等形成新月体	有无沉积物视亚型而定	急进性肾小球肾炎

疾病名称	肉　眼	光　镜	电　镜	临床表现
慢性硬化性肾小球肾炎	颗粒性固缩肾	大部分肾小球纤维化及玻璃样变,少部分残存的相对正常的肾小球发生代偿性肥大	因原疾病类型而异	慢性肾炎综合征、慢性肾衰竭

（2）肾盂肾炎:是肾盂、肾间质和肾小管的化脓性炎症,主要由细菌感染引起。最常见的致病菌是大肠埃希菌,最常见的感染途径是上行性感染,其次是血源性感染。

肾盂肾炎可分为急性肾盂肾炎与慢性肾盂肾炎,慢性肾盂肾炎的病变特点与慢性肾小球肾炎有所不同(见表1-9-4)。

表1-9-4　慢性肾小球肾炎与慢性肾盂肾炎的病变特点比较

疾病名称	大　体	镜　下
慢性肾小球肾炎	两肾体积对称性缩小,表面颗粒状,肾盂黏膜正常	分布均匀的肾小球纤维化、玻璃样变,慢性炎症细胞浸润,肾盂黏膜正常
慢性肾盂肾炎	不对称性体积缩小,表面不规则瘢痕,肾盂黏膜粗糙	分布不规则的间质纤维化和慢性炎症细胞浸润,球囊周围纤维化,肾盂黏膜慢性炎症改变

二、自测题

（一）选择题

【A$_1$型题】

1. 肾小球肾炎属于何种性质疾病　　　　　　　　　　　　　　　　　　（　　）

A. 化脓性炎症　　　　　　　B. 遗传性疾病　　　　　　　C. 内分泌性疾病

D. 纤维蛋白性炎　　　　　　E. 变态反应性疾病

2. 弥漫性毛细血管内增生性肾小球肾炎病变有　　　　　　　　　　　　（　　）

A. 一般只损伤肾脏的非常小一部分

B. 内皮细胞增生,系膜细胞不增生

C. 内皮细胞和系膜细胞都增生

D. 内皮细胞和系膜细胞都不增生

E. 肾体积缩小,重量减少

3. 哪一种肾小球肾炎的病变以新月体形成为主　　　　　　　　　　　　（　　）

A. 急性肾小球肾炎　　　　　　B. 急进性肾小球肾炎

C. 轻微病变型肾小球肾炎　　　D. 膜性肾小球肾炎

E. 慢性硬化性肾小球肾炎

4. 与链球菌感染密切相关的肾小球肾炎是　　　　　　　　　　　　　　（　　）

A. 新月体性肾炎　　　　　　　B. 膜性肾炎

C. 膜性增生性肾炎　　　　　　　　D. 急性弥漫性增生性肾小球肾炎

E. 轻微病变性肾炎

5. 急性弥漫性增生性肾小球肾炎的肉眼变化主要呈现　　　　　　　（　　）

A. 大白肾　　　　　　　　　　B. 大红肾　　　　　　　　　　C. 颗粒性固缩肾

D. 瘢痕肾　　　　　　　　　　E. 多囊肾

6. 构成新月体的细胞主要是　　　　　　　　　　　　　　　　　　（　　）

A. 肾小囊脏层上皮细胞　　　　　　B. 肾小囊壁层上皮细胞和单核细胞

C. 肾小球系膜细胞　　　　　　　　D. 肾小球内渗出的巨噬细胞

E. 肾小球血管内皮细胞

7. 慢性肾小球肾炎的肾小球变化主要是　　　　　　　　　　　　　（　　）

A. 肾小球纤维化,玻璃样变性

B. 肾小球周围纤维化,肾小囊壁增厚

C. 入球小动脉玻璃样变性,肾小球萎缩

D. 肾小球毛细血管内皮细胞增生,肾小球缺血

E. 肾小球球囊脏层上皮细胞显著增生

【B 型题】

(8~9 题共用备选答案)

A. 大红肾　　　　　　　　　　B. 蚤咬肾　　　　　　　　　　C. 大白肾

D. 颗粒性固缩肾　　　　　　　E. 多发性肾梗死

8. 急性肾小球肾炎　　　　　　　　　　　　　　　　　　　　　　（　　）

9. 慢性肾小球肾炎　　　　　　　　　　　　　　　　　　　　　　（　　）

【X 型题】

10. 肾病综合征的表现包括　　　　　　　　　　　　　　　　　　　（　　）

A. 高血压　　　B. 高脂血症　　　C. 高度水肿　　　D. 低蛋白血症　　　E. 高度蛋白尿

11. 急性链球菌感染后肾小球肾炎的特点包括　　　　　　　　　　　（　　）

A. 肾小球内有链球菌菌栓

B. 多见于儿童

C. 肾小球毛细血管腔变窄,甚至闭塞

D. 血尿

E. 上皮下有驼峰状沉淀物

(二) 填空题

1. 弥漫性毛细血管内增生性肾小球肾炎主要增生成分是＿＿＿＿＿＿和＿＿＿＿＿＿。

2. 肾病综合征的临床表现为"三高一低",包括大量蛋白尿、＿＿＿＿＿、＿＿＿＿＿和

＿＿＿＿＿。

3. 与链球菌感染密切相关的肾小球肾炎是＿＿＿＿＿＿＿＿＿＿＿＿＿＿。

4. 构成细胞性新月体的细胞主要有＿＿＿＿＿＿和＿＿＿＿＿＿。

5. 慢性肾小球肾炎的肾小球变化主要是＿＿＿＿＿＿和＿＿＿＿＿＿。

6. 引起肾盂肾炎的最常见的致病菌是＿＿＿＿＿＿。

7. 肾盂肾炎的感染途径主要有＿＿＿＿＿＿和＿＿＿＿＿＿。

8. 肾盂肾炎最常见的感染途径是＿＿＿＿＿＿。

（三）名词解释
1. 肾病综合征
2. 新月体
3. 继发性颗粒性固缩肾

（四）问答题
1. 简述急性弥漫性毛细血管内增生性肾小球肾炎的主要病变及临床病理联系。
2. 简述急进性肾小球肾炎的主要病变及临床病理联系。
3. 简述慢性硬化性肾小球肾炎的主要病变及临床病理联系。

第十章 生 殖 系 统

生殖系统：包括男性生殖系统和女性生殖系统，各分为内生殖器和外生殖器。

生殖系统功能：产生生殖细胞、繁殖后代、延续种族；分泌性激素，以促进和维持生殖器的发育，激发并维持第二性征。

第一节 男性生殖系统

一、学习纲要

（一）知识框架

参见图 1-10-1。

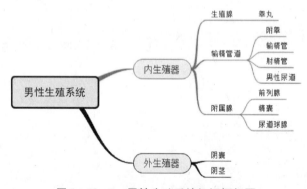

图 1-10-1 男性生殖系统知识框架图

（二）学习要点

1. 睾丸

睾丸位于阴囊内，呈扁椭圆形。睾丸除后缘外都被覆一层浆膜，称鞘膜。鞘膜脏、壁两层在睾丸后缘相互移行，围成密闭的腔隙，称鞘膜腔。腔内含少量浆液，起润滑作用。

精子产生于睾丸内的生精小管，成人生精小管管壁由生精上皮构成，生精上皮包括生精细胞和支持细胞两类。

（1）生精细胞：包括精原细胞（A型和B型）、初级精母细胞、次级精母细胞、精子细胞和精子。其中切片中最易见到的是初级精母细胞，形态最大，细胞核呈丝球状；最不易见到的是次级精母细胞；单倍体细胞是次级精母细胞、精子细胞和精子。① 精子：形似蝌蚪，分为头、尾两部,头部主要为高度浓缩的细胞核,核的前 2/3 有顶体覆盖;顶体内含有多种水解酶,由高尔基复合体构成,在受精过程中起重要作用;尾部是精子的运动装置。② 精子发生:从 B 型精原细胞到形成精子的过程。在人体需(64±4.5)天,经历精原细胞的增殖和分化、精母细胞的减少分裂(成熟分裂)和精子形成 3 个阶段。在精子发生过程中,历经两次减数分裂时发生染色体数量和 DNA 含量减半的变化。③ 精子形成:精子细胞变态形成精子的过程。

(2)支持细胞(Sertoli 细胞):光镜下,细胞轮廓不清,核呈三角形或不规则形,染色较浅,核仁明显。电镜下,有丰富的高尔基复合体、粗面内质网和滑面内质网等;相邻支持细胞的侧突在近基部形成紧密连接。功能:支持、营养和保护各级生精细胞;吞噬精子形成时脱落的胞质;合成并分泌雄激素结合蛋白;分泌抑制素;参与构成血-睾屏障。

(3)睾丸间质:生精小管之间的疏松结缔组织,内含间质细胞(Leydig 细胞),具有分泌类固醇激素细胞的超微结构特点,分泌雄激素。

(4)血-睾屏障:位于生精小管与血液之间的结构,由睾丸间质毛细血管内皮及其基膜、结缔组织、生精上皮基膜和支持细胞紧密连接构成。

2. 附睾

(1)附睾位于睾丸的上端和后缘,从上至下可分为头、体、尾 3 个部分。

(2)附睾的主要功能是储存和输送精子,促使精子成熟。

3. 输精管

(1)输精管全长 50 cm,分为睾丸部、精索部、腹股沟管部、盆部四部分,其中精索部是输精管结扎术常用部位,盆部末端膨大形成输精管壶腹。

(2)精索是指位于睾丸上端与腹股沟管腹环之间的圆索状结构,由输精管、睾丸动脉、蔓状静脉丛、输精管动、静脉、神经、淋巴管和鞘韧带等外包被膜构成。

(3)由输精管末端和精囊的排泄管汇合而成(长约 2 cm),穿过前列腺实质,开口于尿道的前列腺部。

4. 前列腺

(1)前列腺位于膀胱颈和尿生殖膈之间,分前列腺底、前列腺体、前列腺尖三部分;前列腺底与膀胱颈相贴,有尿道穿入;前列腺尖下贴尿生殖膈,尿道由此穿出;前列腺体的后面正中有前列腺沟,肛门指诊可扪及,患前列腺炎或前列腺增生时,此沟变浅或消失。

(2)前列腺可分前叶、中叶、后叶和两个侧叶。前叶位于尿道前方,中叶位于尿道与射精管之间,侧叶紧贴尿道的两侧,最后面是后叶。前列腺增生多见于中叶和侧叶,压迫尿道,引起排尿困难。

(3)前列腺分泌物是精液主要组成成分,含有的纤维蛋白溶酶可使凝固的精液液化。

5. 尿道球腺

一对豌豆样的小腺体,位于尿生殖膈内,排泄管开口于尿道球部,分泌物参与精液的组成。

6. 精液

精液由精子与生殖管道及其附属腺的分泌物混合组成,呈乳白色,弱碱性。正常男性每次射精约 2～5 ml,含精子(3～5)亿个。

7. 男性尿道

男性尿道全长 16～22 cm,有排精和排尿功能。全长自上而下分为前列腺部、膜部、海绵体部(见表 1-10-1),临床上,将前列腺部和膜部合称后尿道,海绵体部称前尿道。

表 1-10-1　男性尿道的特点

特　点	第　一　处	第　二　处	第　三　处
三处狭窄	尿道内口	膜部	尿道外口(最狭窄)
三处扩大	前列腺部	尿道球部	尿道舟状窝
两个弯曲	耻骨下弯:凹向前上方,不可变	耻骨前弯:凹向后下方,可变	

二、自测题

(一) 选择题

【A₁型题】

1. 精子产生的部位在　　　　　　　　　　　　　　　　　　　　　　　　　　(　　)

A. 生精小管　　　　　　　B. 直精小管　　　　　　　　　C. 睾丸网

D. 睾丸输出小管　　　　　E. 附睾管

2. 构成成人生精小管生精上皮的细胞是　　　　　　　　　　　　　　　　　　(　　)

A. 支持细胞与间质细胞　　　　B. 生精细胞与支持细胞

C. 间质细胞与生精细胞　　　　D. 支持细胞和精原细胞

E. 间质细胞和精原细胞

3. 初级精母细胞的核型为　　　　　　　　　　　　　　　　　　　　　　　　(　　)

A. 46,XY　　　B. 46,XX　　　C. 23,X　　　D. 23,Y　　　E. 92,XY

4. 生精小管切面中最不易见到的生精细胞是　　　　　　　　　　　　　　　　(　　)

A. 精原细胞　　　　　　　　B. 初级精母细胞　　　　　　C. 次级精母细胞

D. 精子细胞　　　　　　　　E. 精子

5. 形成精子头部顶体的细胞器是　　　　　　　　　　　　　　　　　　　　　(　　)

A. 溶酶体　　　B. 粗面内质网　　C. 微体　　　D. 线粒体　　　E. 高尔基复合体

6. 输精管结扎的部位选在　　　　　　　　　　　　　　　　　　　　　　　　(　　)

A. 睾丸部　　　B. 精索部　　　C. 腹股沟部　　　D. 壶腹部　　　E. 末端

7. 分泌雄激素的细胞是　　　　　　　　　　　　　　　　　　　　　　　　　(　　)

A. 精原细胞　　　　　　　　B. 初级精母细胞　　　　　　C. 次级精母细胞

D. 间质细胞　　　　　　　　E. 支持细胞

8. 射精管开口于尿道　　　　　　　　　　　　　　　　　　　　　　　　　　(　　)

A. 前列腺部　　　B. 膜部　　　C. 海绵体部　　　D. 球部　　　E. 舟状窝

9. 下列有关前列腺的描述,错误的是　　　　　　　　　　　　　　　　　　　(　　)

A. 前面与精囊及输精管壶腹相邻　　B. 内有尿道穿入

C. 后面与直肠相邻　　　　　　　　D. 位于膀胱颈和尿直肠膈之间

E. 分泌物是精液主要组成成分

10. 精囊腺的位置在 （　　）

A. 阴囊内　　　　　　　B. 睾丸的后方　　　　　　C. 膀胱底的后方

D. 前列腺的后方　　　　E. 输精管壶腹内侧

11. 男性尿道第 2 个狭窄部位在 （　　）

A. 尿道内口　　B. 尿道球部　　C. 尿道膜部　　D. 尿道舟状窝　　E. 尿道外口

12. 男性患者如发生骑跨伤,最常见的部位是 （　　）

A. 尿道前列腺部　　　　　B. 尿道球部　　　　　　C. 尿道膜部

D. 尿道海绵体部　　　　　E. 尿道外口

【A₃ 型题】

(13～15 题共用题干)

病例:患者,男性,68 岁。主诉:排尿困难 3 年,间歇性血尿 1 个月,尿胀 1 天。经检查,初步诊断为:前列腺增生伴尿潴留;膀胱肿瘤。

13. 现需在耻骨联合上方行膀胱穿刺术,可不经过腹膜腔而直接进入膀胱,其解剖学根据是 （　　）

A. 膀胱位置表浅

B. 膀胱是腹膜间位器官

C. 膀胱位于盆腔内,耻骨联合上方

D. 膀胱的位置可随其充盈不同而发生变化

E. 膀胱上面的腹膜可随膀胱的充盈而上移

14. 膀胱肿瘤和炎症好发部位在 （　　）

A. 膀胱尖　　　B. 膀胱三角　　　C. 膀胱体　　　D. 膀胱颈　　　E. 膀胱底

15. 前列腺增生时,肛门指检可扪及 （　　）

A. 前列腺后叶和前列腺沟　　　　B. 前列腺侧叶和后叶

C. 前列腺前叶和中叶　　　　　　D. 前列腺侧叶

E. 前列腺中叶和后叶

【B 型题】

(16～18 题共用备选答案)

A. 睾丸　　　　B. 附睾　　　C. 精索　　　D. 精囊　　　E. 尿道球

16. 男性生殖腺是 （　　）

17. 储存精子的器官是 （　　）

18. 通过腹股沟管的是 （　　）

(19～21 题共用备选答案)

A. 尿道前列腺部　　　　　B. 尿道膜部　　　　　　C. 尿道海绵体部

D. 尿道球部　　　　　　　E. 尿道外口

19. 男性尿道最狭窄处 （　　）

20. 穿过尿生殖膈一段的是 （　　）

21. 射精管开口于 （　　）

（22～24 题共用备选答案）

A. 初级精母细胞　　　　　B. 次级精母细胞

C. 支持细胞　　　　　　　D. 精子细胞

E. 间质细胞

22. 靠近生精小管腔的细胞是 （　　）

23. 在成熟分列前期停留最长的细胞是 （　　）

24. 可支持和营养生精细胞的是 （　　）

【X 型题】

25. 下列关于生殖系统正确的是 （　　）

A. 男女生殖器官都可分为内、外生殖器

B. 内生殖器包括生殖腺、生殖管道和附属腺

C. 男女内生殖器都位于盆腔内

D. 男女生殖管道均不能与腹膜腔相通

E. 男女生殖腺的功能是产生生殖细胞和分泌性激素

26. 有关睾丸的描述,正确的是 （　　）

A. 产生精子　　　　　　B. 分泌雄激素　　　　　C. 位于阴囊内

D. 全部被覆有鞘膜　　　E. 上端和后缘附有附睾

27. 有关精原细胞的描述,正确的是 （　　）

A. 为最幼稚的生精细胞

B. 是青春期前唯一构成生精小管壁的细胞

C. 分 A、B 两型

D. 紧贴基膜

E. B 型精原细胞经数次分裂后分化为初级精母细胞

28. 属于支持细胞功能的是 （　　）

A. 支持和营养生精细胞　　　B. 合成和分泌雄激素结合蛋白

C. 参与构成血-睾屏障　　　　D. 可吞噬衰老的生精细胞

E. 分泌雄激素

29. 属于男性附属腺的有 （　　）

A. 前列腺　　　B. 前庭大腺　　　C. 精囊　　　D. 尿道球腺　　　E. 附睾

30. 临床上后尿道指 （　　）

A. 尿道前列腺部　　　　　B. 尿道膜部　　　　　C. 尿道海绵体部

D. 尿道球部　　　　　　　E. 尿道舟状窝

31. 血-睾屏障的组成包括 （　　）

A. 间质内毛细血管内皮及其基膜　　　B. 结缔组织

C. 生精上皮基膜　　　　　　　　D. 支持细胞紧密连接

　　E. 支持细胞基底面的细胞膜

32. 有关精子细胞的描述,正确的是　　　　　　　　　　　　　　　（　　）

　　A. 紧贴基膜　　　　　　　　　B. 细胞不再分裂

　　C. 可变态成为精子　　　　　　D. 核型为 23,X 或 23,Y

　　E. 是幼稚的生精细胞

33. 与睾丸间质有关的是　　　　　　　　　　　　　　　　　　　（　　）

　　A. 为疏松结缔组织　　　　　　B. 富含血管和淋巴管

　　C. 含睾丸间质细胞　　　　　　D. 位于生精小管之间

　　E. 其中的结缔组织参与血-睾屏障的组成

（二）填空题

1. 男性生殖腺是_____;储存精子的是_____。

2. 生精细胞包括_____、_____、_____、_____和_____。

3. 从精原细胞到形成精子的过程称_____,经历了_____、_____和_____
3 个阶段。

4. 初级精母细胞的核型为_____,次级精母细胞的核型为_____。

5. 射精管是由_____末端与_____的排泄管汇合而成。

6. 输精管可分为_____、_____、_____和_____四部分,其中_____
位置表浅,是输精管结扎的常用部位。

7. 前列腺位于_____,有_____穿过,_____穿入。

8. 阴茎主要由 2 条_____和 1 条_____构成,其中_____内有尿道穿过。

9. 男性尿道可分_____、_____、_____三部分,其中最长的一段是_____,
最宽阔处是_____,最狭窄处是_____;外伤性尿道断裂最易发生的是_____。

（三）名词解释

1. 鞘膜腔

2. 精索

3. 精子形成

4. 精子发生

5. 射精管

6. 尿道球腺

7. 睾丸网

8. 输精管壶腹

（四）问答题

1. 简述精子的产生部位和排出体外的途径。

2. 一成年男性患者需进行导尿,问:① 男性尿道的长度是多少? 可分为哪几部分? ② 有哪几个狭窄、扩大和弯曲? ③ 导尿时,应注意什么?

3. 简述前列腺的位置、形态及其分叶。

4. 简述输精管的形态特征,它包含哪几个分部。

(五) 填图题

1. 请写出下图中数字代表的结构名称。

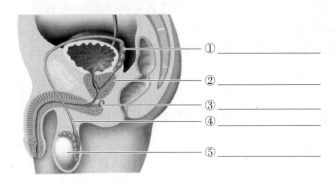

① _____
② _____
③ _____
④ _____
⑤ _____

2. 请写出下图中数字代表的结构名称。

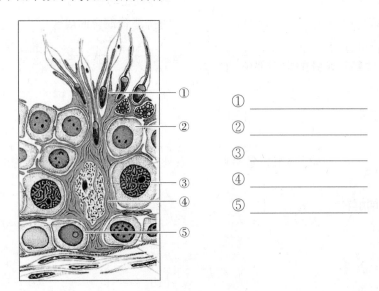

① _____
② _____
③ _____
④ _____
⑤ _____

第二节　女性生殖系统

一、学习纲要

(一) 知识框架

参见图 1-10-2。

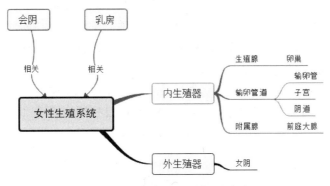

图 1-10-2 女性生殖系统知识框架图

(二) 学习要点

1. 卵巢

1) 卵巢的位置和形态

卵巢位于盆腔内,贴靠于盆腔侧壁的卵巢窝(髂内、外动脉夹角处)内。呈扁卵圆形。卵巢上端与输卵管伞相接触,并借助卵巢悬韧带连于骨盆上口;下端借助卵巢固有韧带连于子宫角上;前缘借卵巢系膜与子宫阔韧带相连,前缘中部为卵巢门,有血管、神经等出入。卵巢形态随年龄变化。

2) 卵巢的周期性变化

卵巢从青春期开始经历着卵泡发育、黄体形成和黄体退化的周期性变化,直到绝经。

(1) 卵泡是由卵母细胞和卵泡细胞组成的球形结构。新生儿两侧卵巢内有 100 万~200 万个原始卵泡,青春期时仅存 4 万个。女性一生排卵约 400 个。从青春期到绝经期,卵泡分批发育经历原始卵泡、初级卵泡、次级卵泡和成熟卵泡 4 个阶段(见表 1-10-2)。

表 1-10-2 不同发育阶段的卵泡比较

卵泡类型		主 要 构 成	备 注
原始卵泡		中央的一个初级卵母细胞和周围的一层扁平卵泡细胞	
生长卵泡	初级卵泡	初级卵母细胞增大;卵泡细胞形体由扁平→立方或柱状,单层→多层;出现透明带、放射冠和卵泡膜	初级卵母细胞停滞于第一次成熟分裂前期
	次级卵泡	初级卵母细胞继续增大;出现卵泡腔;形成卵丘(卵母细胞、放射冠、部分卵泡细胞);颗粒层(部分卵泡细胞)形成;卵泡膜分内外两层,内层含膜细胞	
成熟卵泡		排卵前 36~48 小时初级卵母细胞完成第一次成熟分裂,形成一个次级卵母细胞和一个第一极体。向卵巢表面突出,卵泡腔扩大,卵泡液剧增,卵泡壁变薄	次级卵母细胞停滞于第二次成熟分裂中期

(2) 排卵:是成熟卵泡破裂,次级卵母细胞及其外周的透明带和放射冠随卵泡液一起从卵巢排出的过程。发生在月经周期的第 14 天左右。

（3）黄体：排卵后，残留在卵巢内的颗粒细胞和卵泡膜细胞向腔内塌陷，卵泡膜内的结缔组织和毛细血管也伸入其中，逐渐形成具有内分泌功能的细胞团，新鲜时呈黄色，称黄体。颗粒细胞分化为颗粒黄体细胞，位于黄体的中央。膜细胞分化为膜黄体细胞，位于黄体的周边。

（4）黄体的发育取决于排出的卵是否受精。卵未受精，黄体维持 2 周左右，称月经黄体；卵受精，黄体继续发育，可维持 5～6 个月，称妊娠黄体。两种黄体最终均退化成白体。

（5）闭锁卵泡：退化后的卵泡称闭锁卵泡，退化的过程卵泡闭锁。其中原始卵泡和初级卵泡退化基本相同，次级卵泡和成熟卵泡退化后成间质腺。

（6）卵巢的内分泌功能：见表 1-10-3。

表 1-10-3　卵巢分泌的激素

激素类型	分泌激素的细胞	分泌时期	激 素 功 能
雌激素	（1）颗粒细胞和膜细胞共同分泌 （2）膜黄体细胞和粒黄体细胞协同分泌	卵泡发育期 黄体形成期	促进女性生殖器官的发育、激发和维持第二性征
孕激素 （孕酮）	粒黄体细胞大量分泌	黄体形成期	促进子宫内膜增生肥厚及子宫腺的分泌，使子宫内膜维持在分泌期
松弛素	粒黄体细胞分泌	妊娠时才有	使妊娠子宫的平滑肌松弛，以维持妊娠
雄激素	卵巢门细胞分泌	总是	促进男性生殖器官的发育、激发和维持第二性征

2. 输卵管

输卵管从内向外分为：输卵管子宫部（最狭窄）、输卵管峡（结扎时常用的部位）、输卵管壶腹（受精的部位）、输卵管漏斗（有识别输卵管的标志——输卵管伞和输卵管腹腔口）。

临床上，将输卵管和卵巢合称为子宫附件。

3. 子宫

1）子宫的位置和结构

子宫位于盆腔中央，膀胱与直肠之间，呈前倾、前屈位。成人子宫呈前后略扁的倒置梨形，外形分子宫底、子宫体、子宫颈（子宫颈阴道上部和子宫颈阴道部）；子宫内腔分为子宫腔和子宫颈管，下口为子宫口，未产妇呈圆形，经产妇呈横裂状。

2）子宫的固定装置

子宫位置的固定以韧带为主，辅以尿生殖膈、阴道和盆底肌的承托（见表 1-10-4）。

表 1-10-4　子宫固定装置及作用

名　称	作　用
子宫阔韧带	限制子宫向两侧移动
子宫圆韧带	维持子宫前倾
子宫主韧带	防止子宫脱垂
骶子宫韧带	维持子宫前倾、前屈
尿生殖膈、阴道、盆底肌	承托

3）月经周期

自青春期开始,子宫内膜功能层在卵巢分泌的雌激素和孕激素作用下,每隔28天左右发生一次功能层的剥脱、出血,并经阴道排出体外,称为月经。从月经第1天起至下次月经来潮的周期性变化,称月经周期,分为月经期、增生期和分泌期。

（1）月经期:为月经周期的第1~4天。此期卵巢中的月经黄体退化,雌激素和孕激素分泌骤减,使子宫内膜中的螺旋动脉收缩,导致子宫内膜功能层缺血、坏死。后螺旋动脉又短暂扩张,使毛细血管充血以致破裂,坏死的组织块随血液一起经阴道排出,形成月经。

（2）增生期:又称卵泡期。月经周期的第5~14天。此期卵巢卵泡发育分泌雌激素,子宫内膜在雌激素作用下修复增生;子宫腺增多、增长,腺腔增大,腺上皮细胞呈柱状,胞质内出现糖原;螺旋动脉也增长弯曲。增生期末,卵巢内成熟卵泡排卵。

（3）分泌期:又称黄体期。月经周期的第15~28天。卵巢排卵后形成黄体,在黄体分泌的孕激素和雌激素共同作用下,子宫内膜继续增厚,可达5~7 mm;子宫腺极度弯曲,腺腔膨胀,充满腺细胞的分泌物,内含大量糖原;固有层内组织液增多呈水肿状态。若卵受精,内膜继续增厚,发育为蜕膜,一部分基质细胞增生肥大,胞质内充满糖原颗粒和脂滴,转化称为蜕膜细胞;另一部分基质细胞体积较小,胞质颗粒内含松弛素。若卵未受精,黄体退化,孕激素和雌激素减少,子宫内膜又将萎缩、剥脱,进入下一个月经周期。

4. 阴道

（1）阴道连接于子宫与外生殖器之间。

（2）阴道穹是阴道上端呈穹隆状包绕子宫颈阴道部,在子宫颈周围形成环行凹陷。分前穹、后穹和侧穹,后穹最深,与直肠子宫陷凹相邻;阴道下端为阴道口,开口于阴道前庭(尿道外口的后方)。阴道前壁与膀胱和尿道相邻,后壁与直肠相邻。

（3）阴道黏膜受卵巢激素的影响也呈周期性变化。

5. 会阴

（1）广义会阴指封闭骨盆下口的全部软组织。临床上,常将肛门与外生殖器之间的狭小区域称为会阴,此为狭义会阴,或称产科会阴。

（2）会阴以坐骨结节连线为界分尿生殖区(男性有尿道穿过,女性有尿道、阴道穿过)和肛区(肛管穿过)。

二、自测题

(一) 选择题

【A₁型题】

1. 通过卵巢动静脉的韧带是　　　　　　　　　　　　　　　　　　　　　　（　　）

A. 卵巢固有韧带　　　　　　　B. 子宫圆韧带　　　　　　　　C. 子宫主韧带

D. 骶子宫韧带　　　　　　　　E. 卵巢悬韧带

2. 下列关于卵巢的叙述,错误的是　　　　　　　　　　　　　　　　　　　　（　　）

A. 卵巢分泌雌激素、孕激素和雄激素

B. 新生儿出生时有100万~200万个卵泡

C. 青春期一定有排卵并有月经来潮

D. 妇女一生中约有 400 个卵泡发育成熟而排卵

E. 卵巢每月有数个卵泡发育,但一般只有一个卵泡发育成熟排卵

3. 老年期妇女卵巢主要分泌 （　　）

A. 雌激素　　　　B. 雄激素　　　　C. 孕激素　　　　D. 催乳素　　　　E. 松弛素

4. 下列有关原始卵泡的描述,错误的是 （　　）

A. 位于皮质浅层

B. 数量多,体积小

C. 卵泡细胞较小,与结缔组织之间有基膜

D. 由卵原细胞和一层扁平的卵泡细胞构成

E. 由初级卵母细胞和一层扁平的卵泡细胞构成

5. 卵巢排出的卵处于 （　　）

A. 第一次成熟分裂前期　　　　　　B. 第一次成熟分裂中期

C. 第二次成熟分裂前期　　　　　　D. 第二次成熟分裂中期

E. 完成第二次成熟分裂

6. 下列有关黄体的叙述,错误的是 （　　）

A. 颗粒黄体细胞由颗粒细胞分化形成

B. 膜黄体细胞由膜细胞分化形成

C. 可分泌孕激素和雌激素

D. 妊娠黄体还分泌松弛素

E. 黄体还能分泌黄体生成素

7. 下列关于卵巢周期变化的叙述,错误的是 （　　）

A. 青春期原始卵泡开始发育　　　B. 每月只有一个卵泡发育成熟

C. 成熟卵泡的直径达 18～23 mm　　D. 排卵后卵泡即成为闭锁卵泡

E. 排卵后颗粒细胞形成颗粒黄体细胞

8. 输卵管结扎术的结扎部位在输卵管的 （　　）

A. 间质部　　　　B. 峡部　　　　C. 壶腹部　　　　D. 伞部　　　　E. 漏斗部

9. 识别输卵管的标志是 （　　）

A. 输卵管子宫部　　　　　　B. 输卵管峡　　　　　　C. 输卵管壶腹

D. 输卵管漏斗　　　　　　E. 输卵管伞

10. 有关子宫的描述,正确的是 （　　）

A. 位于小骨盆腔的后方　　　　　B. 子宫的内腔称子宫腔

C. 子宫颈为炎症和肿瘤好发部位　　D. 子宫的后方为膀胱

E. 子宫的前方为耻骨联合

11. 通过腹股沟管的结构是 （　　）

A. 骶子宫韧带　　B. 子宫圆韧带　　C. 子宫主韧带　　D. 子宫阔韧带　　E. 卵巢固有韧带

12. 由双层腹膜形成的韧带是 （　　）

A. 子宫阔韧带　　B. 子宫圆韧带　　C. 子宫主韧带　　D. 骶子宫韧带　　E. 卵巢固有韧带

13. 临床上,行剖宫产术的常用部位是 （　　）

A. 子宫底 B. 子宫体 C. 子宫颈

D. 子宫颈阴道上部 E. 子宫峡

14. 月经期血液中含量下降的激素是 （　　）

A. 卵泡刺激素 B. 黄体生成素 C. 雌激素

D. 孕激素 E. 雌激素和孕激素

15. 月经周期中易受孕的时间是 （　　）

A. 第 4～7 天 B. 第 8～11 天 C. 第 12～16 天

D. 第 17～21 天 E. 第 22～28 天

16. 使子宫内膜从增殖期向分泌期转变的激素是 （　　）

A. 雌二醇 B. 雌三醇 C. 雌酮 D. 孕激素 E. 睾酮

17. 透明带位于 （　　）

A. 初级卵母细胞内 B. 卵泡膜内 C. 卵泡细胞之间

D. 卵泡细胞外面 E. 初级卵母细胞与卵泡细胞之间

18. 与阴道后穹相邻的结构是 （　　）

A. 直肠子宫陷凹 B. 膀胱子宫陷凹 C. 直肠膀胱陷凹

D. 盲肠后隐窝 E. 膀胱上窝

19. 下列关于女性乳房描述,错误的是 （　　）

A. 输乳管开口于乳头

B. 乳房手术采用环状切口

C. 乳腺被纤维隔分隔成 15～20 个乳腺叶

D. 有 Cooper 韧带

E. 乳腺癌早期,乳房的皮肤可出现不同程度的凹陷

20. 下列关于会阴的描述,错误的是 （　　）

A. 是封闭骨盆下口的全部软组织

B. 男性尿生殖区内有尿道通过

C. 女性尿生殖区内有尿道和阴道通过

D. 肛区有直肠通过

E. 产科会阴是指肛门与外生殖器之间的狭小区域

21. 次级卵泡没有的结构是 （　　）

A. 初级卵母细胞 B. 透明带 C. 次级卵母细胞

D. 放射冠 E. 卵泡细胞

22. 使子宫内膜从增生期向分泌期转变的激素是 （　　）

A. 雌二醇 B. 雌三醇 C. 雌酮 D. 孕激素 E. 睾酮

23. 子宫内膜由分泌期进入月经期的最根本原因是 （　　）

A. 螺旋动脉破裂 B. 月经黄体退化

C. 雌激素水平下降 D. 孕激素水平下降

E. 排卵后未受精

24. 透明带位于 （　　）

A. 初级卵母细胞内　　　　　　B. 卵泡膜内　　　　　　　　C. 卵泡细胞之间

D. 卵泡细胞外面　　　　　　　E. 初级卵母细胞与卵泡细胞之间

25. 排卵时,子宫内膜处于 （　　）

A. 月经期　　　B. 增生早期　　　C. 增生末期　　　D. 分泌早期　　　E. 分泌末期

【A₃型题】

(26～27 题共用题干)

病例:李某,32 岁。月经周期异常,表现为经量增多,经期延长 2 年。经检查,初步诊断:子宫肌瘤;贫血。

26. 跟子宫肌瘤发生关系最密切的激素是 （　　）

A. 孕激素　　　B. 松弛素　　　C. 雄激素　　　D. 雌激素　　　E. 肾上腺激素

27. 子宫的平滑肌纤维在妊娠时会增长至 （　　）

A. $30 \sim 50 \, \mu m$　　　　　　B. $50 \sim 80 \, \mu m$　　　　　　C. $200 \sim 300 \, \mu m$

D. $300 \sim 500 \, \mu m$　　　　　E. $500 \sim 600 \, \mu m$

(28～30 题共用题干)

病例:赵某,15 岁。经量增多,经期延长,周期缩短半年,持续阴道流血 10 余天,头晕、心慌 2 天。经检查,初步诊断:功能性子宫出血;贫血。

28. 女子月经期的卫生保健应做到 （　　）

A. 心情舒畅,情绪稳定　　　　B. 注意用品和外阴的清洁卫生

C. 注意饮食、防寒　　　　　　D. 适当休息

E. 以上都正确

29. 子宫内膜增生期的变化特点描述,正确的是 （　　）

A. 又称黄体期　　　　　　　　B. 为月经周期的第 5～14 天

C. 此时期卵巢已排卵　　　　　D. 子宫腺高度弯曲,分泌旺盛

E. 螺旋动脉增长并更弯曲伸达内膜表层

30. 关于月经的特点,正确的是 （　　）

A. 有排卵才有月经　　　　　　B. 排卵发生在两次月经之间

C. 月经期基础体温是上升的　　D. 排卵发生在下次月经来潮前 14 天

E. 排卵发生在月经来潮后第 14 天

【B型题】

(31～33 题共用备选答案)

A. 卵原细胞　　　　　　　　　B. 卵细胞

C. 初级卵母细胞　　　　　　　D. 次级卵母细胞

E. 初级卵母细胞或次级卵母细胞

31. 初级卵泡内含有的是 （　　）

32. 次级卵泡内含有的是 （　　）

33. 排卵时排出的是 （　　）

（34～36 题共用备选答案）

A. 透明带　　　　B. 黄体　　　　C. 颗粒层　　　　D. 卵泡液　　　　E. 放射冠

34. 卵泡腔周围的数层卵泡细胞 （　　）

35. 生长卵泡中初级卵母细胞与卵泡细胞出现的嗜酸性膜称 （　　）

36. 颗粒黄体细胞和膜黄体细胞共同形成 （　　）

【X 型题】

37. 下列有关卵巢的描述,正确的是 （　　）

A. 位于盆腔卵巢窝内

B. 上端卵巢悬韧带

C. 下端借卵巢固有韧带连于子宫两侧

D. 后缘有卵巢门

E. 有年龄变化

38. 初级卵泡具有的结构有 （　　）

A. 初级卵母细胞　　　　B. 透明带　　　　C. 放射冠

D. 颗粒层　　　　E. 卵泡膜

39. 在女性,外界与腹膜腔相通,需经过的器官有 （　　）

A. 子宫　　　　B. 输卵管　　　　C. 阴道　　　　D. 输尿管　　　　E. 尿道

40. 有关卵泡的描述,正确的是 （　　）

A. 原始卵泡内为卵原细胞

B. 初级卵泡内为初级卵母细胞

C. 初级卵泡和次级卵泡合称生长卵泡

D. 次级卵泡内为次级卵母细胞

E. 在排卵前完成第二次成熟分裂

41. 关于阴道穹的描述,正确的是 （　　）

A. 位于阴道的上端　　　　B. 包绕子宫颈阴道部

C. 分前部、后部及两侧部　　　　D. 阴道前穹最深

E. 随月经周期变化

42. 下列关于女性乳房的叙述,正确的是 （　　）

A. 内分泌腺　　　　B. 乳头有输乳管开口

C. 输乳管呈放射状排列　　　　D. 乳腺被纤维隔分成 15～20 个乳腺叶

E. 乳腺癌早期,乳房的皮肤可出现不同程度的凹陷

(二) 填空题

1. 女性生殖腺是_____,其形态、大小与年龄有关,_____较小,_____最

大，_____开始缩小，_____逐渐萎缩。

2. 卵泡的发育分为_____、_____、_____和_____4 个阶段。

3. 初级卵母细胞在胚胎时期由_____分裂分化形成，并长期（12～50 年）停滞在_____，直至_____才完成分裂。

4. 透明带是由_____和_____共同分泌的。

5. 成熟卵泡在排卵前_____小时，_____完成_____，形成_____和_____。_____迅速进入_____，停滞在分裂_____。

6. 黄体中的_____分泌孕激素，_____与_____协同作用分泌雌激素。

7. 退化的卵泡称_____；卵泡退化的过程_____。

8. 子宫位于_____，在_____和_____之间，呈_____、_____位。

9. 子宫分为_____、_____和_____三部分；子宫内腔分为_____和_____。

10. 子宫内膜上皮为_____，子宫口上皮为_____，固有层结缔组织较厚，含大量低分化的梭形或星形的_____和_____。

11. 子宫内膜可分为浅表的_____和深部的_____。_____较厚，自青春期开始，在卵巢激素作用下，发生周期性剥脱、出血，即_____。

12. 月经周期的 28 天中，第 1～4 天为_____；第 5～14 天为_____，又称_____；15～28 天为_____，又称_____。

13. 输卵管由内侧向外侧依次可分为_____、_____、_____和_____四部分。输卵管结扎的常用部位是_____；识别输卵管的标志是_____。

14. 阴道前壁与_____和_____相邻，后壁与_____相邻。

15. 广义会阴以两侧坐骨结节连线为界分为，后方称_____，有_____通过；前方称_____；男性有_____通过，女性有_____和_____通过。

(三) 名词解释

1. 子宫附件
2. 排卵
3. 黄体
4. 月经周期
5. 阴道穹
6. 狭义会阴
7. 盆膈
8. 尿生殖膈

（四）问答题

1. 试述子宫的位置与固定装置及功能。

2. 简述子宫内膜增生期的结构特点。

3. 简述子宫内膜分泌期的主要结构特点。

4. 阴道穹分哪几个部分？其临床意义如何？

5. 试述黄体的概念,列举其分泌的激素及激素分泌细胞。

6. 试述月经周期的概念,并简述三个时期中雌激素和孕激素水平的变化(减少或升高)。

（五）填图题

请写出下图中数字代表的结构名称。

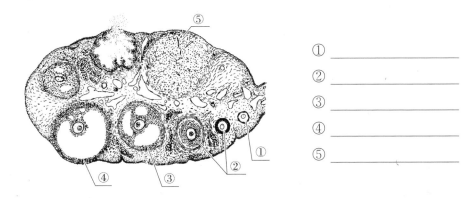

① _____

② _____

③ _____

④ _____

⑤ _____

第十一章 感 觉 器

感觉器是感受器及其附属结构的总称。感受器是能感受不同刺激并产生神经冲动的结构,广泛分布于人体各部的组织、器官内,其结构和功能各异。有的结构简单,仅由游离末梢形成,如痛觉感受器;有的结构较复杂,是神经末梢和被囊共同形成的器官,如触觉小体、环层小体等;有的结构极为复杂,由感受器及其辅助装置共同构成,即感觉器,如视器、前庭蜗器等。

正常情况下,一种感受器只能接受某一适宜的刺激,如对视网膜适宜的刺激是一定波长的光,对听器适宜的刺激是一定频率的声波等。

第一节 视　　器

一、学习纲要

(一) 知识框架

参见图 1-11-1。

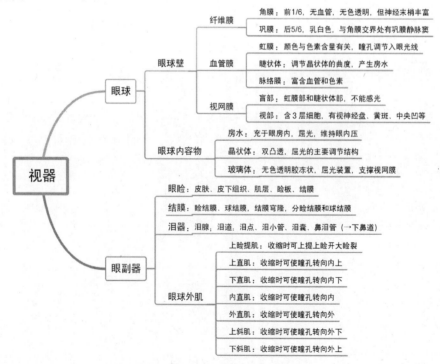

图 1-11-1　视器知识框架图

（二）学习要点

1. 眼球壁

1）眼球纤维膜

（1）角膜：占前1/6，无血管，无色透明，但神经末梢丰富。

（2）巩膜：占后5/6，呈乳白色，与角膜交界处的深面有环形的巩膜静脉窦。

2）眼球血管膜

（1）虹膜：中央有圆形的瞳孔，虹膜内有环绕瞳孔周围的瞳孔括约肌和呈放射状排列的瞳孔开大肌。虹膜与角膜交角处形成虹膜角膜角。

（2）睫状体：位于中部，发出睫状小带与晶状体相连。睫状肌运动可调节晶状体的屈度。

（3）脉络膜：位于最后部，紧贴巩膜内面，富含血管和色素细胞。

3）视网膜

（1）视网膜盲部：紧贴虹膜和睫状体的内面。

（2）视网膜视部：紧贴脉络膜的内面。其后部有圆形隆起的视神经盘，颞侧有黄斑，黄斑的中央凹陷为中央凹，此为视网膜感光最敏锐的部位。视网膜由外向内由色素上皮层、感光细胞、双极细胞和节细胞组成。

2. 眼球内容物

（1）眼房和房水：眼房位于角膜和晶状体之间，其内充满房水，房水由睫状体产生。房水的循环途径：房水由睫状体产生后由后房经瞳孔，依次经前房、虹膜角膜角、巩膜静脉窦注入眼静脉。

（2）晶状体：呈双凸透镜状弹性透明体，视近物时变厚，视远物时变薄。

（3）玻璃体：为无色透明的胶状物质。

二、自测题

（一）选择题

【A₁型题】

1. 下列有关角膜的叙述，错误的是 （　　）

A. 无色透明　　　　　　　　B. 有折光作用　　　　　　　　C. 无血管

D. 有神经末梢　　　　　　　E. 能进行屈度调节

2. 被称为生理性盲点的结构是 （　　）

A. 黄斑中央凹　　B. 视神经盘　　C. 视网膜盲部　　D. 视网膜视部　　E. 神经部

3. 不属于眼球壁的结构是 （　　）

A. 虹膜　　　　　B. 视网膜　　　C. 睫状体　　　D. 晶状体　　　E. 角膜

4. 下列有关瞳孔的描述，错误的是 （　　）

A. 位于虹膜的中央　　　　　　B. 沟通前、后房

C. 为圆形的小孔　　　　　　　D. 能调节进入眼球内的光线

E. 大小的变化与睫状肌的收缩有关

5. 房水 （　　）

A. 由晶状体产生　　　　　　　B. 经玻璃体吸收

C. 经虹膜角膜角渗入巩膜静脉窦　D. 自前房经瞳孔进入后房

E. 以上都不正确

6. 视网膜感光最敏锐的部位在 （　　）

A. 视神经视盘的周围　　　　B. 视盘陷凹　　　　　　C. 生理性盲点处

D. 脉络膜　　　　　　　　　E. 中央凹

7. 活体上用眼底镜检查,不能观察到的结构是 （　　）

A. 血管　　　B. 视神经视盘　　C. 视神经　　　D. 中央凹　　　E. 黄斑

8. 沟通前、后房的结构是 （　　）

A. 泪点　　　B. 瞳孔　　　C. 鼻泪管　　　D. 巩膜静脉窦　　E. 虹膜角膜角

9. 能产生房水的结构是 （　　）

A. 泪腺　　　B. 晶状体　　　C. 睫状体　　　D. 玻璃体　　　E. 结膜

10. 具有维持眼内压的结构是 （　　）

A. 玻璃体　　　B. 晶状体　　　C. 房水　　　D. 巩膜　　　E. 视网膜

11. 下列不属于屈光物质的是 （　　）

A. 角膜　　　B. 睫状体　　　C. 房水　　　D. 玻璃体　　　E. 晶状体

12. 与改变晶状体的屈度有关的肌是 （　　）

A. 瞳孔括约肌　B. 睫状肌　　　C. 瞳孔开大肌　D. 眼轮匝肌　　E. 上斜肌

13. 当看近物时 （　　）

A. 睫状肌收缩,晶状体变扁　　　B. 睫状肌收缩,晶状体变凸

C. 睫状肌舒张,晶状体变扁　　　D. 睫状肌舒张,晶状体变凸

E. 睫状肌不参与调节

14. 使眼球转向外下的肌是 （　　）

A. 外直肌　　　B. 下斜肌　　　C. 下直肌　　　D. 上斜肌　　　E. 上直肌

15. 麦粒肿是 （　　）

A. 睑缘腺炎　B. 毛囊炎　　　C. 睑板腺炎　　D. 汗腺炎　　　E. 泪小管炎

16. 霰粒肿是 （　　）

A. 泪腺发炎　　B. 皮脂腺发炎　C. 毛囊炎　　　D. 睑板腺囊肿　E. 泪囊炎

17. 下列哪种肌肉瘫痪可造成眼内斜视 （　　）

A. 内直肌　　　B. 外直肌　　　C. 上直肌　　　D. 上斜肌　　　E. 下斜肌

18. 使瞳孔缩小的肌是 （　　）

A. 瞳孔括约肌　B. 睫状肌　　　C. 瞳孔开大肌　D. 眼轮匝肌　　E. 上斜肌

19. 白内障是由哪个结构病变引起的 （　　）

A. 虹膜　　　B. 玻璃体　　　C. 房水　　　D. 晶状体　　　E. 结膜

20. 具有感光细胞的是 （　　）

A. 玻璃体　　　B. 晶状体　　　C. 房水　　　D. 巩膜　　　E. 视网膜

21. 下列属于内耳的是 （　　）

A. 鼓膜　　　　　B. 听小骨　　　　C. 咽鼓管　　　　D. 半规管　　　　E. 鼓室

22. 上斜肌收缩时,瞳孔转向　　　　　　　　　　　　　　　　　　　　　（　　）

A. 上内方　　　B. 下内方　　　C. 上外方　　　D. 下外方　　　E. 外侧

【B型题】

（23~24题共用备选答案）

A. 巩膜　　　　　B. 虹膜　　　　C. 角膜　　　　D. 视网膜　　　　E. 脉络膜

23. 光线进入眼球时,首先通过的结构是　　　　　　　　　　　　　　　　（　　）

24. 中央有一圆孔的是　　　　　　　　　　　　　　　　　　　　　　　　（　　）

（25~26题共用备选答案）

A. 黄斑　　　　　B. 玻璃体　　　　C. 视神经视盘　　　　D. 中央凹　　　　E. 节细胞层

25. 感光最敏锐的部位是　　　　　　　　　　　　　　　　　　　　　　　（　　）

26. 有视网膜中央血管通过的结构是　　　　　　　　　　　　　　　　　　（　　）

（27~28题共用备选答案）

A. 玻璃体　　　　B. 晶状体　　　　C. 睫状体　　　　D. 房水　　　　E. 角膜

27. 为无色透明的胶状物质　　　　　　　　　　　　　　　　　　　　　　（　　）

28. 不具有屈光作用的结构　　　　　　　　　　　　　　　　　　　　　　（　　）

（29~30题共用备选答案）

A. 睫状肌　　　　B. 上直肌　　　　C. 瞳孔括约肌　　　　D. 眼轮匝肌　　　　E. 瞳孔开大肌

29. 舒缩可改变晶状体的屈度的是　　　　　　　　　　　　　　　　　　　（　　）

30. 位于眼睑的肌层是　　　　　　　　　　　　　　　　　　　　　　　　（　　）

【X型题】

31. 有血管分布的结构是　　　　　　　　　　　　　　　　　　　　　　　（　　）

A. 角膜　　　　B. 虹膜　　　　C. 晶状体　　　　D. 视网膜　　　　E. 脉络膜

32. 视网膜　　　　　　　　　　　　　　　　　　　　　　　　　　　　　（　　）

A. 分内、外两层　　　　　　B. 紧贴于巩膜的内面　　　　　C. 有感光作用

D. 包括脉络膜　　　　　　　E. 没有血管分布

33. 角膜　　　　　　　　　　　　　　　　　　　　　　　　　　　　　　（　　）

A. 略向前凸　　　　　　　　B. 不含血管

C. 有丰富的神经末梢　　　　D. 中央处颜色最暗

E. 光线进入眼内首先通过的结构

34. 瞳孔　　　　　　　　　　　　　　　　　　　　　　　　　　　　　　（　　）

A. 位于虹膜的中央　　　　　B. 形态规整　　　　　C. 看远物时缩小

D. 沟通前房与后房　　　　　E. 外界光线强大时开大

35. 睫状体 （　　）

A. 位于眼球血管膜的最前部 　　 B. 内含有骨骼肌

C. 是产生房水的部位 　　 D. 周缘连有睫状小带

E. 肌的舒缩可调节晶状体的屈度

36. 用肉眼观察活体眼球，可见到 （　　）

A. 视网膜 　　 B. 角膜 　　 C. 虹膜 　　 D. 巩膜 　　 E. 睫状体

37. 眼房 （　　）

A. 位于角膜与玻璃体之间 　　 B. 被虹膜分为前、后房 　　 C. 内有房水

D. 前、后房经瞳孔相通 　　 E. 前房的边缘部称巩膜静脉窦

38. 眼球壁含有平滑肌的结构是 （　　）

A. 睫状小带 　　 B. 晶状体囊 　　 C. 睫状体 　　 D. 脉络膜 　　 E. 虹膜

39. 眼向正上方仰视，是下列哪些肌协同收缩完成的 （　　）

A. 上直肌 　　 B. 上斜肌 　　 C. 下斜肌 　　 D. 下直肌 　　 E. 外直肌

（二）填空题

1. 眼球壁由外向内依次为_____、_____和_____。

2. 眼球纤维膜可分为前 1/6 部的_____和后 5/6 的_____两部分。前、后部交界处的深面有一环形小管，称为_____。

3. 眼球血管膜由前向后分为_____、_____和_____ 3 个部分。

4. 眼的屈光系统包括_____、_____、_____和_____。

5. 虹膜内有两种不同排列方向的平滑肌，一种为_____，另一种为_____。睫状体内的平滑肌称为_____。

6. 眼球外肌有_____、_____、_____、_____、_____、_____和_____7 条。

（三）名词解释

1. 虹膜角膜角

2. 巩膜静脉窦

3. 眼房

4. 中央凹

5. 视神经视盘

6. 黄斑

（四）问答题

1. 外界的光线需经过哪些结构的折射才能投射到视网膜上？

2. 简述在活体用眼底镜检查时所能观察到的结构。

3. 说明房水的产生、循环和临床意义。

4. 正常情况下,视近物、视远物时如何调节才能看清物体?

(五) 填图题

请写出下图中数字分别代表什么结构。

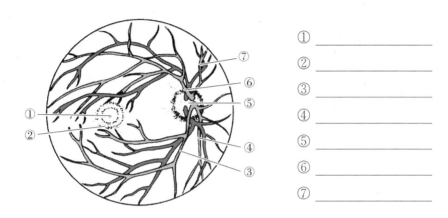

① _____
② _____
③ _____
④ _____
⑤ _____
⑥ _____
⑦ _____

第二节 前 庭 蜗 器

一、学习纲要

(一) 知识框架

参见图 1-11-2。

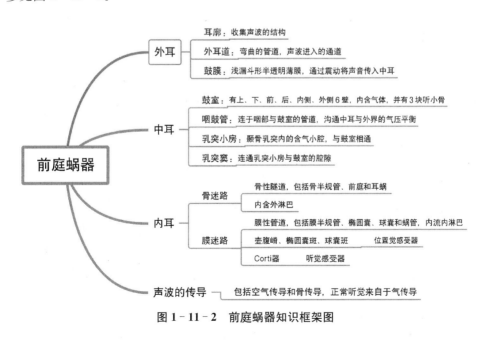

图 1-11-2 前庭蜗器知识框架图

(二) 学习要点

前庭蜗器俗称耳,可分为外耳、中耳和内耳 3 部分。外耳和中耳是传导声波的通道,内耳是听觉感受器(听器)和位觉感受器(平衡器)的所在。听器感受声波的刺激,平衡器感受头部位置变动、重力变化和运动速度等的刺激。

声波的传导

声波传入内耳感受器有两条途径:空气传导和骨传导。正常情况下以空气传导为主。

(1) 空气传导:耳廓将收集到的声波经外耳道传到鼓膜,引起鼓膜振动,中耳内的听骨链随之运动,经镫骨底传到前庭窗,引起前庭窗内的外淋巴波动。外淋巴的波动可通过使内淋巴波动,也可直接使基底膜振动,刺激螺旋器使其产生神经冲动,经蜗神经传入中枢,产生听觉。

(2) 骨传导:是指声波经颅骨(骨迷路)直接传入内耳的过程。声波的冲击和鼓膜的振动可经颅骨和骨迷路传入,使内耳的内淋巴波动,也可使基底膜上的螺旋器产生神经冲动。骨传导的存在与否是鉴别传导性耳聋和神经性耳聋的有效方法。

二、自测题

(一) 选择题

【A₁ 型题】

1. 听觉感受器是指 （ ）
A. 壶腹嵴 B. 椭圆囊斑 C. 球囊斑 D. 螺旋器 E. 以上都不是

2. 与鼓室相通的部位是 （ ）
A. 颅中窝 B. 内耳 C. 外耳道
D. 鼻咽部 E. 颈内静脉的起始部

3. 鼓膜的松弛部位于鼓膜的 （ ）
A. 上 1/4 部 B. 下 3/4 部 C. 上 3/4 部
D. 下 1/4 部 E. 前下部

【B 型题】

(4～5 题共用备选答案)
A. 鼓室上壁 B. 鼓室前壁 C. 鼓室外侧壁
D. 鼓室后壁 E. 鼓室内侧壁

4. 上部有咽鼓管的开口 （ ）
5. 深部有面神经管 （ ）

(6～7 题共用备选答案)
A. 螺旋器 B. 前庭阶 C. 膜半规管 D. 壶腹嵴 E. 椭圆囊

6. 内有外淋巴 （ ）
7. 位于蜗管的基底膜上 （ ）

【X 型题】

8. 鼓膜 （　　）

  A. 位于外耳道与鼓室之间　　　　B. 垂直于外耳道下部

  C. 松弛部呈灰白色　　　　　　　　D. 中心向内凹陷

  E. 在活体观察时可见光锥

9. 儿童易因咽部感染而引起中耳炎,是由于 （　　）

  A. 咽腔经咽鼓管连通鼓室　　　　　B. 咽腔的黏膜与鼓室的黏膜相延续

  C. 咽鼓管较成人短　　　　　　　　D. 咽鼓管腔相对较宽

  E. 咽鼓管的方向接近水平位

10. 位觉感受器位于 （　　）

  A. 球囊　　　　　　　　B. 鼓阶　　　　　　　　C. 蜗管

  D. 膜壶腹　　　　　　　E. 鼓室

(二) 填空题

1. 外耳包括_____、_____和_____三部分。中耳包括_____、_____、_____和_____。内耳又称_____,可分为_____和_____两大部分。

2. 鼓膜位于_____,其中心向内凹陷,称为_____。其上 1/4 区为_____部,其余大部分为_____部。鼓膜的前下方有一三角形的反光区,称为_____。

3. 鼓室有 6 个壁:上壁隔鼓室盖与_____相邻;下壁借一薄骨板与_____相邻;前壁的上部有_____开口;后壁的上部有_____开口;外侧壁主要由_____构成;内侧壁即_____的外侧壁,此壁的后上方有一卵圆形孔,称为_____,该孔的后上方有一弓形隆起,称为_____。

4. 咽鼓管是_____与_____相通的管道,此管可使_____与外界的气压保持平衡。小儿咽鼓管的特点是_____而_____,接近_____位,所以小儿咽部感染容易引起_____。

(三) 名词解释

1. 光锥

2. 咽鼓管

3. Corti 器

(四) 问答题

1. 简述声波的传导途径。

2. 小儿鼓室感染引起的中耳炎易引起哪些并发症,各经过什么途径?

（五）填图题

请写出下图中数字分别代表什么结构。

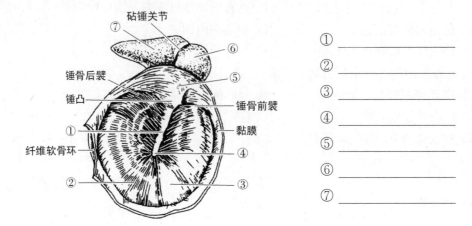

① _____

② _____

③ _____

④ _____

⑤ _____

⑥ _____

⑦ _____

第十二章 神经系统

神经系统由脑和脊髓及与之相连的遍布于全身的周围神经组成,在人体各器官系统中占主导地位。神经系统借助感受器感知体内、外环境的各种刺激,并做出反应,借以调节和控制全身各器官系统的活动,使人体成为一个完整的对立统一体。例如,当人在进行某种活动时,神经系统调控着参与活动的各种效应装置,如骨骼肌的收缩、心跳与呼吸的变化等;同时又不断感受当时体内、外环境的变化,使参与活动的各器官系统在相互制约、相互协调中进行,以达到身体与心理、结构与功能的和谐一致。

在漫长的生物进化基础上,在劳动和劳动中所产生的语言的推动下,人类的神经系统特别是大脑皮质得到了空前发展,人类远远超脱了一般动物的范畴,不仅能适应和认识世界,而且能够主动地改造世界,使自然界为人类服务。因此,人类神经系统是调控机体一切生命活动的保障。

第一节 中枢神经系统

一、学习纲要

(一) 知识框架

参见图 1-12-1。

(二) 学习要点

1. 中枢神经系统

1) 脊髓

(1) 脊髓的外形:位于椎管内,呈前后略扁的圆柱状,外包被膜。其上端在枕骨大孔处与延髓相连,下端在成人约平第 1 腰椎体下缘,其末端变细呈圆锥状,称为脊髓圆锥。成人脊髓长约 45 cm。自脊髓圆锥向下延伸出一条细丝,称为终丝,是由软膜构成的无神经性结构,止于尾骨的背面,有固定脊髓的作用。

脊髓全长有颈膨大和腰骶膨大。颈膨大由第 5 颈节至第 1 胸节的各脊髓节段构成;腰骶膨大则位于第 2 腰节至第 3 骶节之间。脊髓表面前面正中的深沟称为前正中裂;后面正中的浅沟称为后正中沟。由此二沟裂将脊髓分成大致对称的左、右两半。每一半脊髓的前外侧面和后外侧面上还各有一浅沟,分别称前外侧沟和后外侧沟,有脊神经前、后根进出。脊神经前根由传出纤维组成,属运动性;后根则由传入纤维组成,属感觉性。每一对脊神经

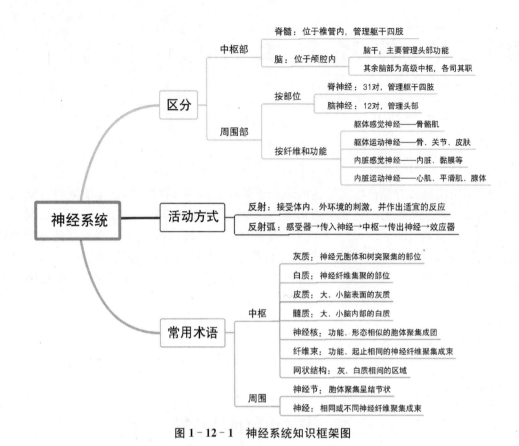

图 1 - 12 - 1　神经系统知识框架图

均由前根和后根在近椎间孔处合成,其后根在合成前有一个膨大,称为脊神经节,内含假单极神经元的胞体。

（2）脊髓节段及与椎骨的对应关系:脊髓连接 31 对脊神经。每对脊神经对应的那段脊髓,称为一个脊髓节段。脊髓有 8 个颈节、12 个胸节、5 个腰节、5 个骶节和 1 个尾节。

（3）脊髓的内部结构:由灰质和白质构成。在脊髓的横切面上,灰质位于内部,白质位于周围。灰质中央是中央管,它纵贯脊髓全长,向上通第四脑室,向下达脊髓圆锥处,并扩大为终室。① 灰质:呈暗灰色,主要由神经元胞体和树突聚集而成,在横切面上呈"H"形,可分为前角、后角和中间带。中央管前、后方的灰质部分称灰质前、后连合。在前、后角之间的外侧,是灰、白质混杂交织的网状结构,在脊髓颈段明显。② 白质:位于脊髓灰质周围,由纵行排列的长短不等的神经纤维束组成。白质被脊髓表面的纵沟分为三个索,前正中裂与前外侧沟之间为前索,前、后外侧沟之间为外侧索,后外侧沟与后正中沟之间为后索。位于灰质连合前方的白质称为白质前连合。各索中,向上传递神经冲动的纤维束称为上行(感觉)传导束;向下传递神经冲动的纤维束称下行(运动)传导束。紧贴灰质边缘的一层短距离纤维,称为固有束。

2）脑

脑位于颅腔内,包括端脑、间脑、小脑、中脑、脑桥和延髓,通常将后三者合称脑干。

（1）脑干:① 脑干外形参见表 1 - 12 - 1;② 脑干内部结构包括灰质、白质和网状结构;

③ 脑干神经核排列参见表 1-12-2。

表 1-12-1 脑干的外形

部 位	腹侧面	背侧面	脑神经
中脑	大脑脚	上丘	Ⅲ、Ⅳ（背侧面）
	脚间窝	下丘	
脑桥	基底部	结合臂	Ⅴ、Ⅵ、Ⅶ、Ⅷ
	脑桥臂		
	脑桥延髓沟	菱形窝上半	
延髓	锥体	菱形窝下半	Ⅸ、Ⅹ、Ⅺ、Ⅻ
	锥体交叉	薄束结节	
	橄榄	楔束结节	

$$
脑干内部结构
\begin{cases}
灰质
\begin{cases}
脑神经核 \\
非脑神经核
\end{cases} \\
白质
\begin{cases}
上行传导束 \\
下行传导束
\end{cases} \\
网状结构
\end{cases}
$$

$$
脑神经核排列规律
\begin{cases}
从横的方向
\begin{cases}
中脑有第Ⅲ、Ⅳ对脑神经核 \\
脑桥有第Ⅴ、Ⅵ、Ⅶ、Ⅷ对脑神经核 \\
延髓有第Ⅸ、Ⅹ、Ⅺ、Ⅻ对脑神经核
\end{cases} \\
从纵的方向
\begin{cases}
正中沟两侧是躯体运动核团 \\
界沟两侧是内脏运动、感觉核团 \\
界沟外侧是躯体感觉核团
\end{cases}
\end{cases}
$$

表 1-12-2 脑干神经核排列

部位	躯体运动核	内脏运动核（副交感核）	内脏感觉核	躯体感觉核
中脑	动眼神经核	动眼神经副核		三叉神经中脑核
	滑车神经核			
脑桥	三叉神经运动核	上泌涎核		三叉神经脑桥核
	展神经核			前庭神经核
	面神经核			蜗神经核
延髓	疑核	下泌涎核	孤束核	三叉神经脊束核
	副神经核			
	舌下神经核	迷走神经背核		

（2）小脑：参见表1-12-3。

表1-12-3 小脑分叶及功能比较

分 叶	发 生	纤维联系	相关核团	功 能
绒球小结叶	原小脑	前庭或前庭核	顶核	身体平衡
前叶	旧小脑	脊髓	栓状核、球状核	肌张力
后叶	新小脑	端脑	齿状核	协调运动

（3）间脑：参见表1-12-4。

表1-12-4 间脑的外形和分部

分部	背侧丘脑	后丘脑	上丘脑	底丘脑	下丘脑
外形	丘脑前结节、丘脑枕	内侧膝状体、外侧膝状体	缰三角、缰连合、丘脑髓纹、松果体	丘脑和中脑相移行部	视交叉、灰结节、漏斗、垂体、乳头体
功能	躯体感觉整合	视听觉整合	脊髓	运动调节	内脏调节中枢、内分泌中心、睡眠等

（4）端脑：由左、右两侧大脑半球组成，由外侧沟、中央沟、顶枕沟将其分为五叶，表面凹凸不平，满布深浅不同的沟，称为大脑沟；沟之间的隆起成为回。

大脑——表面沟回

额叶
- 中央前回（外面）：第Ⅰ躯体运动区，局部定位如倒置的人体
- 额上回（外面）
- 额中回（外面）：后1/3为书写中枢，损伤的表现为失写症
- 额下回（外面）：后1/3为说话中枢，损伤后表现运动性失语症
- 中央旁小叶（内面）

顶叶
- 眶回（底面）
- 中央后回（外面）：第Ⅰ躯体感觉区，局部定位如人体的倒置
- 顶上小叶（外面）
- 缘上回（外面）：听话中枢，损伤后出现感觉性失语
- 角回（外面）：阅读中枢，损伤后出现失读症
- 楔前叶（内面）

枕叶
- 外面沟回
- 楔叶（内面）：视区（视觉中枢，距状沟周围的皮质）
- 舌回（内面）

颞叶
- 颞上回（外面）
- 颞中回（外面）
- 颞下回（外面）
- 颞横回（卷入大脑外侧裂内）：听区（听觉中枢）
- 扣带回（内面）
- 海马旁回（内面）
- 海马回旁、钩（内面）

  内脏活动调节中枢嗅觉中枢

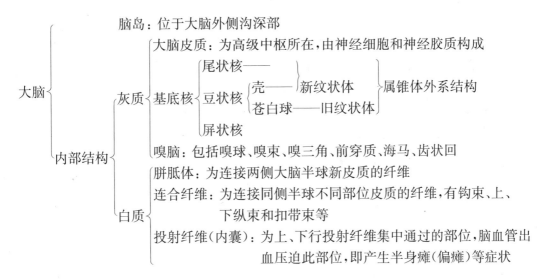

2. 中枢神经传导通路

传导通路是指大脑皮质与感受器、效应器之间联系通路。由感受器将冲动传至大脑的通路叫感觉(传入)传导路;而由大脑将冲动传至效应器的通路,称运动(传出)传导路。这些传导路都需要2个或2个以上的神经元才能完成,而每一条通路都具有特定的功能。

1) 本体感觉和浅感觉

一般把本体感觉也称为深感觉,这是相对于浅感觉或皮肤感觉提出的。浅感觉包括痛觉、触觉和温度觉。深感觉即肌、腱、关节的感觉,包括位置觉、运动觉和振动觉,分为意识性本体觉和非意识性本体觉。意识性本体觉为传入大脑皮质而引起感知的本体觉,非意识性本体觉为传入小脑的本体觉。

2) 感觉传导路的共同特点

(1) 三级:整个传导通路包括三级神经元。

(2) 交叉:第二级(联络)神经元发出的纤维必须越过正中线,交叉至对侧。例如,躯体左侧的感觉冲动传到右侧大脑皮质的中央后回。

(3) 经内囊:间脑内的第三级神经元发出纤维,经过内囊后肢,投射到大脑皮质各感觉中枢。

3) 上运动神经元与下运动神经元

临床上将锥体系大脑皮质运动神经元称为上运动神经元,将直接支配骨骼的脊髓前角运动神经元和脑神经躯体运动核神经元称为下运动神经元。正常时,上运动神经元对下运动神经元有抑制作用。上、下运动神经元不论哪一个受损,都能引起骨骼肌瘫痪(麻痹)。

二、自测题

(一) 选择题

【A₁型题】

1. 在脑干背侧出脑的神经是 　　　　　　　　　　　　　　　　　　　　　　　(　)

A. 动眼神经 　　B. 三叉神经 　　C. 舌下神经 　　D. 面神经 　　E. 滑车神经

2. 双眼视野颞侧偏盲是由下列哪种损伤引起 （　　）

A. 视交叉中间部 　　　　B. 视束 　　　　　　C. 视神经

D. 上丘 　　　　　　　　E. 外侧膝状体

3. 视觉中枢位于 （　　）

A. 颞横回 　　B. 中央后回 　　C. 中央前回 　　D. 距状沟两侧 　　E. 中央旁小叶

4. 成人脊髓下端平对腰椎序数是 （　　）

A. 第1 　　B. 第2 　　C. 第3 　　D. 第4 　　E. 第5

5. 皮质核束的上运动神经元的胞体在大脑的 （　　）

A. 中央前回上部 　　　　B. 中央前回中部 　　　　C. 中央前回下部

D. 中央旁叶前部 　　　　E. 中央后回下部

6. 书写中枢在 （　　）

A. 额中回后部 　　B. 额下回后部 　　C. 角回 　　D. 缘上回 　　E. 额上回后部

7. 右眼鼻侧、左眼颞侧同时视野偏盲是由于损伤了 （　　）

A. 右侧视神经 　　　　　B. 右侧视束 　　　　　C. 左侧视束

D. 视交叉中央部 　　　　E. 视交叉周围部

8. 接受对侧皮质核束的神经核是 （　　）

A. 展神经核 　　B. 动眼神经核 　　C. 舌下神经核 　　D. 滑车神经核 　　E. 疑核

9. 语言中枢位于 （　　）

A. 角回 　　B. 额上回头部 　　C. 额中回头部 　　D. 缘上回 　　E. 额下回后部

10. 与躯体四肢的骨骼肌运动有关的纤维束是 （　　）

A. 内侧丘系 　　B. 皮质脊髓束 　　C. 脊髓丘脑束 　　D. 视束 　　E. 皮质核束

11. 传导躯体四肢痛温觉的纤维束是 （　　）

A. 内侧丘系 　　B. 薄束 　　C. 脊髓丘脑束 　　D. 三叉丘系 　　E. 皮质脊髓束

12. 第8胸髓节段约平对 （　　）

A. 第2胸椎 　　B. 第4胸椎 　　C. 第5胸椎 　　D. 第6胸椎 　　E. 第8胸椎

13. 下列关于脊髓内部结构的描述,错误的是 （　　）

A. 脊髓横切面中央部可见中央管

B. 灰质位于中央管周围,在横切面上呈"H"形或蝶形

C. 脊髓各段的灰质均可见到前角、后角和侧角

D. 在 T_4 节段以上,后索被薄束和楔束占据

E. 中间带位于前、后角之间

14. 在延髓腹侧面上部,前正中裂两侧的隆起称 （　　）

A. 锥体 　　B. 锥体交叉 　　C. 橄榄 　　D. 薄束结节 　　E. 楔束结节

15. 面神经丘深面隐藏的是 （　　）

A. 面神经核 　　B. 滑车神经核 　　C. 展神经核 　　D. 迷走神经核 　　E. 舌下神经核

16. 附着于延髓橄榄后沟的脑神经是 （　　）

A. 展神经、面神经、前庭蜗神经 　　B. 滑车神经、展神经、舌神经

C. 动眼神经、副神经、舌神经   D. 舌咽神经、迷走神经、副神经

E. 前庭蜗神经、迷走神经、副神经

17. 下列哪项不属于脑神经核   ( )

A. 动眼神经核   B. 孤束核   C. 疑核   D. 红核   E. 上泌涎核

18. 传递躯干、四肢意识性深感觉和精细触觉的中继核团是   ( )

A. 上、下泌涎核   B. 脑桥核

C. 薄束核、楔束核   D. 红核、黑质

E. 上、下丘核

19. 下列有关脑干内白质的描述,错误的是   ( )

A. 内侧丘系传递对侧躯干、四肢的意识性深感觉和精细触觉

B. 脊髓丘系传递对侧躯干、四肢的痛、温、(粗)触觉

C. 外侧丘系传导听觉

D. 三叉丘系传导对侧头面部的痛、温、触觉

E. 皮质脊髓束管理对侧半身骨骼肌运动

20. 止于腹后内侧核的传导束为   ( )

A. 内侧丘系   B. 外侧丘系   C. 脊髓丘系

D. 三叉丘系   E. 脊髓小脑前、后束

21. 下列关于小脑的描述,错误的是   ( )

A. 小脑位于脑干的背侧

B. 小脑上面借小脑幕与大脑枕叶下面相贴

C. 小脑受损后,可导致四肢随意运动丧失

D. 小脑按其功能又可分为前庭小脑、脊髓小脑和大脑小脑

E. 绒球小结叶又称古小脑

22. 腹后外侧核接受下列哪个传导束的纤维   ( )

A. 内侧丘系和三叉丘系   B. 脊髓丘系和外侧丘系

C. 外侧丘系和内侧丘系   D. 内侧丘系和脊髓丘系

E. 三叉丘系和外侧丘系

23. 左侧角回损伤将导致   ( )

A. 双眼右侧半视野偏盲

B. 左眼全盲

C. 听觉正常,但不能听懂他人讲话的意思

D. 双眼全盲

E. 双眼视觉正常,但不能认识和理解文字

24. 右侧中央前回损伤可引起   ( )

A. 左侧半身瘫痪   B. 左侧上肢瘫痪   C. 右侧上肢瘫痪

D. 左侧面肌瘫痪   E. 右侧上肢瘫痪

25. 枕骨大孔疝移位的结构是   ( )

A. 海马旁回和钩   B. 小脑扁桃体   C. 绒球

D. 小脑前叶 E. 小脑蚓部

26. 切断下列哪些结构,可导致对侧躯干和上、下肢的感觉消失 （　　）

A. 内侧丘系 B. 内囊后肢 C. 脊髓丘脑侧束

D. 脊髓丘系 E. 上述都对

27. 内侧丘系 （　　）

A. 起自同侧薄束核和楔束核 B. 起自对侧薄束核和楔束核

C. 传导本体觉和粗触觉 D. 终于丘脑腹后内侧核

E. 以上均不对

28. 脊髓丘系终止于 （　　）

A. 腹前核 B. 外侧膝状体 C. 内侧膝状体 D. 腹后外侧核 E. 腹后内侧核

29. 小脑 （　　）

A. 位于颅中窝 B. 上面与大脑颞叶相贴

C. 小脑扁桃体位于小脑上面 D. 绒球属于新小脑

E. 功能是调节运动

30. 胼胝体 （　　）

A. 位于大脑横裂底部 B. 属联络纤维 C. 属投射纤维

D. 构成侧脑室的底 E. 可分为嘴、膝、干、压 4 个部分

31. 内囊位于 （　　）

A. 豆状核、尾状核和杏仁核之间

B. 豆状核、尾状核和屏状核之间

C. 背侧丘脑、尾状核和豆状核之间

D. 豆状核、尾状核和壳之间

E. 豆状核、尾状核和下丘脑之间

【B 型题】

（32～35 题共用备选答案）

A. 内侧丘系纤维 B. 外侧丘系纤维 C. 三叉丘系纤维

D. 视束纤维 E. 齿状核纤维

32. 丘脑腹后外侧核接受 （　　）

33. 丘脑腹后内侧核接受 （　　）

34. 外侧膝状体接受 （　　）

35. 内侧膝状体接受 （　　）

（36～39 题共用备选答案）

A. 额下回后部（44、45 区）又称 Broca 区

B. 颞上回后部（22 区）

C. 额中回后部（8 区）

D. 角回（39 区）

E. 颞横回(41、42 区)

36. 听觉性语言中枢 （　　）

37. 运动性语言中枢 （　　）

38. 视觉性语言中枢 （　　）

39. 书写中枢 （　　）

（40～44 题共用备选答案）

A. 角回　　　　　B. 舌回　　　　　C. 钩　　　　　D. 缘上回　　　　　E. 楔叶

40. 距状沟与顶枕沟之间是 （　　）

41. 海马旁回前端是 （　　）

42. 围绕颞上沟末端的是 （　　）

43. 围绕外侧沟末端的是 （　　）

44. 距状沟下方为 （　　）

（45～46 题共用备选答案）

A. 颞横回　　　　B. 角回　　　　C. 距状沟两侧　　　D. 缘上回　　　E. 海马旁回和钩

45. 视区 （　　）

46. 听区 （　　）

【X 型题】

47. 作为大脑分叶标志的沟是 （　　）

A. 外侧沟　　　B. 扣带沟　　　C. 中央沟　　　D. 顶枕沟　　　E. 额上沟

48. 与脑桥相连的脑神经有 （　　）

A. 三叉神经　　　B. 滑车神经　　　C. 面神经　　　D. 舌咽神经　　　E. 展神经

49. 与躯体四肢深感觉传导直接相关的是 （　　）

A. 脊髓丘脑束　　B. 薄束　　　C. 内侧丘系　　　D. 脊髓后角　　　E. 丘脑中央辐射

50. 关于脊髓节段的描述,正确的是 （　　）

A. 脊髓共有 31 个节段

B. 颈髓有 7 节、胸髓有 12 节,与相应的椎骨数目一致

C. 第 3 颈髓节段约平第 3 颈椎高度

D. 第 6 胸髓节段约平第 4 胸椎高度

E. 第 10 胸髓节段约平第 7 胸椎高度

51. 皮质核束 （　　）

A. 纤维起自对侧大脑皮质中央前回的下 1/3 部

B. 经内囊膝部下行进入脑干

C. 面神经核只受对侧皮质核束支配

D. 舌下神经核只受对侧皮质核束的支配

E. 损伤后,伸舌时,舌尖偏向病灶的对侧

52. 连于延髓的脑神经有 ( )

A. Ⅴ   B. Ⅶ   C. Ⅸ   D. Ⅹ   E. Ⅺ

53. 连于脑桥的脑神经有 ( )

A. Ⅳ   B. Ⅴ   C. Ⅵ   D. Ⅶ   E. Ⅷ

54. 连于中脑的神经有 ( )

A. Ⅱ   B. Ⅲ   C. Ⅳ   D. Ⅴ   E. Ⅵ

55. 背侧丘脑腹后外侧核接受 ( )

A. 内侧丘系   B. 外侧丘系   C. 三叉丘系   D. 脊髓丘系   E. 味觉纤维

(二) 填空题

1. 脊髓位于_____内,其上端在_____处与延髓相连,下端在成人约平_____下缘,其末端变细呈圆锥状,称为_____。

2. 脊髓表面有数条纵行的沟或裂,它们分别是位于前面正中的深沟称_____,后面正中的浅沟为_____以及前后外侧面上的_____和_____,分别连有_____和_____。

3. 脊髓连接_____对脊神经。因此,脊髓包含_____个_____,即_____、_____、_____、_____和_____。

4. 在脊髓(胸髓)的横切面上灰质向前、后和外突出的部分分别称_____、_____和_____,分别是_____、_____和_____神经元胞体的所在地。

5. 白质围绕在灰质的周围,借脊髓表面的纵沟分为三个索,即_____、_____和_____索,三个索中有长距离的上、下行的纤维束。

6. 薄、楔束的纤维是分别来自同侧_____以下和_____以上的传导深部感觉的脊神经节细胞的_____突进入脊髓转而上行的纤维,薄、楔束上行分别终止于延髓的_____和_____。

7. 脑干包括_____、_____和_____三部分,其中_____和_____参与菱形窝的构成。

8. 脑神经有 1~4 种纤维成分,脑干内有与其相对应的神经核(柱),即:① 躯体运动核(柱)有_____、_____、_____、_____、_____、_____和_____;② 内脏运动核(柱)有_____、_____、_____和_____;③ 内脏感觉核(柱)为_____;④ 躯体感觉核(柱)为_____、_____、_____、_____和_____。

9. 由薄束核和楔束核发出的纤维,呈"弓"形绕过中央管的腹外侧,此纤维叫作_____,该纤维在中央管腹侧左、右交叉,称为_____,交叉后的纤维上行,叫作_____,上行终止于背侧丘脑的_____。

10. 依据小脑的发生、功能和纤维联系可将小脑分为三个叶,出现最早的是_____叶,其纤维主要与_____发生联系,故又称_____;较晚发生的是_____,又叫作_____,主要与_____发生联系;发生最晚的是_____,又叫作_____,主要与_____发生联系。

11. 间脑可分为_____、_____、_____、_____和_____五部分,其中_____体积最大。

12. 背侧丘脑的内部有一自外上斜向内下的"Y"形的_____,将背侧丘脑分为_____、_____和丘脑外侧核三部分。外侧核又可分为背、腹两部分,腹侧部分又可再分为_____、_____和腹后核三部分,其中腹后核再分为_____和_____核,前者接受_____和_____纤维,后者接受_____和_____纤维。

13. 中枢神经系统的上行传导束中,在脊髓内完全交叉的为_____,在延髓内完全交叉的为_____、_____;下行传导束在延髓大部分交叉的有_____,不交叉的有_____。

14. 内囊是大脑皮质与低位中枢间的_____,其中内囊前肢位于_____和_____之间,内囊后肢位于_____和_____之间,内囊膝位于_____和_____交汇处。

15. 大脑半球以_____、_____和_____三条叶间沟为界分为_____、_____、_____、_____和_____。

16. 上运动神经元损伤时,除引起所支配的肌肉瘫痪外,肌张力_____,腱反射_____,病理反射_____,肌肉_____。

(三) 名词解释
1. 网状结构
2. 锥体交叉
3. 小脑扁桃体
4. 内囊
5. 纹状体
6. 边缘系统
7. 上运动神经元
8. 瞳孔对光反射
9. 灰质
10. 神经纤维束

11. 神经核

12. 神经节

13. 白质

14. 皮质

15. 髓质

16. 内侧丘系

(四) 问答题

1. 神经系统是如何区分的？中枢神经与周围神经是什么关系？

2. 脊髓表面有哪些沟和裂？有何意义？

3. 简述脊髓灰白质的分部。

4. 简述脑干三部分内的脑神经核排列规律。

5. 根据位置、发生和联系，小脑如何分叶？

6. 简述间脑的分部。

7. 简述基底核的组成及纹状体的概念。

8. 简述大脑半球髓质的神经纤维种类及功能（举例说明）。

9. 简述躯体、四肢本体感觉和精细触觉传导通路。

10. 简述躯干、四肢的浅感觉传导通路

11. 一侧大脑半球是如何分叶的？上外侧面纵行排列有哪些脑回？

12. 在大脑半球背外侧面，额叶上有哪些沟和回？管理人体哪些重要的功能？

13. 脊髓半横断后，哪些重要的传导束被损伤？出现哪些主要临床症状？其原因如何？

14. 内囊分几部分？有哪些重要纤维束通过？损伤后出现哪些临床症状？

15. 试比较躯干、四肢浅、深感觉（意识性）传导路的异同点？

16. 患者，男性，46 岁。半年前背部曾受外伤，临床表现如下：① 右腿瘫痪，肌张力增高，无肌萎缩；② 右膝腱反射亢进，病理性反射阳性；③ 右腿意识性本体感觉消失；④ 右半身自乳头以下精细触觉消失；⑤ 左半身自剑突以下痛、温度觉消失；⑥ 其他未见明显异常。

试分析病变发生在哪一侧，损伤了哪些结构？并解释产生上述症状的原因。

17. 何谓舌下神经的核上瘫、核下瘫？有何临床表现？

18. 何谓面神经的核上瘫、核下瘫？有何临床表现？

19. 患者，男性，65 岁。临床表现如下：① 左侧上、下肢痉挛性瘫痪，肌张力增高，腱反射亢进；② 左半身浅、深感觉消失；③ 双眼左侧半视野偏盲；④ 发笑时口角偏向右侧，伸舌时舌尖偏向左侧。

试分析患者病变部位、病变波及的范围，并解释出现上述症状的原因。

20. 试述大脑皮质躯体运动、躯体感觉、视觉、听觉及语言中枢的位置及损伤后的症状。

(五) 填图题

1. 下图为大脑皮质功能定位图，请写出图中数字代表的结构。

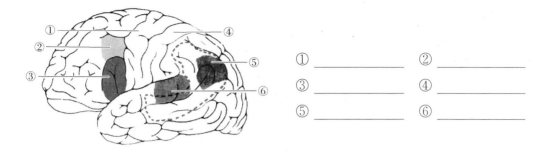

① _____	② _____
③ _____	④ _____
⑤ _____	⑥ _____

2. 下图为大脑半球水平切面图,请写出图中数字代表的结构。

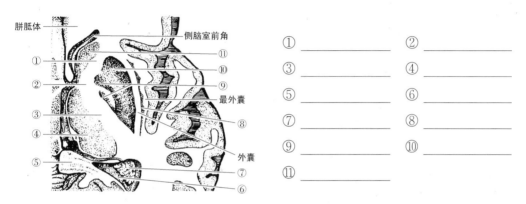

① _____	② _____
③ _____	④ _____
⑤ _____	⑥ _____
⑦ _____	⑧ _____
⑨ _____	⑩ _____
⑪ _____	

第二节　周围神经系统

一、学习纲要

(一) 知识框架

参见图 1-12-2。

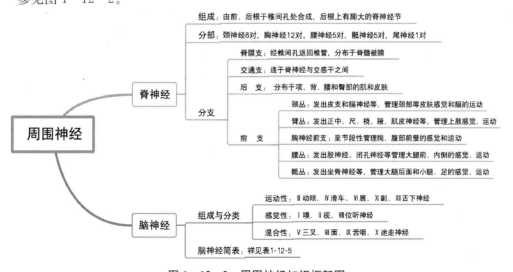

图 1-12-2　周围神经知识框架图

(二) 学习要点

脑神经要点参见表1-12-5。

表1-12-5 脑神经简表

名 称	所属核团	连脑部位	出入颅部位	分布范围	损伤后主要表现
I. 嗅神经		端脑嗅球	筛孔	嗅黏膜	嗅觉障碍
II. 视神经		间脑视交叉	视神经管	视网膜	视觉障碍
III. 动眼神经	动眼神经核、动眼神经副核	中脑脚间窝	眶上裂	大部分眼外肌、瞳孔括约肌、睫状肌	眼外下斜视、上睑下垂、对光反射消失
IV. 滑车神经	滑车神经核	中脑下丘下方	眶上裂	上斜肌	眼不能向外下斜视
V. 三叉神经	三叉神经感觉核、三叉神经运动核	脑桥基底部与脑桥臂交界处	眶上裂、圆孔、卵圆孔	头面部皮肤、鼻腔、口腔黏膜、牙及牙龈、眼球、硬脑膜、咀嚼肌	头面部三叉神经分布区感觉障碍,角膜反射消失,咀嚼肌瘫痪、张口时下颌偏向患侧
VI. 展神经	展神经核	脑桥延髓沟中部	眶上裂	外直肌	眼内斜视
VII. 面神经	面神经核、上泌涎核	脑桥延髓沟外侧部	内耳门→茎乳孔	面肌、颈阔肌、泪腺、下颌下腺、舌下腺、鼻腔及腭部腺体、舌前2/3味蕾	面肌瘫痪、额横纹消失、眼睑不能闭合、口角偏向健侧、舌前2/3味觉障碍
VIII. 前庭蜗神经	前庭神经核、蜗神经核	脑桥延髓沟外侧端	内耳门	壶腹嵴、椭圆囊斑、球囊斑、螺旋器	眩晕、眼球震颤、听力障碍
IX. 舌咽神经	疑核、下泌涎核、孤束核、三叉神经脊束核	延髓橄榄后沟上部	颈静脉孔	咽肌、腮腺、咽壁、鼓室黏膜、颈动脉窦、颈动脉小体、舌后1/3黏膜及味蕾、耳后皮肤	咽反射消失、腮腺分泌障碍,咽、舌后1/3黏膜及味觉感觉障碍
X. 迷走神经	疑核、迷走神经背核、孤束核、三叉神经脊束核	延髓橄榄后沟中部	颈静脉孔	咽喉肌和黏膜、结肠左曲以上胸腹腔器官、硬脑膜、耳廓及外耳道皮肤	发音困难、声音嘶哑、吞咽困难、内脏运动障碍、腺体分泌障碍、外耳道皮肤感觉障碍
XI. 副神经	疑核、副神经脊髓核	延髓橄榄后沟下部	颈静脉孔	咽喉肌、胸锁乳突肌、斜方肌	面不能转向健侧、不能上提患侧肩胛骨
XII. 舌下神经	舌下神经核	延髓橄榄前沟	舌下神经管	舌内肌和舌外肌	舌肌瘫痪、萎缩,伸舌时舌尖偏向瘫痪侧

二、自测题

(一) 选择题

【A₁型题】

1. 左侧舌下神经损伤的表现是   (   )

A. 左侧舌一般感觉丧失   B. 伸舌时舌尖偏向左侧

C. 左侧舌味觉丧失   D. 伸舌时舌尖偏向右侧

E. 以上都不是

2. 支配上睑提肌的神经是   ( )

A. 眼神经   B. 展神经   C. 动眼神经   D. 滑车神经   E. 三叉神经

3. 外科颈骨折易损伤的神经是   ( )

A. 正中神经   B. 桡神经   C. 腋神经   D. 肌皮神经   E. 尺神经

4. 支配小腿外侧肌群的神经是   ( )

A. 腓总神经   B. 腓浅神经   C. 腓深神经   D. 胫神经   E. 坐骨神经本干

5. 受躯体神经支配的是   ( )

A. 胃的平滑肌   B. 眼球外肌   C. 心肌   D. 腮腺   E. 泪腺

6. 支配面部表情肌的神经是   ( )

A. 下颌神经   B. 面神经   C. 三叉神经   D. 上颌神经   E. 舌咽神经

7. 支配瞳孔括约肌的副交感纤维走行在   ( )

A. 动眼神经   B. 面神经   C. 舌咽神经   D. 迷走神经   E. 眼神经

8. 肱骨髁上骨折易损伤的神经是   ( )

A. 肌皮神经   B. 尺神经   C. 桡神经   D. 正中神经   E. 腋神经

9. 支配三角肌的神经是   ( )

A. 腋神经   B. 肌皮神经   C. 正中神经   D. 尺神经   E. 桡神经

10. 脊神经节位于   ( )

A. 脊神经前根上   B. 脊神经前支上   C. 脊神经后根上

D. 脊神经后支上   E. 脊神经主干上

【B 型题】

(11～13 题共用备选答案)

A. 胸长神经   B. 正中神经   C. 桡神经   D. 腋神经   E. 尺神经

11. 一上肢骨折患者表现为"猿手",有可能损伤了   ( )

12. 一上肢骨折患者表现为"爪形手",有可能损伤了   ( )

13. 一上肢骨折患者表现为"垂腕征",有可能损伤了   ( )

(14～18 题共用备选答案)

A. 乳头平面   B. 脐平面   C. 胸骨角平面

D. 肋弓平面   E. 剑突平面

14. 第 2 胸神经前支分布区相当于   ( )

15. 第 4 胸神经前支分布区相当于   ( )

16. 第 6 胸神经前支分布区相当于   ( )

17. 第 8 胸神经前支分布区相当于   ( )

18. 第 10 胸神经前支分布区相当于   ( )

（19～21题共用备选答案）

（19～21题共用备选答案）

A. 腓总神经   B. 胫神经   C. 闭孔神经

D. 股神经   E. 生殖股神经

19. 不能跷"二郎腿"可能损伤了   （   ）

20. 不能伸小腿，走路时抬腿困难可能损伤了   （   ）

21. "马蹄内翻足"可能损伤了   （   ）

【X 型题】

22. 分布于手的神经有   （   ）

A. 肌皮神经   B. 正中神经   C. 腋神经   D. 尺神经   E. 桡神经

23. 含有内脏运动纤维的脑神经有   （   ）

A. 滑车神经   B. 动眼神经   C. 面神经   D. 舌咽神经   E. 副神经

24. 属于混合性的脑神经是   （   ）

A. 动眼神经   B. 三叉神经   C. 面神经   D. 舌咽神经   E. 舌下神经

（二）填空题

1. 脊神经所含的 4 种纤维是＿＿＿＿＿、＿＿＿＿＿、＿＿＿＿＿和＿＿＿＿＿。

2. 脊神经前支形成的神经丛有＿＿＿＿＿、＿＿＿＿＿、＿＿＿＿＿和＿＿＿＿＿。

3. 胸神经前支的节段性分布 T_2 相当于＿＿＿＿＿；T_4 相当于＿＿＿＿＿；T_6 相当于＿＿＿＿＿；T_8 相当于＿＿＿＿＿；T_{10} 相当于＿＿＿＿＿；T_{12} 相当于＿＿＿＿＿。

4. 肱骨外科颈骨折易损伤＿＿＿＿＿神经，损伤后可形成＿＿＿＿＿肩；肱骨中、下端骨折易损伤＿＿＿＿＿神经，损伤后可导致＿＿＿＿＿征；肱骨髁上骨折易损伤＿＿＿＿＿神经，损伤后可导致＿＿＿＿＿手。

5. 舌的神经支配有＿＿＿＿＿、＿＿＿＿＿、＿＿＿＿＿和＿＿＿＿＿。

6. 脑神经按性质分：第＿＿＿＿＿对为感觉性神经，第＿＿＿＿＿为运动性神经，第＿＿＿＿＿对为混合性神经；第＿＿＿＿＿对含副交感纤维成分。

（三）名词解释

1. 垂腕征

2. 鼓索

3. 交感干

4. 马蹄内翻足

（四）问答题

1. 以下肌受何神经支配？

眼轮匝肌——　　　　　　颞　　肌——　　　　　　瞳孔括约肌——

上睑提肌——	三 角 肌——	胸锁乳突肌——
肱二头肌——	肱 桡 肌——	尺侧腕屈肌——
肱三头肌——	前 锯 肌——	背 阔 肌——
股四头肌——	臀 大 肌——	股 二 头 肌——
胫骨前肌——	腓骨长肌——	小腿三头肌——

2. 脑神经按功能可分为哪几类?

3. 简述脊神经的组成、分支及所含纤维成分。

(五) 填图题

1. 下图为头面部感觉神经分布图,请写出图中数字代表的结构。

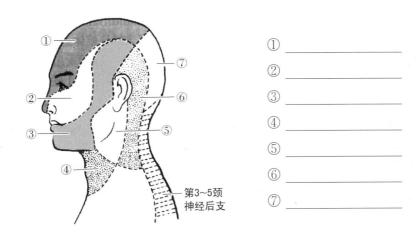

① _____

② _____

③ _____

④ _____

⑤ _____

⑥ _____

⑦ _____

2. 下图为胸神经前支分布图,请写出图中数字代表的结构。

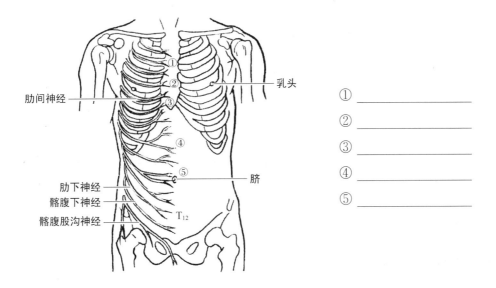

① _____

② _____

③ _____

④ _____

⑤ _____

第三节　脊髓和脑的被膜、血管及脑脊液循环

(一) 知识框架

参见图 1-12-3。

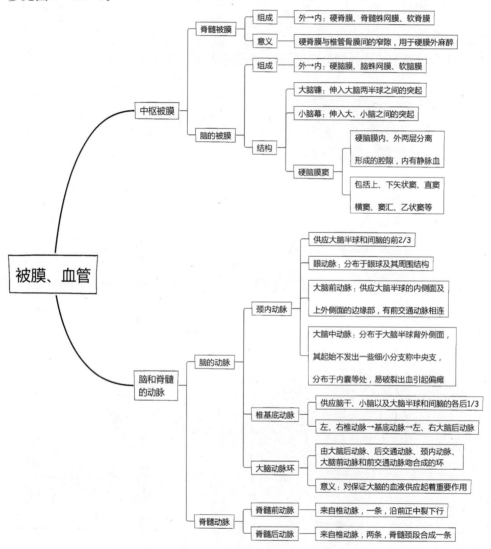

图 1-12-3　被膜和血管知识框架图

(二) 学习要点

1. 脑室

脑室是脑中的腔隙,其内充满脑脊液。

（1）侧脑室：左右各一，位于左、右大脑半球内。

（2）第三脑室：是间脑内的矢状裂隙，向上外经室间孔与侧脑室相通，向下后借中脑水管与第四脑室相通。

（3）第四脑室：位于脑桥、延髓与小脑之间。第四脑室向下通脊髓中央管，向背侧和两侧分别经第四脑室正中孔和第四脑室外侧孔通蛛网膜下隙。

2. 脑脊液循环

脑脊液来源于脉络丛，其循环途径为：左、右侧脑室的脑脊液──室间孔──第三脑室──中脑水管──第四脑室──外侧孔和正中孔──蛛网膜下隙──蛛网膜粒──上矢状窦──颈内静脉。

二、自测题

（一）选择题

【A₁型题】

1. 硬脊膜外隙　　　　　　　　　　　　　　　　　　　　　　　　　　（　　）

A. 与硬脑膜外隙相通　　　　　　　B. 充满脑脊液

C. 与蛛网膜下隙相通　　　　　　　D. 与脚间池相通

E. 有脊神经通过

2. 小脑幕切迹疝移位的结构是　　　　　　　　　　　　　　　　　　　（　　）

A. 小脑扁桃体　　　　　　　　B. 海马　　　　　　　　C. 大脑枕叶

D. 海马旁回和钩　　　　　　　E. 海马和齿状回

3. 颈内动脉系与椎-基底动脉系的吻合支是　　　　　　　　　　　　　（　　）

A. 脑桥动脉　　　　　　　　　B. 前交通动脉　　　　　　C. 大脑中动脉

D. 脉络丛前动脉　　　　　　　E. 后交通动脉

4. 供应大脑中央后回下 2/3 的动脉来自　　　　　　　　　　　　　　（　　）

A. 脑前动脉　　　　　　　　　B. 大脑中动脉　　　　　　C. 大脑后动脉

D. 后交通动脉　　　　　　　　E. 大脑中动脉中央支

5. 属颈内动脉的分支是　　　　　　　　　　　　　　　　　　　　　　（　　）

A. 脑膜中动脉　　B. 小脑上动脉　　C. 后交通动脉　　D. 前交通动脉　　E. 大脑后动脉

【B型题】

（6～10 题共用备选答案）

A. 上矢状窦　　　B. 下矢状窦　　　C. 直窦　　　　D. 横窦　　　　E. 海绵窦

6. 位于大脑镰上缘，自前向后注入窦汇　　　　　　　　　　　　　　　（　　）

7. 位于大脑镰下缘，较小，自前向后汇入直窦　　　　　　　　　　　　（　　）

8. 位于垂体窝两侧，为硬脑膜两层间的不规则腔隙　　　　　　　　　　（　　）

9. 起窦汇，沿横窦沟走行　　　　　　　　　　　　　　　　　　　　　（　　）

10. 位于大脑镰和小脑幕结合处，大脑大静脉和下矢状窦汇合而成　　　（　　）

(11～15 题共用备选答案)

A. 供应尾状核,内囊前肢等处　　　B. 形成颈内动脉系与基底动脉系吻合

C. 终止于侧脑室络丛　　　　　　　D. 又称出血动脉

E. 供应大脑半球上外侧面大部及岛叶

11. 后交通动脉　　　　　　　　　　　　　　　　　　　　　　　　　（　　）

12. 大脑前动脉　　　　　　　　　　　　　　　　　　　　　　　　　（　　）

13. 脉络丛前动脉　　　　　　　　　　　　　　　　　　　　　　　　（　　）

14. 豆状核纹状体动脉　　　　　　　　　　　　　　　　　　　　　　（　　）

15. 大脑中动脉　　　　　　　　　　　　　　　　　　　　　　　　　（　　）

【X 型题】

16. 硬脊膜外隙内含　　　　　　　　　　　　　　　　　　　　　　　（　　）

A. 椎内静脉丛　　　　　　　B. 脑脊液　　　　　　　　C. 疏松结缔组织

D. 脂肪组织　　　　　　　　E. 脊神经根

17. 供应大脑半球外侧面的动脉有　　　　　　　　　　　　　　　　　（　　）

A. 大脑前动脉　　　　　　　B. 大脑后动脉　　　　　　C. 大脑中动脉

D. 脉络丛前动脉　　　　　　E. 后交通动脉

18. 参与构成大脑动脉环的是　　　　　　　　　　　　　　　　　　　（　　）

A. 大脑中动脉　　　　　　　B. 大脑前动脉　　　　　　C. 基底动脉

D. 前后交通动脉　　　　　　E. 颈内动脉末段

(二) 填空题

1. 硬膜外隙是位于_____和_____及_____之间的潜在间隙,内含_____和_____,并有_____通过,是临床_____的部位。

2. 硬脑膜窦包括_____、_____、_____、_____和_____。

3. 颈内动脉分布于脑的主要分支有_____、_____、_____和_____四部分。

(三) 名词解释

1. 蛛网膜下隙

2. 硬脑膜窦

3. 蛛网膜粒

4. 海绵窦

5. 椎-基底动脉

6. 大脑动脉环

(四) 问答题

1. 简述脑脊液的循环途径。

2. 试述海绵窦的位置、交通,并指出哪些结构通过海绵窦?

3. 脑和脊髓的被膜有哪些? 各层膜之间或周围形成哪些间隙?

4. 硬脑膜窦有哪些? 彼此间如何联系?

5. 简述脑脊液的循环途径及功能。

6. 大脑动脉环位于何处? 有哪些血管组成? 有何功能意义?

7. 大脑血液供应来自何动脉,其分布范围如何?

8. 患者,女性,24 岁。18 岁时曾患亚急性细菌性心内膜炎,用大量青霉素治疗后 6 周后痊愈。8 天前,在工作中,忽然晕倒,神志不清约 1 小时;意识恢复后,仍神志模糊,不能说话。检查发现:① 右上肢痉挛性瘫痪,随意运动消失,无肌萎缩;② 右眼裂以下面肌麻痹;③ 伸舌时舌尖偏向右侧,舌肌无萎缩;④ 右下肢和左上、下肢无改变,无视、听觉和躯体感觉障碍;⑤ 唇、舌能够运动,但吐字不清,不能说出完整的句子,问话时只能回答简单的几个字,如"行"或"不行"。试分析患者的病变部位,并解释出现上述症状的原因。

(五) 填图题

下图为脑室结构图,请写出图中数字代表的结构名称。

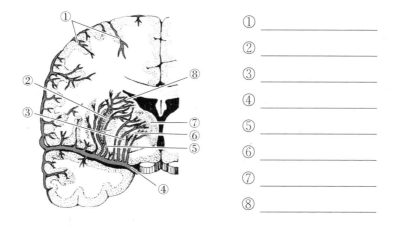

① ＿＿＿＿＿＿＿＿＿＿

② ＿＿＿＿＿＿＿＿＿＿

③ ＿＿＿＿＿＿＿＿＿＿

④ ＿＿＿＿＿＿＿＿＿＿

⑤ ＿＿＿＿＿＿＿＿＿＿

⑥ ＿＿＿＿＿＿＿＿＿＿

⑦ ＿＿＿＿＿＿＿＿＿＿

⑧ ＿＿＿＿＿＿＿＿＿＿

第十三章　内分泌系统

内分泌系统是身体重要的调节系统，通过分泌激素调节机体的生长发育和各种代谢活动，维持内环境稳定，它与神经系统相辅相成。

第一节　概　述

一、学习纲要

(一) 知识框架
参见图 1 - 13 - 1。

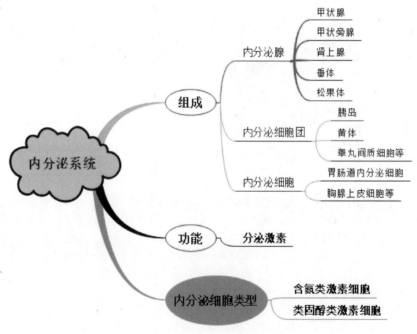

图 1 - 13 - 1　内分泌系统知识框架图

(二) 学习要点
1. 内分泌系统组成
内分泌系统由内分泌腺、内分泌细胞团和内分泌细胞组成。

2. 内分泌腺的组织结构

内分泌腺的组织结构特点：① 无导管，又称无管腺；② 腺细胞常排成索条状、网状、团块状或囊泡状；③ 内分泌细胞之间有丰富的毛细血管和毛细淋巴管。

3. 靶器官、靶组织或靶细胞

由某种激素作用的特定效应器官、组织或细胞。

4. 体液调节

体液调节指内分泌系统分泌的激素可直接对机体的新陈代谢、生长发育和生殖等进行调节。

5. 内分泌细胞类型

（1）含氮激素分泌细胞：大部分的内分泌细胞分泌氨基酸衍生物、胺类、肽类和蛋白质类激素。电镜下细胞质内含有丰富的粗面内质网和发达的高尔基体，有膜被的分泌颗粒。

（2）类固醇激素分泌细胞：主要包括肾上腺皮质的球状带、束状带和网状带的细胞、卵巢和黄体的细胞、睾丸间质细胞等。电镜下胞质内有丰富的滑面内质网、较多管状嵴的线粒体和脂滴，无分泌颗粒。

二、自测题

（一）选择题

【A₁型题】

1. 下列哪项不属于内分泌腺 （　　）

A. 胸腺　　　　B. 肾上腺　　　　C. 甲状腺　　　　D. 垂体　　　　E. 甲状旁腺

2. 下述结构中属内分泌组织的是 （　　）

A. 肾上腺　　　　B. 甲状旁腺　　　　C. 胰岛　　　　D. 松果体　　　　E. 垂体

【X型题】

3. 内分泌系统包括 （　　）

A. 甲状腺　　　　　　　　　　B. 胸腺　　　　　　　　　　C. 胰岛

D. 睾丸间质细胞　　　　　　　E. 垂体

4. 下列有关含氮激素分泌细胞的描述，正确的是 （　　）

A. 胞质内含丰富的高尔基复合体

B. 胞质内含丰富的粗面内质网

C. 有膜包被的分泌颗粒

D. 含丰富的滑面内质网

E. 含大量脂滴

5. 下列有关类固醇激素分泌细胞的描述，正确的是 （　　）

A. 胞质内含丰富的粗面内质网　　　B. 含大量滑面内质网

C. 管状嵴线粒体　　　　　　　　　D. 含分泌颗粒

E. 含较多的脂滴

(二) 填空题

1. 内分泌系统由_____、_____和_____组成。内分泌细胞的分泌物称_____。

2. 每种激素作用的特定效应器官或细胞，称为该激素的_____或_____。

3. 激素按其化学性质分为_____和_____两大类。

(三) 名词解释

体液调节

(四) 问答题

1. 比较含氮激素分泌细胞与类固醇激素分泌细胞的分布和结构特点。

2. 简述内分泌腺光镜下的结构特点和功能。

第二节　内分泌腺

内分泌腺主要由甲状腺、甲状旁腺、肾上腺、垂体、松果体等组成。

一、学习要点

1. 甲状腺

(1) 甲状腺是人体内最大的内分泌腺，呈"H"形，由左、右侧叶和甲状腺峡组成。甲状腺上端可达甲状软骨中部，下端可达第 6 气管软骨环高度。甲状腺随吞咽上下活动。

(2) 甲状腺实质有许多大小不等的滤泡，滤泡腔内有胶质，嗜酸性，为碘化的甲状腺球蛋白，滤泡之间结缔组织内有丰富的毛细血管(见表 1-13-1)。

表 1-13-1　甲状腺分泌细胞比较

细胞名称	位　置	光镜下	功　能	激素作用	分泌异常
滤泡上皮细胞	构成滤泡壁	立方形上皮，可随功能不同相应改变形状	合成和分泌甲状腺素(四碘甲腺原氨酸 T_4 和三碘甲腺原氨酸 T_3)	提高新陈代谢率和神经兴奋性，促进生长发育	婴幼儿期分泌不足：呆小症成年分泌过多：甲状腺功能亢进症
滤泡旁细胞(亮细胞)	位于滤泡上皮细胞之间或滤泡间结缔组织内	卵圆形	降钙素	降血钙，升骨钙	—

2. 甲状旁腺

甲状旁腺位于甲状腺侧叶后方，上下各一对的。其实质内的主细胞分泌甲状旁腺素，与降钙素作用相拮抗。

3.肾上腺

(1)肾上腺位于肾的上端,左、右各一,左侧呈半月形,右侧近似三角形,肾上腺有独立的被膜,故不会随下垂的肾下降。

(2)肾上腺实质分外周的皮质和中间的髓质:参见表1-13-2。

表1-13-2　肾上腺分泌细胞比较

肾 上 腺 实 质		分　泌	激　素　功　能
皮质	浅↓深 球状带	盐皮质激素 如醛固酮	促进远曲小管和集合管重吸收 Na^+ 和排出 K^+
	束状带	糖皮质激素 如皮质醇、皮质酮	促进蛋白质和脂肪分解转化成糖(糖异生)
	网状带	性激素 (以雄激素为主)	见生殖系统说明
髓质(嗜铬细胞)	肾上腺素细胞	肾上腺素	心率加快,皮肤血管收缩,心脏、骨骼肌血管扩张
	去甲肾上腺素细胞	去甲肾上腺素	血压升高,心、脑、骨骼肌血流加快

4.垂体

(1)垂体位于颅中窝蝶骨体上的垂体窝内,上端借助漏斗与下丘脑相连,前上方与视交叉相邻。

(2)垂体分叶知识框架:参见图1-13-2。

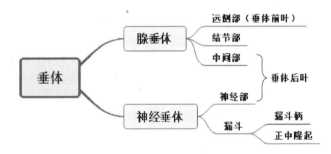

图1-13-2　垂体分叶知识框架图

(3)腺垂体远侧部:参见表1-13-3。

表1-13-3　腺垂体远侧部各细胞比较

细 胞 类 型		分泌激素(缩写)	激 素 功 能
嗜酸性细胞	生长激素细胞	生长激素(GH)	促进肌肉、骨骼增长 幼年分泌不足:侏儒症 幼年分泌过多:巨人症 成年分泌过多:肢端肥大症
	催乳激素细胞	催乳激素(PRL)	促进乳腺发育乳汁分泌

细胞类型		分泌激素(缩写)	激素功能
嗜碱性细胞	促甲状腺激素细胞	促甲状腺激素(TSH)	促进甲状腺分泌甲状腺素
	促肾上腺皮质激素细胞	促肾上腺皮质激素(ACTH)	
	促性腺激素细胞	卵泡刺激素(FSH)	女性：促进卵泡发育 男性：促进精子发育
		女性：黄体生成素(LH)	促进排卵和黄体形成
		男性：间质细胞刺激素(ICSH)	刺激间质细胞分泌雄激素

（4）下丘脑与腺垂体的关系：① 下丘脑的弓状核等神经内分泌细胞能分泌调节腺垂体细胞分泌活动的释放激素和释放抑制激素；② 垂体门微静脉及其两端的毛细血管网共同构成垂体门脉系统；垂体门脉系统把弓状核分泌的释放激素和释放抑制激素运送到远侧部，调节腺垂体远侧部嗜酸性细胞和嗜碱性细胞的分泌活动。因此，下丘脑与腺垂体是一功能整体。

（5）下丘脑与神经垂体的关系：① 下丘脑的视上核和室旁核内的神经内分泌细胞，其轴突经漏斗下行至神经部构成下丘脑神经垂体束，成为神经垂体的主要组成。② 神经内分泌细胞分泌的颗粒沿轴突运输到神经部，这些分泌颗粒在轴突终末聚集，形成光镜下嗜酸性均质小体，称赫令体，于轴突末端释放入毛细血管。③ 神经垂体无内分泌功能，只是储存和释放下丘脑视上核和室旁核所合成和分泌的抗利尿激素(ADH)和催产素(OT)。因此，下丘脑与神经垂体在结构和功能上是一个整体。

二、自测题

（一）选择题

【A₁型题】

1. 下列关于甲状腺的描述，正确的是 （ ）

A. 侧叶顶部伸出锥体叶

B. 侧叶贴于喉和气管的两侧，下端抵第6颈椎下缘

C. 甲状腺峡位于第4～6气管软骨环的前面

D. 表面无被膜包裹

E. 吞咽时可随喉上、下移动

2. 下列关于甲状腺滤泡的描述，错误的是 （ ）

A. 由单层立方形滤泡上皮细胞围成

B. 滤泡可因功能状态不同而有形态差异

C. 滤泡腔内含甲状腺素

D. 滤泡上皮基底面有完整的基膜

E. 滤泡上皮细胞内有发达的粗面内质网和较多线粒体

3. 下列与滤泡旁细胞分泌物无关的是 （　　）

A. 降低血钙　　　　　　　　　　B. 抑制肾小管吸收钙

C. 增强破骨细胞的活动　　　　　D. 升高血磷

E. 使钙盐沉着于类骨质

4. 下列有关甲状旁腺的描述,错误的是 （　　）

A. 以主细胞为主要成分

B. 嗜酸性细胞从青春期开始出现

C. 细胞排列成索、团状

D. 嗜酸性细胞内的嗜酸性颗粒为分泌颗粒

E. 细胞索、团之间富含有孔毛细血管

5. 下列关于肾上腺的描述,错误的是 （　　）

A. 左侧呈半月形　　　　　　　　B. 右侧近似三角形

C. 实质分皮质与髓质　　　　　　D. 不随肾的下垂而下降

E. 与肾一起包在肾筋膜内,故无独立被膜

6. 下列不属于肾上腺皮质细胞分泌的激素是 （　　）

A. 皮质醇　　　B. 醛固酮　　　C. 雄激素　　　D. 肾素　　　E. 雌激素

7. 下列有关盐皮质激素的描述,错误的是 （　　）

A. 促进肾远曲小管重吸收 Na^+　　B. 促进肾集合管重吸收 Na^+

C. 维持血容量　　　　　　　　　D. 使血 K^+ 浓度降低

E. 其分泌受 ACTH 调节

8. 下列有关肾上腺髓质的描述,错误的是 （　　）

A. 位于肾上腺的中央　　　　　　B. 细胞排列成索或团

C. 髓质细胞又称嗜铬细胞　　　　D. 来源于内胚层

E. 嗜铬细胞的分泌活动受交感神经支配

9. 下列有关垂体的描述,错误的是 （　　）

A. 位于蝶骨体上面的垂体窝内　　B. 腺垂体分为远侧部和中间部

C. 实质由腺垂体与神经垂体组成　D. 借漏斗与下丘脑相连

E. 神经垂体分为神经部和漏斗

10. 腺垂体嗜碱性细胞可分泌 （　　）

A. 促甲状腺素、促肾上腺皮质激素、抗利尿激素

B. 促甲状腺素、催乳激素、卵泡刺激素

C. 促甲状腺素、促肾上腺皮质激素、促性腺激素

D. 催乳素、抗利尿激素、生长激素

E. 促甲状腺素、催产素、卵泡刺激素

11. 下列不属于腺垂体细胞分泌的激素是 （　　）

A. ADH　　　B. TSH　　　C. GH　　　D. FSH　　　E. ACTH

12. 神经垂体的功能是 （　　）

A. 分泌抗利尿激素和催产素　　　B. 支持和营养腺垂体

C. 神经内分泌功能   D. 储存并释放抗利尿激素和催产素

E. 调节腺垂体的功能

13. 下列有关神经垂体无髓神经纤维的描述,错误的是   (   )

A. 由视上核、室旁核神经内分泌细胞的轴突构成

B. 传导神经冲动到神经垂体

C. 神经内分泌细胞的分泌物沿无髓神经纤维运输到终末

D. 也称为下丘脑神经垂体束

E. 其沿途聚集成团的分泌颗粒为光镜下的赫令体

14. 下列关于促性腺激素释放激素的描述,错误的是   (   )

A. 由下丘脑弓状核神经细胞分泌

B. 分泌受血液中激素信号的反馈调节

C. 分泌不受神经递质调节

D. 是一种神经激素,为十肽结构

E. 生理作用是调节垂体促性腺激素的合成和分泌

【A₃型题】

(15～16 题共用题干)

病例:钱某,女性,32 岁。多食、怕热多汗、易怒 1 年,近 1 个月症状加重来院检查。初步诊断:甲状腺功能亢进症。

15. 甲状腺功能亢进症的主要原因是   (   )

A. 甲状腺素分泌过多   B. 甲状腺素分泌不足

C. 促甲状腺激素分泌过少   D. 甲状旁腺素分泌过多

E. 甲状旁腺素分泌不足

16. 分泌甲状腺素的细胞是   (   )

A. 滤泡旁细胞   B. 滤泡上皮细胞   C. 主细胞

D. 嗜酸性细胞   E. 嗜碱性细胞

【B 型题】

(17～20 题共用备选答案)

A. 升高血钙

B. 促进睾丸间质细胞分泌雄性激素

C. 降低血钙

D. 使血 Na^+ 浓度升高、血 K^+ 浓度降低

E. 为儿茶酚胺类物质

17. 球状带细胞分泌的激素功能是   (   )

18. 滤泡旁细胞分泌的激素功能是   (   )

19. 垂体嗜碱性细胞分泌促性腺激素功能是   (   )

20. 甲状旁腺主细胞分泌的激素功能是   (   )

(21～23题共用备选答案)

A. 呆小症　　　　B. 肢端肥大症　　C. 侏儒症　　　　D. 巨人症　　　　E. 尿崩症

21. 幼年生长激素分泌过少　　　　　　　　　　　　　　　　　　　　　　　(　　)

22. 抗利尿激素分泌减少　　　　　　　　　　　　　　　　　　　　　　　　(　　)

23. 成年生长激素分泌过多　　　　　　　　　　　　　　　　　　　　　　　(　　)

【X型题】

24. 下列关于甲状腺的描述,正确的是　　　　　　　　　　　　　　　　　　(　　)

A. 是人体内最大的内分泌腺

B. 由左、右两个侧叶和中间的甲状腺峡组成

C. 甲状腺滤泡上皮细胞分泌的甲状腺素储存于滤泡腔内

D. 幼儿甲状腺功能低下时,可引起侏儒症

E. 甲状腺功能亢进时,可导致突眼性甲状腺肿

25. 下列与腺垂体远侧部有关的选项是　　　　　　　　　　　　　　　　　　(　　)

A. HE 切片中分为嗜色细胞和嫌色细胞

B. 细胞间有丰富的窦状毛细血管

C. 嗜酸性细胞分为两种

D. 其中的毛细血管属于垂体门脉系统

E. 其分泌活动受下丘脑产生的释放激素和释放抑制激素的调节

26. 下列属于肾上腺髓质细胞分泌的激素是　　　　　　　　　　　　　　　　(　　)

A. 肾上腺素　　　　　　　　　　B. 醛固酮　　　　　　　　　　C. 去甲肾上腺素

D. 肾素　　　　　　　　　　　　E. 雌激素

(二) 填空题

1. 甲状腺峡位于_____气管软骨环的前面。

2. 甲状腺滤泡由单层立方的_____围成,滤泡腔内充满透明的_____,_____是滤泡上皮细胞的分泌物,即_____。

3. 滤泡上皮细胞从_____中摄取_____,在_____合成甲状腺球蛋白前体,继而在_____加糖并浓缩形成分泌颗粒,再以_____方式排放到滤泡腔内储存。

4. 甲状腺滤泡旁细胞的分泌颗粒内含_____,能使_____降低。

5. 肾上腺皮质由浅入深依次分为_____、_____和_____。对应的功能分别是分泌_____、_____和_____。

6. 肾上腺髓质细胞又称_____,其中数量多、占80%以上的为_____,数量少的是_____,两种细胞产生的激素均为_____类物质。

7. 垂体由_____和_____两部分组成。其中腺垂体的_____又称垂体前

叶；_____和_____合称垂体后叶。

（三）名词解释

1. 赫令体
2. 垂体门脉系统

（四）问答题

1. 试述肾上腺皮质束状带的光镜结构和功能。
2. 试述腺垂体远侧部各种细胞的名称和功能。
3. 试述下丘脑与腺垂体之间的关系。
4. 试述下丘脑和神经垂体之间的关系。
5. 简述甲状腺实质的光镜结构和功能。

（五）填图题

请写出下图中数字代表的结构名称。

① _____
② _____
③ _____
④ _____
⑤ _____

第十四章　人体胚胎学概论

胚胎发育从受精到胎儿发育成熟娩出历时 266 天(38 周),分为胚期和胎期。胚期是指从受精卵形成～第 8 周末,到第 8 周末,各器官、系统与外形发育初具雏形。胎期是指第 9～38 周,此期胎儿逐渐长大,各器官、系统逐渐发育完善。

第一节　人体胚胎的早期发育

一、学习纲要

(一) 人体胚胎发生过程图
参见图 1-14-1。

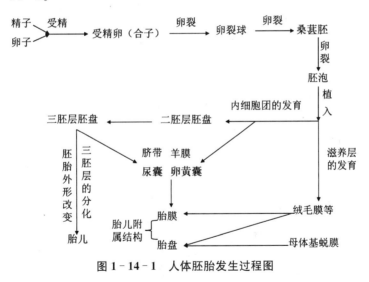

图 1-14-1　人体胚胎发生过程图

(二) 学习要点
1. 生殖细胞和受精
(1) 精子进入女性生殖管道后,精子头部的糖蛋白被降解,从而使精子获得与卵子结合的能力,此过程称为获能。

(2) 停滞于第二次成熟分裂中期的次级卵母细胞在与精子结合后马上完成第二次成熟分裂。

（3）受精指获能的精子与卵子结合形成受精卵的过程。① 时间：在排卵后 12 小时内。② 部位：在输卵管壶腹部。③ 意义：恢复二倍体；具有双亲的遗传物质；决定遗传性别（46，XY——男性，46，XX——女性）；标志着新生命的开始。

2. 卵裂与胚泡形成

（1）受精卵的早期有丝分裂称卵裂。卵裂形成的子细胞称卵裂球。

（2）受精后第 3 天，形成 12～16 个卵裂球构成的实心胚，称桑葚胚。

（3）受精后第 5 天，形成一个囊泡状的胚，称胚泡。胚泡壁的单层细胞称滋养层；胚泡内的腔称胚泡腔；位于胚泡腔一侧的一群细胞称内细胞群；内细胞群附着处的滋养层称极端滋养层。

3. 植入与蜕膜

（1）胚泡埋入子宫内膜的过程，称植入或着床。① 时间：始于受精后第 5～6 天，于第 11～12 天完成。② 位置：正常为子宫体或子宫底，常见后壁。若植入在子宫颈内口附近，将形成前置胎盘；若植入在子宫以外部位，称宫外孕（异位妊娠），以输卵管壶腹部或峡部多见。

（2）植入后的处于分泌期的子宫内膜改称蜕膜。根据蜕膜与胚泡的位置关系，蜕膜分为基蜕膜、包蜕膜和壁蜕膜（真蜕膜）。

4. 胚层的形成

（1）第 2 周初内细胞群的细胞增殖分化，形成一层立方形细胞称内胚层（靠近胚泡腔），内胚层背侧为一层柱状细胞称外胚层。外、内胚层的细胞紧密相贴形成一个圆盘状的结构，称二胚层胚盘（简称胚盘），它是胚体发生的原基。

（2）外胚层和滋养层间出现一腔，称羊膜腔，腔内含羊水。羊膜腔的底是外胚层，腔壁为羊膜上皮。

（3）内胚层周缘的细胞向下增生围成一个囊称卵黄囊，其顶为内胚层。

（4）滋养层细胞增殖填充于滋养层与羊膜腔和卵黄囊之间，形成胚外中胚层。胚外中胚层细胞间出现腔隙，逐渐融合形成胚外体腔。胚外中胚层分别附着于滋养层内面，羊膜和卵黄囊的外面，胚盘尾端与滋养层之间。其中胚盘尾端与滋养层之间的胚外中胚层称体蒂，是脐带发育的原基。

（5）第 3 周初，外胚层细胞增殖向胚盘尾侧的中轴线迁移，形成了一条增厚的细胞索，称原条。原条中央出现浅沟，称原沟。原沟深部的细胞向内、外胚层之间的头、尾及左右两侧增殖形成一层细胞即中胚层。第 3 周末，胚盘由内、中、外胚层构成，称三胚层胚盘。原条出现的意义：决定了胚体的头尾方向，胚体有了中轴，形成中胚层。原条最终退化消失，若原条细胞残留，形成人体骶尾部畸胎瘤。

（6）原条的头端隆起呈结节状，称原结。原结中央的深窝称原凹。原结的细胞增殖，经原凹向深部迁移，在内、外胚层之间向胚盘头端延伸，形成一条细胞索，叫脊索，脊索最后退化为椎间盘的髓核。在脊索的头端和原条的尾端各有一小区域无中胚层，分别称口咽膜和泄殖腔膜。

5. 三胚层的分化（第 4～8 周）

（1）外胚层的分化：外胚层主要形成中枢神经系统的原基，后分化为脑、脊髓、神经垂体、肾上腺髓质和视网膜等。体表外胚层分化为皮肤的表皮和附属器、内耳及腺垂体等。

（2）中胚层分化：脊索两侧由内向外依次分化为三部分。① 轴旁中胚层形成体节，第 5 周时体节全部形成（42～44 对），体节主要分化为背侧的皮肤真皮、中轴骨骼和骨骼肌。② 间介中胚层位于轴旁中胚层和侧中胚层之间，分化为泌尿生殖系统的主要器官。③ 侧中胚层位于间介中胚层的外侧，分化为体壁的骨骼、肌肉和结缔组织，内脏平滑肌和结缔组织，心包腔、胸膜腔和腹膜腔。

（3）内胚层的分化：内胚层形成原始消化管，分化为咽以下的消化管、消化腺、下呼吸道和肺的上皮、甲状腺、甲状旁腺和胸腺等。

二、自测题

（一）选择题

【A₁型题】

1. 胚期是指 （   ）

A. 从受精卵形成至第 2 周末　　　B. 从受精后第 3 周至第 8 周末

C. 从受精卵形成至第 8 周末　　　D. 从受精后第 3 周至出生

E. 从受精后第 9 周至出生

2. 受精的部位一般在 （   ）

A. 输卵管峡部　　　B. 输卵管壶腹部　　　C. 输卵管漏斗部

D. 子宫体部或底部　　　E. 腹腔内

3. 透明带溶解消失发生于 （   ）

A. 受精时　　　B. 卵裂时　　　C. 8 个细胞期　　　D. 桑葚胚期　　　E. 胚泡期

4. 受精卵的细胞分裂称 （   ）

A. 卵裂　　　B. 无丝分裂

C. 第一次成熟分裂　　　D. 第二次成熟分裂

E. 以上都不是

5. 植入后的子宫内膜称 （   ）

A. 胎膜　　　B. 蜕膜　　　C. 基蜕膜　　　D. 基膜　　　E. 黏膜

6. 下列关于合体滋养层的描述，错误的是 （   ）

A. 由胚泡滋养层发育而成　　　B. 细胞界限不清楚

C. 能直接分化形成胚外中胚层　　　D. 合体滋养层的内面有细胞滋养层

E. 参与构成绒毛膜

7. 形成脊索的结构是 （   ）

A. 原条　　　B. 原结　　　C. 中胚层　　　D. 原沟　　　E. 神经沟

8. 诱导神经管形成的结构是 （   ）

A. 原条　　　B. 原结　　　C. 原凹　　　D. 脊索　　　E. 体节

9. 后神经孔未闭合可引起 （   ）

A. 无脑畸形　　　B. 独眼畸形　　　C. 无眼

D. 无耳   E. 脊髓裂或脊髓脊柱裂

10. 以脊索为准，两侧的胚内中胚层由内向外依次为   （   ）

    A. 间介中胚层、轴旁中胚层、侧中胚层

    B. 轴旁中胚层、间介中胚层、侧中胚层

    C. 轴旁中胚层、侧中胚层、间介中胚层

    D. 间介中胚层、侧中胚层、轴旁中胚层

    E. 侧中胚层、轴旁中胚层、间介中胚层

11. 下述哪项结构不是由受精卵发育而来   （   ）

    A. 胚盘   B. 脐带   C. 羊膜   D. 蜕膜   E. 绒毛膜

12. 某女，28 岁。月经规则，已确诊怀孕，末次月经时间为 2018 年 11 月 18 号，请帮她推算一下预产期   （   ）

    A. 2019 年 6 月 18 号   B. 2019 年 7 月 28 号

    C. 2019 年 8 月 25 号   D. 2019 年 9 月 25 号

    E. 2019 年 10 月 1 号

13. 小王，平时月经规则，最简单易行而且最常用推算预产期的依据是   （   ）

    A. 末次月经干净之日   B. 末次月经开始之日

    C. 初觉胎动时间   D. 早孕反应开始的时间

    E. 胎儿大小和宫底高度

【A₃型题】

（14～16 题共用题干）

病例：孕妇，29 岁。孕 37 周，G_2P_0，前置胎盘入院。

14. 胚泡植入在什么部位容易形成前置胎盘   （   ）

    A. 子宫底   B. 子宫体前壁   C. 子宫体后壁

    D. 子宫颈外口   E. 靠近子宫颈内口

15. 胚泡植入后子宫内膜改称   （   ）

    A. 蜕膜   B. 脱膜   C. 胎盘膜   D. 基膜   E. 胎膜

16. 依据胚胎发育分期，孕 37 周属于   （   ）

    A. 胚胎期   B. 胎儿期   C. 胚泡期   D. 桑葚胚期   E. 囊胚期

（17～19 题共用题干）

病例：患者，女性，34 岁，已婚，现有一子。主诉：停经 50 天，下腹部剧烈疼痛 1 小时。经检查，初步诊断为：宫外孕——输卵管妊娠破裂。

17. 请从受精的部位考虑，该患者因受精致输卵管破裂的部位应位于   （   ）

    A. 输卵管子宫部   B. 输卵管峡   C. 输卵管壶腹

    D. 输卵管漏斗   E. 输卵管伞

18. 正常胚泡着床部位在   （   ）

    A. 子宫底或子宫体   B. 子宫颈   C. 子宫峡

D. 输卵管壶腹部　　　　　　　E. 子宫口

19. 宫外孕常见的部位是　　　　　　　　　　　　　　　　　　　（　　　）

A. 子宫颈　　　B. 输卵管　　　C. 卵巢　　　D. 腹膜腔　　　E. 肠系膜

【B 型题】

（20～23 题共用备选答案）

A. 卵裂　　　　B. 胚泡　　　C. 桑葚胚　　　D. 滋养层　　　E. 内细胞群

20. 卵裂球达 12～16 个时的胚为　　　　　　　　　　　　　　　（　　　）

21. 胚形成一个囊泡状结构时称　　　　　　　　　　　　　　　　（　　　）

22. 将要发育成人胚原基的是　　　　　　　　　　　　　　　　　（　　　）

23. 胚胎发育中将形成绒毛膜的是　　　　　　　　　　　　　　　（　　　）

（24～27 题共用备选答案）

A. 外胚层　　　　　　　　　B. 中胚层　　　　　　　　　C. 内胚层

D. 内胚层和外胚层　　　　　E. 外胚层和中胚层

24. 形成泄殖腔膜的是　　　　　　　　　　　　　　　　　　　（　　　）

25. 脑和脊髓来源于　　　　　　　　　　　　　　　　　　　　（　　　）

26. 肾上腺皮质来源于　　　　　　　　　　　　　　　　　　　（　　　）

27. 分化为消化系统、呼吸道上皮的是　　　　　　　　　　　　（　　　）

【X 型题】

28. 胚胎学的研究内容包括　　　　　　　　　　　　　　　　　（　　　）

A. 生殖细胞发生　　　　　　B. 受精　　　　　　　　C. 胚胎发育

D. 胚胎与母体关系　　　　　E. 先天性畸形

29. 精子进入卵细胞后　　　　　　　　　　　　　　　　　　　（　　　）

A. 精子完成第 2 次成熟分裂,形成雄原核

B. 精子发生顶体反应

C. 激发透明带反应

D. 卵子完成第 2 次成熟分裂,形成雌原核

E. 雌、雄原核靠拢融合,透明带随即消失

30. 受精的意义　　　　　　　　　　　　　　　　　　　　　　（　　　）

A. 启动细胞分裂　　　　　　　B. 具有双亲的遗传特性

C. 具有与亲代不完全相同的性状　　D. 恢复二倍体

E. 决定性别

31. 胚泡植入时　　　　　　　　　　　　　　　　　　　　　　（　　　）

A. 透明带消失

B. 子宫内膜处于增生晚期

C. 滋养层细胞分泌蛋白水解酶溶蚀子宫内膜

D. 埋于子宫内膜的基底层

E. 内细胞群侧的滋养层首先与子宫内膜接触

32. 蜕膜反应 （ ）

A. 子宫内膜处于增生期　　　　B. 血液供应更丰富

C. 子宫腺分泌更旺盛　　　　　D. 基质细胞形成蜕膜细胞

E. 子宫内膜进一步增厚

33. 含有胚外中胚层的结构有 （ ）

A. 羊膜　　　B. 卵黄囊　　　C. 尿囊　　　D. 脐带　　　E. 绒毛膜

34. 下列关于体节的描述,正确的是 （ ）

A. 位于脊索两侧的中胚层　　　B. 从颈部向头尾延伸

C. 共 42～44 对　　　　　　　D. 分化为皮肤

E. 分化为中轴骨骼

35. 宫外孕可发生在 （ ）

A. 输卵管　　　B. 子宫底　　　C. 卵巢　　　D. 腹腔　　　E. 肠系膜

(二) 填空题

1. 受精卵的有丝分裂,称_____,所产生的子细胞称_____,第 3 天时构成的实心胚称_____。

2. 胚泡埋入子宫内膜的过程称_____,又称_____。其部位通常是在_____或_____。

3. 根据蜕膜与胚的位置关系,可将蜕膜分为三部分:_____、_____和_____。随着胚胎的发育增长,_____和_____融合,子宫腔消失。

4. 推算胚胎龄的有两种方法,即_____和_____。妇产科常用于推算预产期的胚胎龄是_____。

(三) 名词解释

1. 受精

2. 精子获能

3. 植入

4. 蜕膜

5. 二胚层胚盘

6. 分化

(四) 问答题

1. 试述胚泡植入的定义、时间、部位、条件及植入后蜕膜的分部。

2. 简述原条的形成、意义和退化。

3. 简述胚内中胚层的形成过程。

4. 简述脊索的形成过程和退化。

(五) 填图题

请写出下图中数字代表的结构名称。

① _____

② _____

③ _____

④ _____

⑤ 图名_____

第二节　胎膜与胎盘

(一) 知识框架

参见图 1-14-2。

(二) 学习要点

1. 胎膜

(1) 绒毛膜由滋养层和胚外中胚层组成。

(2) 卵黄囊壁的胚外中胚层形成原始造血干细胞；卵黄囊的内胚层形成原始生殖细胞。

(3) 尿囊为卵黄囊尾侧向体蒂内伸出的一个盲管。

(4) 羊膜由羊膜上皮和胚外中胚层组成。羊膜腔内充满羊水，羊水主要由羊膜细胞分泌和胎儿尿液组成。足月胎儿正常羊水量是 1 000～1 500 ml，少于 500 ml 称羊水过少，多于 2 000 ml 称羊水过多。

(5) 脐带连于胚胎脐部与胎盘间的索条状结构，由羊膜包绕体蒂、尿囊和卵黄囊而成。

2. 胎盘

(1) 胎盘是由胎儿的丛密绒毛膜和母体的基蜕膜构成的圆盘形结构。

(2) 内有两套血液循环：母体血液循环：子宫螺旋动脉→绒毛间隙→子宫静脉→母体；胎儿血液循环：脐动脉→绒毛毛细血管→脐静脉→胎儿。

(3) 胎盘膜(胎盘屏障)：胎儿血与母体血在胎盘内进行物质交换所通过的结构称胎盘

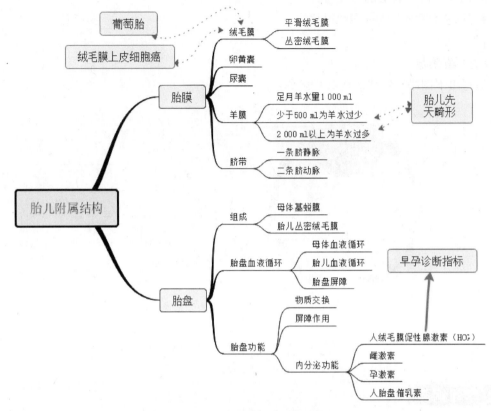

图 1 - 14 - 2　胎儿附属结构知识框架图

屏障或胎盘膜。早期胎盘屏障由合体滋养层、细胞滋养层及基膜、绒毛内结缔组织、毛细血管基膜及内皮构成。发育后期,母血与胎血仅隔合体滋养层、毛细血管内皮细胞及两者的基膜。

(4) 胎盘的功能:物质交换;屏障功能;内分泌功能:能分泌人绒毛膜促性腺激素(HCG)、人胎盘催乳素(HPL)、孕激素、雌激素。

二、自测题

(一) 选择题

【A₁型题】

1. 组成胎膜的是　　　　　　　　　　　　　　　　　　　　　　　　　　　　　　(　　)

A. 真蜕膜(壁蜕膜)和羊膜　　　　B. 底蜕膜和羊膜　　　　　　　　C. 绒毛膜和羊膜

D. 包蜕膜和羊膜　　　　　　　　E. 绒毛膜和底蜕膜

2. 胎盘的组成是　　　　　　　　　　　　　　　　　　　　　　　　　　　　　　(　　)

A. 胎儿平滑绒毛膜与母体包蜕膜

B. 胎儿平滑绒毛膜与母体基蜕膜

C. 胎儿丛密绒毛膜与母体基蜕膜

D. 胎儿丛密绒毛膜与母体包蜕膜

E. 胎儿丛密绒毛膜与母体壁蜕膜

3. 临床上,作早期妊娠诊断时,通常检测孕妇尿中的 （　）

A. 雌激素 B. 孕激素

C. 人绒毛膜促性腺激素 D. 人绒毛膜促乳腺生长激素

E. 催乳素

4. 血液中人绒毛膜促性腺激素(HCG)浓度最高峰的时间是 （　）

A. 妊娠 5～6 周 B. 妊娠 6～7 周 C. 妊娠 7～8 周

D. 妊娠 8～10 周 E. 妊娠 9～11 周

5. 首选诊断早孕的辅助检查方法是 （　）

A. 基础体温测定 B. 尿妊娠试验

C. 黄体酮试验 D. 宫颈黏液图片干燥后镜检

E. B 超检查

【B 型题】

(6～7 题共用备选答案)

A. 绒毛内血管末通 B. 绒毛变性水肿

C. 绒毛膜滋养层细胞癌变 D. 绒毛膜发育良好

E. 胚外中胚层发育良好

6. 造成葡萄胎的原因是 （　）

7. 可导致胚胎死亡的原因是 （　）

(8～9 题共用备选答案)

A. 尿囊壁的内胚层 B. 尿囊壁的胚外中胚层

C. 卵黄壁的胚外中胚层 D. 体蒂的胚外中胚层

E. 卵黄壁的内胚层

8. 原始造血干细胞来源于 （　）

9. 原始的生殖细胞来源于 （　）

【X 型题】

10. 胎盘产生的激素 （　）

A. 人绒毛膜促性腺激素 B. 雌激素 C. 孕激素

D. 催乳素 E. 人胎盘催乳素

11. 下列属于胎膜的是 （　）

A. 绒毛膜 B. 尿囊 C. 胎盘膜 D. 卵黄囊 E. 脐带

12. 在脐带形成过程中,下列哪些结构被羊膜包卷 （　）

A. 脐血管 B. 卵黄囊 C. 尿囊 D. 体蒂 E. 绒毛干

13. 三级绒毛干有关的结构有 （　）

A. 滋养层　　　　B. 胚外中胚层　　C. 结缔组织　　　　D. 血管　　　　　E. 中胚层

(二) 填空题

1. 胎膜包括_____、_____、_____、_____和_____。

2. 与包蜕膜相邻的绒毛膜称_____,与基蜕膜相邻的绒毛膜称_____。

3. 足月胎儿正常羊水是_____ml,少于_____ml 称羊水过少,多于_____ml 称羊水过多。

(三) 名词解释

1. 绒毛膜

2. 胎盘

3. 胎盘膜

(四) 问答题

1. 试述绒毛膜的形成以及绒毛膜的演变。

2. 试述胎盘及胎盘膜的组成。

第三节　胎儿血液循环及出生后的变化

一、学习要点

1. 胎儿血液循环的特点

(1) 两条脐动脉和一条脐静脉通向胎盘。

(2) 静脉导管连接脐静脉与下腔静脉之间,使大部分动脉血进入下腔静脉。

(3) 动脉导管连接肺动脉和主动脉之间,使大部分静脉血进入降主动脉。

(4) 卵圆孔连通左、右心房,使下腔静脉来的动脉血经卵圆孔进入左心房,再进入左心室,最后注入主动脉。

2. 出生后血液循环的变化

胎儿出生后,胎盘血循环停止,肺开始呼吸,血液循环发生如下变化,见表 1 - 14 - 1。

表 1 - 14 - 1　胎儿出生后血液循环的变化

出生前名称	出生后闭锁成的结构	闭锁时间
脐静脉	肝圆韧带	—
脐动脉	远侧段闭锁形成脐外侧韧带,近侧段保留形成膀胱上动脉	—
静脉导管	静脉韧带	—
动脉导管	动脉韧带	出生后 2～3 个月
卵圆孔	卵圆窝	出生后 1 年

（一）选择题

【A₁型题】

1. 胎儿血液循环中含氧量最高的血管是　　　　　　　　　　　　　　　　　（　　）

A. 脐静脉　　　　　B. 下腔静脉　　　　C. 主动脉　　　　D. 脐动脉　　　　E. 肺静脉

2. 胎儿诞生时，剪断脐带后从切口流出的血液是　　　　　　　　　　　　　（　　）

A. 胎儿的动、静脉血

B. 母体的动脉血和胎儿的静脉血

C. 胎儿的动脉血和母体的静脉血

D. 胎儿和母体的动、静脉血

E. 母体的动、静脉血

3. 胎儿出生后血液循环改变的主要原因是　　　　　　　　　　　　　　　（　　）

A. 胎盘血液循环中断，卵圆孔关闭

B. 卵圆孔关闭，肺开始呼吸

C. 肺开始呼吸，动脉导管关闭

D. 胎盘血液循环中断，肺开始呼吸

E. 卵圆孔关闭，动脉导管关闭

【X型题】

4. 胎儿血液循环中富含氧和营养物质的血管是　　　　　　　　　　　　（　　）

A. 肺静脉　　　　　B. 主动脉　　　　　C. 脐动脉　　　　D. 脐静脉　　　　E. 下腔静脉

5. 动脉导管　　　　　　　　　　　　　　　　　　　　　　　　　　　　（　　）

A. 是肺动脉与主动脉弓之间的血管

B. 主动脉弓内的血大部分经动脉导管入肺动脉

C. 内含混合性血液

D. 出生后2～3个月关闭

E. 形成动脉韧带

6. 胎儿含混合性血的血管是　　　　　　　　　　　　　　　　　　　　　（　　）

A. 动脉导管　　　B. 肺动脉　　　　　C. 上腔静脉　　　D. 脐动脉　　　　E. 主动脉弓

（二）填空题

1. 来自胎盘的富含氧和营养物质的血液，经＿＿＿＿＿＿流入肝脏后，大部分经＿＿＿＿＿＿
直接注入下腔静脉，小部分经＿＿＿＿＿＿后再入下腔静脉。

2. 上腔静脉的静脉血与下腔静脉来的小部分血液混合后，经＿＿＿＿＿＿进入＿＿＿＿＿＿。
由于胎儿的肺不呼吸，其中90%以上经＿＿＿＿＿＿注入降主动脉，再经＿＿＿＿＿＿运送至胎盘,在胎盘内与母体血液进行气体和物质交换后,再由_____返回胎儿体内。

3. 胎儿出生后,其血循环发生了下列相应的变化:动脉导管、脐静脉和静脉导管闭锁,分别形成_____、_____和_____。

(三) 问答题

1. 简述胎儿血液循环有哪些特点。
2. 试述出生后胎儿血液循环有哪些相关的变化。

第二篇

实验教程

实验指导

实验课是人体形态学教学中的重要环节。其目的是通过观看录像片或多媒体,观察标本、模型、组织切片以及进行一些基本操作训练,进一步深化对理论知识的理解,巩固所学的知识,培养观察比较、综合分析和解决问题的能力,为学好基础医学和临床医学诸科打下坚实的基础。要求学生识别人体各种细胞、组织和器官正常和异常的形态结构,正确理解它们的局部与整体、平面与立体的关系,并注意培养以下能力。① 培养理论与实践相结合的能力:理论与实践相结合是学好人体形态学的重要方法。主要体现在两方面:一是理论课上的板图、挂图、模型、幻灯投影、多媒体等直观形象,有助于对理论内容的理解和记忆;二是在实验课上通过观察标本、模型、组织切片、幻灯片、录像片、多媒体等,辨认各种细胞、组织和器官的形态结构,达到验证理论、深化对理论知识的理解和掌握。"百闻不如一见",因此,观察组织切片是十分重要的。② 培养观察能力和空间思维能力:人体形态学借助显微镜开辟了一个新的视觉空间,初学者应怀着一颗好奇的童心,学习观察陌生的事物。要重视每一次实习课、每一张标本,也不要忽视教科书中的每一幅插图。只要不拒绝,你很快能对自己体内的组织和细胞如数家珍,历历在目。还要把观察到的二维图形还原为事物本身的三维构象,这恰是培养空间思维的良好时机。③ 培养正确理解平面与立体的关系的能力:组织切片或各种图像显示的只是该结构的一个平面,不是整体的结构。因此,同一器官不同的切片部位和角度可显示不同的形态结构图像(见图 2-0-1、图 2-0-2、图 2-0-3)。学习时要把所观察到的该器官平面结构图像与立体形状联系起来,通过综合分析和想象,建立起对整个器官、组织或细胞的立体概念。

一、标本的观察方法

(一) 大体标本的观察

本书中的标本名称由标本序号及具体名称组成,标本序号以系统为单位编号,例如:实验四中"损 4"即"组织细胞的损伤与修复"的第 4 个标本,其他类推。

1. 整个器官的观察

一般先外后内,先上后下的顺序全面观察。

(1) 大小、重量:实心的器官(如肝、脾、肾等)要注意其体积是否肿大或缩小;有腔器官(如心、胃、肠等)要观察其内腔是否扩大或变窄、腔壁的厚薄、腔内有何内容物。大小以长×宽×高(cm³)来表示;重量以克(g)为单位。

(2) 形状:观察器官外形,有无变形。

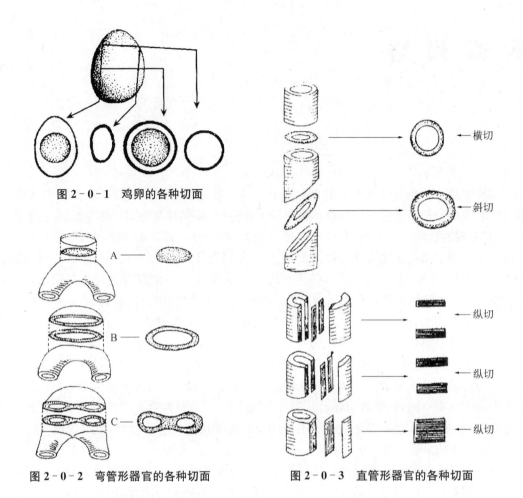

图 2-0-1　鸡卵的各种切面

图 2-0-2　弯管形器官的各种切面

图 2-0-3　直管形器官的各种切面

（3）颜色：如组织充血或出血呈暗红色（40％甲醛水溶液固定后呈灰黑色），脂肪变性呈黄色，胆汁呈黄绿色。

（4）质地：变硬或变软；致密或疏松。

（5）表面：光滑或粗糙，湿润还是干燥，有无结节隆起，有无特殊病灶（如出血、坏死、粘连等）。

（6）切面：该器官的固有结构有无改变，有否肿胀，组织纹理是否清楚，光泽度如何，是否有特殊病灶发现。

2.病灶的观察

如器官的表面或切面发现特殊病灶，应对病灶进行大小、形状、色泽、质地等观察。大小可用长×宽×高（cm^3）来表示，也可用实物来形容，如芝麻大、粟粒大、黄豆大、鸡蛋大等。形状可用乳头状、息肉状、蕈状、菜花状、结节状等来形容，并要注意观察病灶的位置、数目及分布，病灶与周围组织的关系。

大体标本观察后，除了实习指导上已有记录外，有的大体标本，学生需自己独立思考，综合所得到的病理改变，用文字描写出来，并且作出诊断。诊断格式：脏器名称＋病理变化。例如，某一脏器是肝，病理变化是脂肪变性，则诊断为肝脂肪变。

(二) 光镜标本的观察

在光镜下观察组织切片是人体形态学实验的主要内容,现把光镜下观察组织切片应注意的问题阐述如下。

1. 制片与染色方法

观察前应了解每种组织切片的制片和染色方法。因为同一结构应用不同的染色方法,所显示的颜色不相同,而一种染色方法不可能显示细胞或组织的所有结构,必须通过多种相应的染色方法来加以补充和完善。

2. 切面与立体关系

理论课总是以全面和立体的观点进行讲解,但在组织切片上却是切面图像。例如,脊神经节内神经元因切面不同,所显示的细胞形态结构也不同,并且很难在一个视野中看到全部结构。因此,观察切片时应联系组织器官的切面方向,边移动、边观察、边思考,并联想到切面与立体和整体的关系(见图2-0-4)。

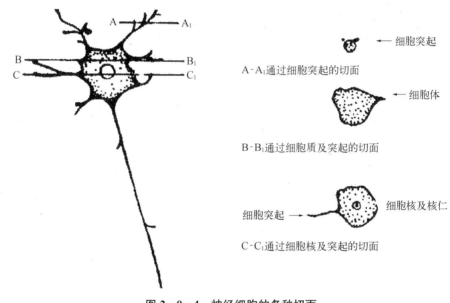

图2-0-4 神经细胞的各种切面

3. 全面与重点观察

观察组织切片时应先用肉眼观察切片的大致情况。例如,实质性器官或中空性器官、皮质与髓质等。然后用低倍镜分清中空性器官的层次、实质性器官的皮质与髓质或一些结构单位,同时应注意切片的方向。接着,换高倍镜观察能代表该组织或器官的特征性结构,必要时可更换油镜进行更微细的观察。总之,观察组织标本时,应以低倍镜观察其全面结构,用高倍镜重点观察其特征性结构。

4. 循序与对比观察

观察组织切片时要根据组织器官的结构规律而逐步观察。例如,观察细胞时,先看细胞外形、大小、排列规律,再看细胞核的位置、大小、形状、嗜色性及核仁情况,最后看胞质多少、嗜色性、细胞器及胞质内特殊结构。观察实质性器官则先看被膜,再看皮质和髓质或实质和间质,最后看其特征性结构。观察中空性器官则从内向外先分层次,后看特征性结构,尤其是分清最内面一层上皮组织的结构特征就能辨别它属于哪个系统、何种器官。但是同一系统内各器官的组织结构有其共性,也有其各自的特殊性,如消化管壁都有 4 层结构,但只要抓住各段的结构特点来分析比较就能把食管至直肠的每个器官一一加以鉴别。因此,观察组织切片时既要循序渐进、全面观察,又要抓住其特性进行综合分析和比较。

5. 形态与功能相联系

在观察切片标本中,同一种器官可因功能状态不同而出现其结构上的差异,如甲状腺滤泡上皮有扁平状、立方形或低柱状等形态。同样,观察任何一种细胞、组织或器官的结构时,一定要联想其功能。没有功能的结构是不存在的,有其结构必定有相应的功能。

6. 人工伪像的识别

活细胞或活组织在制片过程中会受到某些因素的影响。例如,脂肪细胞的脂滴被溶解后形成空泡;软骨细胞的皱缩现象,组织结构之间的裂隙以及染料残渣、刀痕、气泡等都属于人工伪像,观察时要加以识别。

二、绘图的基本要求

绘图是组织学实验中一项重要的基本技能训练,能培养学生严谨的科学态度,同时在反复认真观察的基础上,通过绘图、注字,加深对所学内容的理解与记忆。

1. 用具

携带红、蓝、黑三种颜色的铅笔,以及直尺、橡皮、铅笔刀、绘图纸。

2. 要求

(1) 科学性:所绘结构和文字说明应当概念清楚,正确无误。

(2) 真实性:力求反映镜下所见的真实结构,颜色应尽量与其相应。

(3) 特征性:图中应突出所观察的细胞、组织或器官的特征性结构。

(4) 艺术性:页面设计、大小比例、颜色深浅、线条粗细等都应合理适当,有艺术感。

(5) 认真程度:一幅图的质量和认真程度如何,可以反映学生的学习态度是否端正。

3. 方法

(1) 选择结构:用低倍镜或高倍镜全面观察后,选出足以代表该组织或器官构造特点的典型部位。

(2) 确定画面:选择典型结构后,大致确定画面的大小和位置。

(3) 绘图:构思出大小适当的画面后,用彩笔(HE 染色切片,可用蓝色绘胞核,红色绘胞质及细胞间质)按观察内容的大小比例与形状绘图。

(4) 注字:绘好图后,主要结构用标线向图的右侧引出,用黑色钢笔注明内容。注意标线要平行,注字应规范。图下面应说明标本名称、取材部位、染色方法和放大倍数。

(5) 注意顺序:绘图的顺序视不同的组织或器官而定。描绘细胞时,可从细胞外形、胞核、胞质、细胞间质的顺序进行;绘中空性器官时,则按腔面向外表面的顺序;而绘实质性器官时,则由表面向内部进行。这方面还可根据教师的指导进行。

三、临床病理讨论

临床病理讨论是一种理论联系实际、基础联系临床的学习方法。通过讨论分析,不仅可巩固所学的理论知识,同时亦进一步培养同学们分析和解决问题的能力。在讨论前应事先预习病例分析资料,做好准备,在实验课中踊跃发言,热烈讨论。

由于疾病的发生是一个不断变化发展的过程,而所有的实验材料均取自疾病发展过程中的某一个阶段的病变。所以要了解一个疾病,必须把理论、大体标本、病理组织切片的变化与脏器的功能障碍和临床表现都联系起来考虑,才能对该疾病有比较全面的了解,从而获得一个整体的概念。

四、实验课注意事项

人体形态学实验是在学生已学过理论的基础上,在独立操作的原则下进行,教师仅在具体内容上给予必要的指导。因此,要求参加实验的学生应注意如下事项。

(1) 实验前必须复习理论知识,预习实验指导中本次实验内容,明确实验目的和要求。

(2) 按时上下课,不得迟到、早退和旷课,有事要请假。

(3) 着装要整齐,不准穿背心、短裤、拖鞋进实验室,一律要求穿隔离衣。

(4) 实验前要携带实验指导、教科书、绘图纸和绘图用具。

(5) 课前要清点组织切片是否齐全、完整,并将各种实验用具按一定位置放置在实验台上。

(6) 实验时要按时认真完成实验任务和指定的实验作业,并按顺序观察示教内容。

(7) 应保持实验室内整洁、肃静,禁止吸烟,不准随地吐痰、到处乱画、乱扔纸屑或铅笔屑。有疑问时可与邻近同学小声讨论或举手请求老师解答。

(8) 要爱护公共设施、实验标本和教具。若有损坏,应及时报告老师,以便进行妥善处理。

(9) 实验完毕,应将实验标本和教具放回原处。值日同学打扫卫生,关好门窗、水电后方能离开实验室。

实验一 显微镜的构造和使用、上皮组织

一、实验目的

（1）学会熟练使用显微镜。

（2）学会在显微镜下正确辨认各种上皮组织，掌握被覆上皮的类型、分布及结构特点。

（3）通过实验，培养学生的观察、分析能力、辨知和绘图能力，培养学生实事求是的科学态度和严谨的科学工作作风。

二、实验内容

（一）光学显微镜的结构和使用方法

光学显微镜是组织学实验使用的主要仪器。了解光镜的结构（见图 2-1-1），正确而熟练地使用光镜是本学科重要的基本技能。

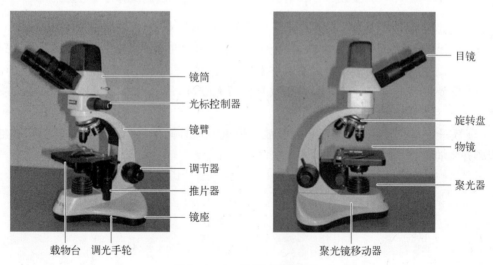

图 2-1-1 光学显微镜结构

1. 机械部分

（1）镜座：起支持全镜的作用。

（2）镜臂：呈弓形，是取用显微镜时握拿的部位。

（3）镜筒：位于镜臂的上方，前方装有目镜。

（4）调节器：位于镜臂两侧,粗调节螺旋与细调节螺旋合在一起,外轮为粗调节器,内轮为细调节器,是调节焦距的装置,可调节载物台上下移动。细调节器(小螺旋)可使载物台作很小距离的升降,适应于高倍镜和油镜观察时的焦距调节,其构造精密,不宜旋转过多、过快。

（5）旋转盘：又称物镜转换器,为接于镜柱下方的圆盘,其上嵌有 4 个物镜,旋转圆盘,可随意调换不同放大倍数的物镜。

（6）载物台：四方形平台,供放置载玻片之用,中央有一通光孔。其上有固定载玻片的片夹。

（7）推片器：位于载物台的一侧、两个用以移动玻片的螺旋,其中一个调节载物台前后移动,另一个使玻片左右移动。

2. 光学部分

（1）光源：位于镜座上方,在镜座的一侧有一光源调节器,可调节光线强弱。

（2）聚光器：位于载物台通光孔下方,由一组透镜组成,能聚集光源之光线,用以照明所观察的标本。载物台下方有一聚光镜移动器,转动时可升降聚光器。上升时光线强,下降时光线弱。

（3）虹彩光圈：位于聚光器下面,由多个活动钢片组成,其外侧有一小手柄,拨动时能开闭光圈,以调节光线的强弱。

（4）物镜：装于旋转盘上,用手推动旋转盘,即可随意调换物镜。物镜一般分低倍镜、高倍镜及油镜三种。低倍镜短,镜面直径较大,其上刻有 $4\times$、$10\times$ 字样,高倍镜较长,镜面直径较小,其上刻有 $40\times$;油镜与高倍镜一样长,其上刻有 $100\times$ 等字样。

（5）目镜：装于镜筒上端,其上刻有 $10\times$ 字样。目镜内常装有光标,镜筒的一侧有光标控制器,可调节光标的位置与亮度。

光镜的放大倍数＝目镜放大倍数×物镜放大倍数

3. 主要性能

（1）分辨能力：指人眼在 25 cm 的明视距离处,或者是显微镜能分辨被检物体细微结构最小间隔的能力。如果两点能分辨清楚,那么这两点的距离即为分辨能力,也叫分辨本领。

（2）放大率：即放大倍数,显微镜的总放大倍数等于物镜放大倍数和目镜放大倍数的乘积。

（3）清晰度：指显微镜造成明视物像的能力。

（4）焦点深度：即景深,当显微镜通过调焦观察标本的某一点时,不仅这一物点,而且它的上下两侧也能看清楚,能看清楚的这两侧之间的厚度叫作焦点景深。物镜的放大倍数越高,焦点深度越小。

（5）视场：也称视野,是指所看到的被检标本的范围。显微镜视场的大小与总放大倍数成反比,即放大倍数越高,视场越小,所看到的标本范围也越小。

（6）工作距离：当显微镜看清标本时,物镜下沿到标本之间的距离叫作工作距离。物镜倍数越高,工作距离越小,因此在使用高倍镜和油镜时应特别小心,不要压坏物镜或载片。

4. 光学显微镜的使用

（1）移动物镜：将 10 倍的物镜移至载物台通光孔处对准聚光镜。

（2）打开光源：将镜座背侧的电源开关打开,通过调光手轮调节光线强弱,使整个视野明亮为止。

（3）置片：将切片有盖玻片的一面朝上置于载物台上,用片夹夹紧,用推片器将观察目标移至中央。

（4）调节焦距：切片放好后,眼睛从侧面注视,用粗调节器使载物台慢慢上升,至物镜镜头与玻片相距约 0.5 cm 时,从目镜中边观察边将载物台慢慢下降,至物像清晰为止。若物像不够清晰,可用细调节器调整。

（5）调节两瞳孔间的距离：用双手握住两个目镜筒,左右移动,直到双眼看到一共同视野为止。

（6）观察。① 低倍镜：调节粗调节器,使低倍镜与切片基本相接触;双眼看目镜,而后转动粗调节器,使载物台下降或物镜上升,直到视野内出现模糊图像时改用细调节器调到物像清晰为止。低倍镜主要观察组织和器官的基本结构,所以观察要全面,待确定要详细观察的微细结构后,应将其调至视野中央,再换高倍镜观察。② 高倍镜：在低倍镜看清物像以后,将要观察的目标移至视野中央,直接由低倍镜转高倍镜。转换高倍镜后,如物像不清楚,然后稍调节细调节器,就可看到清晰的物像。③ 油镜：高倍镜看清结构后,把聚光器的光圈充分开大,并使聚光器升至最高;然后在切片所要观察的部位滴一滴香柏油(注意用量不要太多,不要产生气泡,也不要使油滴散开),转动物镜转换器,换上油镜,侧面观察使油镜下端与玻片上的油滴充分接触,然后调节细调节器 1～2 转,即可看到高度放大的清晰物像。油镜用毕,立即用擦镜纸或脱脂棉蘸少许二甲苯或乙醚乙醇(1∶3)混合液将镜头及玻片上的香柏油擦拭干净。

观察标本时,应练习两眼同时睁开,以减少视力疲劳。以上对于初学显微镜的同学是必须遵守的操作规程。

（7）使用完毕后的处理：取下切片,将光线调至最弱后关掉电源,将镜头转在交叉位置,使聚光器及载物台下降,盖好防尘罩,填写好仪器使用登记本。

5. 注意事项

（1）使用前应检查显微镜的主要部件有无缺损;使用时,应正确、缓慢地旋动有关机械部分。

（2）严禁用手或粗布、粗纸等擦拭镜头。如遇镜头模糊不清时,只能用擦镜纸轻轻擦拭。

（3）更换切片标本时,应先转开物镜,再取出或放置切片标本。

（4）切勿误用高倍镜和油镜。

（5）用完油镜后,应用擦镜纸或脱脂棉蘸二甲苯或乙醚乙醇(1∶3)混合液,将镜头和切片擦拭干净,以免香柏油长期浸泡而起气泡,吸收水分使折射率改变,令油镜解像力下降,损伤镜头。

（6）不要随便把目镜从镜筒中取出,以免灰尘落入镜筒内影响观察。

（7）显微镜如有故障,不得自行拆卸修理,应立即报告老师进行处理。

6. 主要技术参数

(1) 物镜：参见表 2-1-1。

表 2-1-1　物镜的主要技术参数

物　镜	系　统	数值孔径/(NA/μm)	工作距离/mm
4×(红圈)	干	0.10	—
10×(黄圈)	干	0.25	6.50
40×(蓝圈)	干	0.65	0.48
100×(白圈)	油	1.25	0.10

(2) 目镜：参见表 2-1-2。

表 2-1-2　目镜的主要技术参数

目　镜	焦距/mm	线视场/mm
5×	50	20
10×	25	18
16×	15.6	11

(3) 目镜与物镜配合的放大倍数：参见表 2-1-3。

表 2-1-3　目镜与物镜配合的放大倍数

目镜放大倍数	总放大倍数(第一行：物镜放大倍数)			
	4×	10×	40×	100×
5×	20×	50×	200×	500×
10×	40×	100×	400×	1 000×
16×	64×	160×	640×	1 600×

7. MOTIC 数码互动显微镜系统学生机的操作

(1) 开显微镜：打开位于显微镜底座背面或底座右侧后部的电源开关,调节底座右侧的调光手轮,获得理想亮度;一般情况下,不要将亮度调至最大,否则将缩短灯泡使用寿命;实验结束后一定要将显微镜的电源开关关闭。

(2) 关显微镜：先通过调节底座右侧的调光手轮将灯泡亮度调至最小,然后再关闭显微镜底座背面的电源开关。

(3) 光标控制：显微镜镜筒右下方为光标控制器,外侧为光标亮度调节旋钮,内侧为光标控制摇柄,通过摇柄,光标可以任意移动。

(4) 图像传输：显微镜物像调节清晰后,可将镜筒透光推拉杆(右上方)拉开,可在电脑屏幕上看到与目镜近焦的图像。

(5) 油镜使用：使用油镜后,一定要将物镜、载物台和其他沾油部件擦拭干净。

（6）特殊情况：如果在实验过程中遇到无法解决的技术问题请及时向老师报告。千万不要自行对教学设备进行拆卸。

（二）标本观察

1. 单层柱状上皮

【目的和要求】 掌握单层柱状上皮的结构。

【材料与方法】 狗胃，Zenker 氏液固定，石蜡切片，HE 染色。

【肉眼观察】 为长方形组织，高低不平、呈紫蓝色的一面是黏膜，向外依次是胃壁的黏膜下层、肌层和浆膜。

【低倍镜观察】 分清胃壁四层结构的界限，由内而外为黏膜层、黏膜下层、肌层、浆膜层，黏膜层又分为黏膜上皮层、固有层与黏膜肌层，被覆在胃内表面的黏膜上皮层即单层单层柱状上皮。有时可见到细胞核呈多层，这是由于单层上皮被斜切的缘故。选择典型部位换高倍镜观察。

【高倍镜观察】 垂直切面上细胞呈高柱状，界限不清；核长椭圆形，位于细胞近基底部，染色较浅，其长轴与细胞长轴一致，整齐地排列在一个平面上（见图 2－1－2）；胞质呈浅红色。

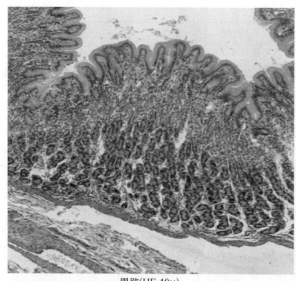
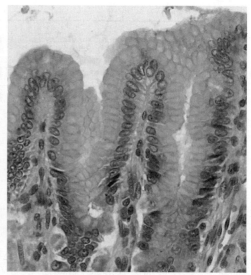

胃壁(HE 40×)　　　　　　　　　　　　　胃壁上皮组织(HE 400×)

图 2－1－2　单层柱状上皮（胃壁）（彩图见第 427 页）

2. 假复层纤毛柱状上皮

【目的和要求】 掌握假复层纤毛柱状上皮的结构和细胞排列特点。

【材料与方法】 猫气管，Bourn 液固定，石蜡切片，HE 染色。

【肉眼观察】 气管横断面呈圆环形结构，腔面染成蓝紫色的一层即是假复层纤毛柱状上皮。

【低倍镜观察】 上皮细胞排列密集；上皮游离面和基底面较整齐，但细胞核的位置高低不等,形似复层;可见夹杂的杯状细胞。

【高倍镜观察】 分辨假复层纤毛柱状上皮的各种细胞。

(1) 柱状细胞:数量最多,呈高柱状,顶端较宽达腔面。核呈椭圆形,染色较浅,靠近游离面,位于上皮的浅层;胞质呈浅红色;游离面有密集、规则排列的纤毛。

(2) 梭形细胞:夹于其他细胞之间,胞体梭形,细胞界限不清楚,故不易辨认;核呈窄椭圆形,位于细胞中央,排列在上皮的中层。

(3) 锥形细胞:位于上皮基部,胞体较小,呈锥体形,顶部嵌在其他细胞之间;核圆形,染色较深,排列在上皮的深层。

(4) 杯状细胞:散在于柱状细胞之间。形似高脚酒杯,底部狭窄,含细胞核,着色较深,呈三角形或扁圆形;顶部膨大,到达上皮游离面,充满黏原颗粒,染成蓝色或空泡状,是黏原颗粒在制片时被溶解所致。

3. 复层扁平上皮

【目的和要求】 掌握复层扁平上皮的结构。

【材料与方法】 狗食管,Helly 氏液固定,石蜡切片,HE 染色。

【肉眼观察】 切片为食管横断面,因食管有数条纵行皱襞而使管腔不规则,腔面着蓝紫色部分为复层扁平上皮。

【低倍镜观察】 上皮为多层细胞密集排列组成,各层细胞的形态不同。上皮基底侧的结缔组织呈乳头状突入上皮,使两者的连接处凹凸不平,有时乳头被斜切,则在上皮内见一染色浅的结构。

【高倍镜观察】 由基底面向游离面观察各层上皮细胞。

(1) 基底层:由一层矮柱状细胞组成;核呈圆形或椭圆形,细胞界限不清,胞质嗜碱性染色强于其他各层细胞。此层细胞较幼稚,具有旺盛的增殖分化能力,故有时可见细胞的有丝分裂象。

(2) 中间层:是基底层上方的数层多边形细胞,细胞较大,胞质嗜酸性;核圆形,位于中央。近表层细胞逐渐变得扁平,核也变为椭圆形。将聚光器放低使视野变暗,然后轻轻转动细螺旋,可见细胞边界闪闪发亮。

(3) 表层:细胞呈扁平状,长轴与上皮表面平行,细胞界限不清;核扁平,较小,其长轴与基底层细胞核的长轴垂直。有的细胞已开始和下方细胞脱离。

4. 变移上皮

【目的和要求】 掌握变移上皮的结构,并能与复层扁平上皮鉴别。

【材料与方法】 狗膀胱,Helly 氏液固定,石蜡切片,HE 染色。

【肉眼观察】 切片为膀胱的一部分,着紫蓝色不平整的一面为黏膜上皮,其余着红色的为膀胱壁的肌层和外膜。

【低倍镜观察】 膀胱空虚状态下上皮较厚,细胞层次较多,有的多达 7~8 层,上皮的表面与基底面平行。上皮表面较为弯曲的部位,其基底面也随上皮表面作平行弯曲状,这是与复层扁平上皮的不同点。

【高倍镜观察】 上皮表层为一层盖细胞;盖细胞大而厚,呈立方形或矩形,一个细胞可覆盖几个中间层细胞,有 1~2 个核。中间层为数层多边形细胞。基底层为一层立方或矮柱状细胞。

膀胱在充盈状态下上皮较薄,细胞层数减少。高倍镜下各层细胞不同程度地变扁,该细胞更为显著。

《人体形态学 1》课程实验报告

姓名 _____ 班级 _____ 学号 _____ 成绩 _____

实验一　显微镜的构造和使用、上皮组织

一、实验目的

(1) 学会熟练使用显微镜。

(2) 学会在显微镜下正确辨认各种上皮组织,掌握被覆上皮的类型、分布及结构特点。

(3) 通过实验,培养学生的观察、分析能力以及辨知和绘图能力,培养学生实事求是的科学态度和严谨的科学工作作风。

二、实验内容

三、绘图并描述单层柱状上皮的组织结构(请至少注明游离面、基底面、细胞核)

	标注

标本名称：单层柱状上皮

取材来源：

染色方法：

放大倍数：

指导老师 _____　　日期 _____

实验二　血液、疏松结缔组织

一、实验目的

（1）掌握血液的组成和各种血细胞的结构、功能及正常值。

（2）掌握疏松结缔组织各种成分的结构及功能。

二、标本观察

（一）血涂片

【目的与要求】　掌握各种血细胞的形态结构与功能，并能分辨各种血细胞。

【材料与方法】　取人末梢血(耳垂或指端)制血涂片，瑞氏(Wright's)染色。

【肉眼观察】　血液被染成粉红色薄膜，选较薄而均匀的部位镜下观察。

【低倍镜观察】　可见布满视野的大量圆形、粉红色、无核的红细胞。红细胞间散布着胞体较大、紫红色的白细胞。

【高倍镜观察】

1. 红细胞

红细胞较小(直径 $7.5\ \mu m$)，外形为双凹圆盘状，正面观为圆形。周边染色深，中央染色浅，无细胞核和细胞器。

2. 白细胞

移动标本，变换视野，寻找各种白细胞进行辨认。

（1）中性粒细胞：数量多，占白细胞总数的 $50\%\sim70\%$。直径 $10\sim12\ \mu m$，呈圆形；胞核深染，呈弯曲的杆状或分为 $2\sim5$ 叶，叶间有纤细的缩窄部相连；胞质内充满大量细小、分布均匀、染成浅红色的特殊颗粒，隐约可见许多细小的紫红色嗜天青颗粒。

（2）嗜酸性粒细胞：占 $0.5\%\sim3\%$。细胞呈圆形，略大于中性粒细胞(直径 $10\sim15\ \mu m$)；胞核一般分 2 叶，呈八字形；胞质内充满粗大、分布均匀、染成鲜红色的嗜酸性颗粒。

（3）嗜碱性粒细胞：占 $0\sim1\%$。细胞呈圆形，胞体大小和中性粒细胞相似(直径 $10\sim12\ \mu m$)；胞核着色浅，呈"S"形或不规则形，常被颗粒覆盖而不明显；胞质内可见大小不等、分布不均、染成紫蓝色的嗜碱性颗粒。

（4）单核细胞：占 $3\%\sim8\%$。胞体最大(直径 $14\sim20\ \mu m$)，呈圆形或卵圆形；胞核呈肾形、马蹄铁形或扭曲折叠的不规则形，染色质颗粒细而松散，故染色较浅；胞质丰富，呈灰蓝色。

（5）淋巴细胞：占 20%～30%。胞体大小不等（直径 6～20 μm），以小淋巴细胞为多。小淋巴细胞体积与红细胞相似，呈圆形（直径 6～8 μm）；胞核圆，一侧常有浅凹，染色质粗密呈块状，着色深；胞质很少，嗜碱性较强，呈蔚蓝色。

3. 血小板

血小板在血细胞之间，常聚集成群或单个存在，为不规则形的胞质小块，中央含蔚蓝色血小板颗粒，为颗粒区；周边呈均质状极浅的蓝色，为透明区。

（二）疏松结缔组织铺片

【目的和要求】 掌握疏松结缔组织中胶原纤维和弹性纤维的结构；掌握成纤维细胞和巨噬细胞的形态特点和功能。

【材料与方法】 兔腹腔注射锥虫蓝（台盼蓝）（思考：目的是什么），数日后取其皮下组织，直接放在载片上，用探针和眼科镊子将组织拉开展平，再用 10% 甲醛固定，HE 染色。

【低倍镜观察】 选择铺片上较薄的地方，可见许多细丝状的纤维、深染的细胞和无定型基质（纤维与细胞之间的浅红色区域）。

【高倍镜观察】 分辨两种纤维和两种细胞。

（1）胶原纤维：数量多，一般较粗，有分支，交织成网，染成浅红色。

（2）弹性纤维：多为单根走行，很细，有分支，断端常卷曲，染成棕色。

（3）成纤维细胞：胞体大，有突起，细胞界限不分明；核大，椭圆形，染色浅，核仁明显；胞质较丰富，呈弱嗜碱性。

（4）巨噬细胞：圆形或卵圆形；胞质内充满吞噬的粗大、蓝色的锥虫蓝颗粒；核小而圆，染色深或因未染而呈无色。

（三）疏松结缔组织切片

【目的和要求】 掌握疏松结缔组织切片的形态结构，为将来观察其他切片打基础。

【材料与方法】 狗胃，Zenker 氏液固定，石蜡切片，HE 染色。

【肉眼观察】 为高低不平长条形组织，呈紫蓝色的一面是黏膜，向外依次是胃壁的黏膜下层、肌层和浆膜。

【低倍镜观察】 分清胃壁四层结构的界限，由内而外为黏膜层、黏膜下层、肌层、浆膜层，其中黏膜下层为疏松结缔组织，染成红色的部位为切断的纤维，不易区分胶原纤维和弹性纤维；纤维之间有分散的细胞核，难以确定属于何种细胞；空白处为基质，另外可见血管、淋巴管、脂肪组织及黏膜下神经丛等。

【高倍镜观察】 纤维排列散乱，方向不一（思考：原因是什么）。细胞核大部分为梭形或椭圆形，染色深；其周围的细胞质不易辨认。

《人体形态学 1》课程实验报告

姓名_____ 班级_____ 学号_____ 成绩_____

实验二　血液、疏松结缔组织

一、实验目的

(1)掌握血液的组成和各种血细胞的结构、功能及正常值。

(2)掌握疏松结缔组织各种成分的结构及功能。

二、实验内容

三、绘图并描述疏松结缔组织的组织结构(请至少注明基质、胶原纤维、弹性纤维、成纤维细胞、巨噬细胞)

	标注

标本名称：疏松结缔组织铺片

取材来源：

染色方法：

放大倍数：

指导老师_____ 日期_____

实验三　肌组织、神经组织

一、实验目的

(1) 掌握骨骼肌、心肌和平滑肌的一般结构并能在光镜下辨认三种肌组织。

(2) 掌握神经元光镜下的形态特点,能辨别轴丘、轴突和树突。

(3) 了解髓神经纤维、触觉小体和环层小体光镜下的结构特点。

二、标本观察

(一) 骨骼肌

【目的和要求】　掌握骨骼肌纵切面的结构特点。

【材料与方法】　骨骼肌,Susa 氏液固定,石蜡切片,HE 染色。

【肉眼观察】　载玻片上可见到两小块分开的组织,大、长方形的是骨骼肌纵切面,小、圆形的是骨骼肌横切面。

【低倍镜观察】　在骨骼肌纤维纵切面上能观察到肌纤维呈长条形,平行排列;肌纤维间有少量结缔组织,可见紫蓝色的细胞核和毛细血管;在骨骼肌横切面上可见被切成大小不一块状的肌纤维横断面,有圆形或多边形,肌质嗜酸性,浅红色。选择结构典型的肌纤维纵、横切面区域,置于高倍镜下仔细观察。

【高倍镜观察】

(1) 纵切面:每条骨骼肌纤维有多个细胞核,扁圆形,位于细胞两侧,染成紫蓝色。在较薄的切片上,可见肌质内有许多沿肌纤维长轴平行排列的肌原纤维,呈嗜酸性细丝样;但在较厚的切片难以分辨出肌原纤维(见图 2-3-1)。把视野光线调暗,在每条肌纤维上可见清晰的明暗相间周期性横纹,即明带和暗带。

(2) 横切面:肌纤维近似圆形或多边形,肌质内可见许多点状的肌原纤维横断面(由于制片的原因,也可以呈均匀状);周边有 1～2 个圆形的细胞核,着紫蓝色(见图 2-3-2)。

(二) 心肌

【目的和要求】　掌握心肌的结构特点。

【材料与方法】　羊心脏,Helly 氏液固定,石蜡切片,HE 染色。

【肉眼观察】　为一长条形组织,着色较红的为心肌。

【低倍镜观察】　心肌纤维各种切面均染成红色,选择典型的纵、横切面观察。心肌纤维

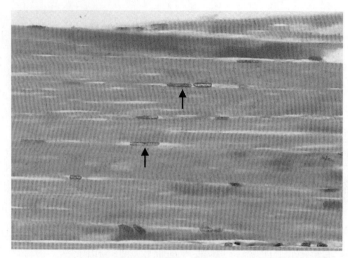

图 2 - 3 - 1　骨骼肌纤维纵切面(HE 400×)(彩图见第 427 页)

注：箭头示细胞核

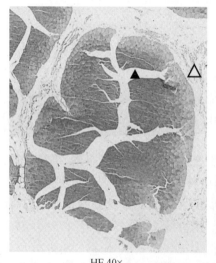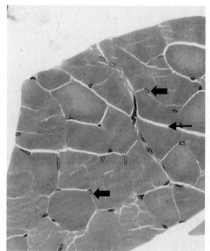

HE 40×　　　　　　　　　　　　HE 400×

图 2 - 3 - 2　骨骼肌纤维横切面(彩图见第 428 页)

注：▲肌束膜；△肌外膜；⬆细胞核；⬅肌内膜

纵切面呈不规则的短带状，有分支，互相连接；横切面呈圆形或不规则形，大小不等；肌纤维间有少量疏松结缔组织和大量毛细血管。

【高倍镜观察】

（1）纵切面：细胞核呈卵圆形，1～2 个，位于细胞中央；核周围肌质丰富，切片上为核周浅染区，有的细胞可见棕黄色的脂褐素；肌原纤维纵向排列，也呈现明暗相间的横纹；相邻心肌纤维连接处呈深红色，为闰盘，有的地方多个闰盘呈阶梯状排列(见图 2 - 3 - 3)(思考：与骨骼肌纤维纵切面有何区别)。

（2）横切面：有的心肌纤维中央可见圆形胞核，着紫蓝色，有的没有胞核(思考：为什么)；核周的肌质丰富，染色浅；肌原纤维呈浅红色点状，但不易看清。

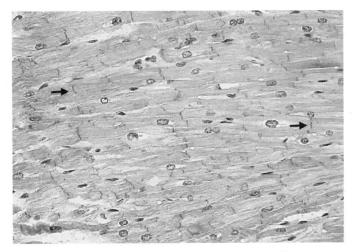

图 2-3-3 心肌纤维纵切面(HE 400×)(彩图见第 428 页)

注：箭头示闰盘

(三) 平滑肌

【目的和要求】 掌握平滑肌的结构并与其他肌组织相区别。

【材料与方法】 兔小肠,Susa 氏液固定,石蜡切片,HE 染色。

【肉眼观察】 切片为长条形。起伏不平、染成蓝色的部分是腔面的上皮组织,与上皮相对的另一面染成深红色的即为平滑肌层。

【低倍镜观察】 可见平滑肌分为两层,内层为横切面,外层为纵切面。

【高倍镜观察】

(1) 纵切面:平滑肌纤维呈长梭形,相互交错,密集排列;胞核位于肌纤维中央,呈长椭圆形或杆状,常扭曲,染色较深;肌质嗜酸性,染成红色,无横纹。

(2) 横切面:平滑肌纤维呈大小不等的圆形或多边形,呈红色块状或点状;切面较大的细胞中央可见紫蓝色圆形的胞核;切面较小的细胞未切到胞核。

(四) 多极神经元

【目的和要求】 掌握多极神经元的形态结构特点。

【材料与方法】 猫脊髓,Susa 氏液固定,石蜡切片,HE 染色。

【肉眼观察】 脊髓横断面呈扁圆形,外包脊膜。脊髓分为白质和灰质两部分,周围浅红色部分为白质;灰质居中,着色较深,形如蝴蝶,两个较短粗的突起为前角,另两个向反方向的细长突起为后角。将前角置于镜下寻找神经元。

【低倍镜观察】 在低倍镜下区分出白质、灰质以及灰质前角。在灰质前角,可见许多大小不等的多极神经元,神经元周围的小细胞核为神经胶质细胞的核,其胞体不能分辨。选一个切面结构较完整的神经元,换高倍镜观察。

【高倍镜观察】

(1) 胞体:较大,呈不规则形;核居中,大而圆,核膜明显,常染色质多,染色浅,核仁大而圆;胞质呈浅红色,内有强嗜碱性的尼氏体,着深紫蓝色,呈颗粒或斑块状,大小不等,分布均匀。有时可见胞体周围有空隙。

(2) 树突:可切到一至数个树突根部,由胞体发出时较粗,逐渐分支变细,内含尼氏体。

(3) 轴突:胞体发出轴突的部位不含尼氏体,染色浅,可呈圆锥形,称轴丘。自轴丘发出的突起为轴突(见图2-3-4),内亦无尼氏体。因为神经元只有一个轴突,一般不易切到。

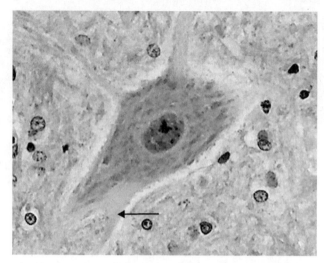

图2-3-4 多级神经元(HE 400×)(彩图见第428页)

注:箭头示轴突

(五) 神经与神经纤维

【目的和要求】 掌握有髓神经纤维的结构;了解神经的组成。

【材料与方法】 猫坐骨神经,Helly 氏液固定,石蜡切片,HE 染色。

【肉眼观察】 切片上有两块组织,长条形的是坐骨神经的纵切面,小块状的是横切面。

【低倍镜观察】

(1) 神经纤维纵切:可见许多神经纤维平行排列,粗细不等,在神经纤维之间、神经束之间以及整个神经的外表面都有结缔组织和血管。

(2) 神经的横切:包在神经外面的结缔组织为神经外膜;神经内含多个大小不等的神经纤维束,表面的1~2层扁平细胞构成神经束膜;在神经纤维束内,有大量圆形的神经纤维横断面,每条神经纤维外面很薄的结缔组织为神经内膜。

【高倍镜观察】

(1) 有髓神经纤维纵切:在轴突的周围包有施万细胞,呈节段状,每一节段为一个节间体。切片上可见① 轴突:居每条神经纤维的中央,粗细不等,呈紫蓝色或紫红色。② 髓鞘:在轴突两侧,呈浅红色网状结构(因制片时髓鞘内的磷脂被溶解所致)。③ 神经膜:位于髓鞘外面,呈浅红色细线状。施万细胞核呈长椭圆形,多位于结间体中段、髓鞘外方的少量胞质内,与神经纤维平行。④ 郎飞结:是两个结间体之间的狭窄部分,此处髓鞘中断,呈十字状。在神经纤维之间尚可见少量结缔组织,即神经内膜,含长梭形深染的成纤维细胞核,应与施万细胞核区别。无髓神经纤维较细，界限不清。

（2）神经纤维横切：有髓神经纤维呈圆形，粗细不一。① 轴突：为每条神经纤维中央的圆点，可为浅红色或紫红色。② 髓鞘：为轴突周围浅红色的网状结构，较厚。③ 神经膜：为髓鞘外面浅红色的边界，有的切面可见施万细胞的核，位于神经膜内侧。神经纤维之间可见少量结缔组织和毛细血管，其中可见深染的成纤维细胞核，应与施万细胞核相区别。

《人体形态学1》课程实验报告

姓名_____ 班级_____ 学号_____ 成绩_____

实验三　肌组织、神经组织

一、实验目的

(1) 掌握骨骼肌、心肌和平滑肌的一般结构并能在光镜下辨认三种肌组织。

(2) 掌握光镜下神经元的形态特点,能辨别轴突、轴丘和树突。

(3) 了解髓神经纤维、触觉小体和环层小体光镜下的形态特点。

二、实验内容

三、绘图并描述骨骼肌纵横切面、多级神经元的组织结构(请至少注明:骨骼肌纵切面:明带、暗带、细胞核;横切面:肌膜、肌内膜、细胞核。多级神经元注明树突、轴丘、尼氏体、细胞核)

	标注

标本名称:骨骼肌纵、横切面

取材来源:

染色方法:

放大倍数:

	标注

标本名称：多级神经元

取材来源：

染色方法：

放大倍数：

指导老师_____ 日期_____

实验四 组织细胞的损伤与修复

一、实验目的

（1）掌握常见变性、坏死的病变特点。

（2）掌握肉芽组织的形态特点。

二、标本观察

（一）大体标本

（1）损4——肾细胞水肿（cellular swelling of the kidney）：肾体积增大，切面略隆起，颜色苍白，混浊，犹如沸水中浸过一样。

（2）损5——肝脂肪变性（fatty degeneration of the liver）：肝体积稍肿大，包膜紧张，边缘钝圆，颜色淡黄而有油腻感。（注意甲醛的颜色，略黄）

（3）损6——胸膜钙化（pleural calcification）：肋骨表面胸膜增厚，并有黄白色、团块状、坚硬的钙化灶（炎性渗出物吸收不全引起的钙化）。

思考：本例属哪一种钙化？

（4）损7——脾凝固性坏死（coagulation necrosis of the spleen）：脾切面上可见2个类三角形坏死灶，三角形的尖朝向脾门，坏列灶呈灰黄色，质地较实，与周围组织分界较清，局部可见暗红色的充血、出血带。

（5）损8——肺结核干酪样坏死（caseous necrosis of the pulmonary tuberculosis）：肺切面上可见2个圆形病灶（实为1个球形病灶），直径约1 cm，呈灰黄色，质地较细腻，与周围分界清。

思考：干酪样坏死与凝固性坏死有何不同？

（6）损9——足干性坏疽（dry gangrene of the foot）：外科截肢标本。自小腿中段以下发生坏死，色发黑而干燥，体积缩小，质硬，坏疽处与正常组织分界清楚。

（7）损10——手湿性坏疽（moist gangrene of the hand）：坏死的手明显肿胀湿润、污褐绿色，质地呈软膏状，坏疽处与正常组织分界不清。

思考：湿性坏疽好发于与外界相通的内脏，本例却为手，为什么？

（二）组织切片

1. 肾细胞水肿

【目的和要求】 掌握肾细胞水肿的组织结构特点。

【材料与方法】 肾细胞水肿,石蜡切片,HE 染色。

【肉眼观察】 为一类三角形组织,较尖的一侧色浅,为髓质,另一侧色深,仔细观察可见小圆点(毛细血管球),为皮质。

【低倍镜观察】 首先找到皮质,认出肾小球,近曲小管和远曲小管。其中近曲小管细胞肿胀,使管腔狭窄,成锯齿状。

【高倍镜观察】 近曲小管细胞胞质疏松淡染,内见伊红色细小颗粒(见图 2-4-1)。

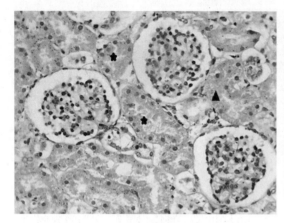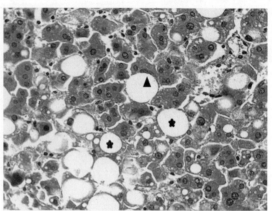

图 2-4-1 肾细胞水肿(HE 400×)   图 2-4-2 肝脂肪变性(HE 400×)
(彩图见第 428 页)   (彩图见第 428 页)

注:★近曲小管管腔狭窄成锯齿状;   注:★肝细胞内有大小不等的脂肪空泡;
▲近曲小管细胞胞质疏松淡染   ▲肝细胞核被脂肪空泡挤压到一侧

2. 肝脂肪变性

【目的和要求】 掌握肝脂肪变性的组织结构特点。

【材料与方法】 肝脂肪变性,石蜡切片,HE 染色。

【肉眼观察】 组织较为疏松,可见点状空白区。

【低倍镜观察】 肝正常小叶结构消失,部分肝细胞胞质中出现大小不一、多少不等的空泡(脂肪小滴在制片过程中,被乙醇、二甲苯溶解成空泡)。

【高倍镜观察】 空泡大时,肝细胞核被挤压到一侧,使肝细胞似脂肪细胞(见图 2-4-2)。

3. 坏死组织和肉芽组织

【目的和要求】 掌握坏死组织和肉芽组织的组织结构特点。

【材料与方法】 胃溃疡,石蜡切片,HE 染色。

【肉眼观察】 标本呈"凹"字形,中心凹陷处即溃疡。

【低倍镜观察】 溃疡底部由表及里依次为渗出层、坏死组织层、肉芽组织层、瘢痕组织层(见图 2-4-3)。

【高倍镜观察】 坏死组织层呈条带状,为红染的颗粒状无结构物,主要由坏死细胞、组织碎片和纤维蛋白样物构成,有时可见染成蓝色的细胞核碎屑。肉芽组织层组织结构较疏松,由大量新生毛细血管及成纤维细胞构成,部分毛细血管与创面呈垂直排列,间质内可见中性粒细胞,巨噬细胞等炎细胞浸润(见图 2-4-4)。

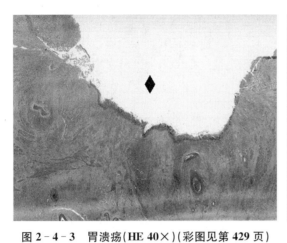

图 2 - 4 - 3　胃溃疡(HE 40×)(彩图见第 429 页)

注：◆组织坏死脱落形成凹陷性溃疡

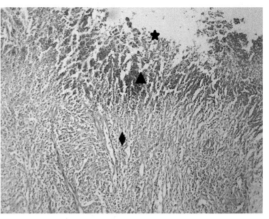

图 2 - 4 - 4　胃溃疡(HE 100×)(彩图见第 429 页)

注：★渗出层；▲坏死组织层；◆肉芽组织层

《人体形态学 1》课程实验报告

姓名＿＿＿＿＿＿ 班级＿＿＿＿＿＿ 学号＿＿＿＿＿＿ 成绩＿＿＿＿＿＿

实验四　组织细胞的损伤与修复

一、实验目的

(1) 掌握常见变性、坏死的病变特点。

(2) 掌握肉芽组织的形态特点。

二、实验内容

三、绘图并描述肝脂肪变性的组织结构（请至少注明肝细胞核、肝细胞质、大小不一的脂肪空泡、肝细胞核被脂肪空泡挤压到一侧）

	标注

标本名称：肝脂肪变性

取材来源：

染色方法：

放大倍数：

指导老师＿＿＿＿＿＿ 日期＿＿＿＿＿＿

实验五 炎症与肿瘤

一、实验目的

（1）正确辨认和牢记常见渗出性炎和增生性炎的大体标本及镜检特点；良、恶性肿瘤的区别。

（2）通过观察，记住炎症的三种基本病理变化及它们的代表性疾病；肿瘤的基本类型及代表性肿瘤的病理特点。

（3）观察、体会肿瘤生长的基本方式及癌与肉瘤的区别。

二、标本观察

（一）炎症

1. 大体标本

（1）炎 1——急性蜂窝织性阑尾炎：阑尾肿大如拇指，浆膜面有灰黄色脓性渗出物附着，阑尾腔内充满脓液。阑尾远端可见有 2 处圆珠笔头大小的穿孔。

（2）炎 4——脑脓肿：大脑冠状切面，在切面上见一脓腔，腔内脓液已流出（内塞纱布团），脓肿壁为炎性肉芽组织构成。

（3）炎 10——胃幽门部炎性息肉：息肉位于胃窦部，约 1.5 cm×1.0 cm×1.0 cm，突出于黏膜表面。

2. 组织切片

1）急性化脓性阑尾炎

【目的和要求】 掌握化脓性炎症的病变特点。

【材料与方法】 阑尾，石蜡切片，HE 染色。

【肉眼观察】 为一呈管状的阑尾横切面，腔内可见渗出物。

【低倍镜观察】 阑尾黏膜、黏膜下层、肌层及浆膜层充血水肿，大量炎细胞浸润，腔内有脓性渗出物（见图 2 - 5 - 1）。

【高倍镜观察】 阑尾壁各层有大量中性粒细胞弥漫浸润（见图 2 - 5 - 2）。

2）炎性息肉

【目的和要求】 掌握炎性息肉的组成成分。

【材料与方法】 胃息肉，石蜡切片，HE 染色。

【肉眼观察】 为一不规则形分散状组织，每块组织的外表面为增生的黏膜上皮。

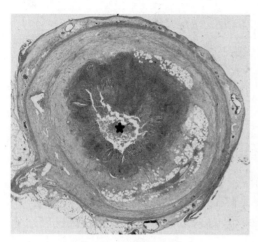

图 2 - 5 - 1　急性化脓性阑尾炎(HE 40×)
(彩图见第 429 页)

注:★阑尾腔内的脓性渗出物

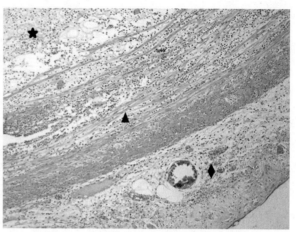

图 2 - 5 - 2　急性化脓性阑尾炎(HE 100×)
(彩图见第 429 页)

注:阑尾壁各层有大量中性粒细胞弥漫浸润。
★黏膜下层;▲肌层;◆浆膜层

【低倍镜观察】　表面为增生的黏膜上皮,部分区域已脱落,上皮下为增生的腺体、纤维组织及血管,其间可见较多圆点状炎细胞。

【高倍镜观察】　炎症细胞大多为淋巴细胞与浆细胞。

(二) 肿瘤

1. 大体标本

(1) 肿 1——皮肤乳头状瘤:肿瘤突出皮肤表面,呈乳头状,基底部有蒂与皮肤相连。

(2) 肿 2——卵巢黏液性囊腺瘤:囊状肿瘤,14 cm×12 cm×9 cm 大小,表面光滑,质软。包膜完整,切面有多个囊腔,腔壁厚薄不一,腔内充满黏液,胶胨状。卵巢萎缩不见。

(3) 肿 4——乳腺纤维腺瘤:多个切除的肿瘤,结节状或分叶状,表面有明显的包膜,周围无正常乳腺组织。

(4) 肿 5——大肠息肉状腺瘤:大肠黏膜面见一息肉状肿瘤,2.0 cm×1.5 cm×1.0 cm 大小,突出于黏膜表面,有蒂。其下段合并有大肠癌。

(5) 肿 6——阴茎鳞状细胞癌:阴茎龟头部癌组织呈菜花状生长,无包膜,分界不清,向阴茎头、体部浸润性生长。

(6) 肿 11——乳腺癌:乳房切面见灰白色癌结节,呈树根状生长,与周围组织分界不清,浸润及皮肤及胸大肌。乳头凹陷,皮肤呈橘皮状。

(7) 肿 19——脂肪瘤:肿瘤呈扁圆形,分叶状,有完整包膜,切面淡黄色,质软。

(8) 肿 20——子宫平滑肌瘤:子宫增大约 5 个月妊娠大小,子宫肌壁间可见 1 个球形肿瘤,切面灰白色,肌纤维束呈纵横交错排列。

(9) 肿 26——纤维肉瘤:皮下肿瘤,呈不规则形,有假包膜,切面灰白色或淡红色,细腻、鱼肉状、质软。

2. 组织切片

1）皮肤乳头状瘤

【目的和要求】 掌握乳头状瘤的形态特征。

【材料与方法】 皮肤乳头状瘤,石蜡切片,HE 染色。

【肉眼观察】 为一花菜状组织,表面色较深,为肿瘤实质,中间色较浅,为肿瘤间质。

【低倍镜观察】 肿瘤呈分支乳头状结构。乳头表面由增生的鳞状上皮覆盖,层次增多,基底膜完整;乳头中央为纤维血管组织。

【高倍镜观察】 瘤细胞形态与正常鳞状细胞相似。

2）鳞癌

【目的和要求】 掌握鳞癌的形态特征。

【材料与方法】 食管鳞癌,石蜡切片,HE 染色。

【肉眼观察】 为一质地较实组织,局部可见色红点状物质。

【低倍镜观察】 癌组织形成不规则条索状、片块状癌巢,癌巢间为结缔组织间质(见图 2-5-3)。

【高倍镜观察】 分化较好者,癌巢周围有相当于基底细胞层的细胞环绕,其内可见多边形癌细胞,似棘细胞层,细胞间可见细胞间桥,癌巢中央为层状排列的角化物,称角化珠或癌珠(见图 2-5-4)。

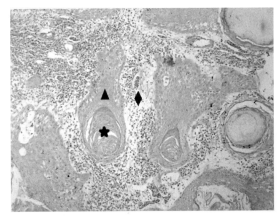

图 2-5-3 鳞癌(HE 40×)(彩图见第 429 页)

注:★角化珠;▲癌巢,内含同心圆状角化珠

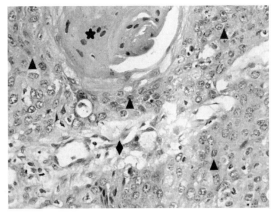

图 2-5-4 鳞癌(HE 400×)(彩图见第 429 页)

注:◆间质,由血管和纤维结缔组织构成

《人体形态学 1》课程实验报告

姓名＿＿＿＿＿　班级＿＿＿＿＿　学号＿＿＿＿＿　成绩＿＿＿＿＿

实验五　炎症与肿瘤

一、实验目的

（1）正确辨认和牢记常见渗出性炎和增生性炎的大体标本及镜检特点；良、恶性肿瘤的区别。

（2）通过观察，记住炎症的三种基本病理变化及它们的代表性疾病；肿瘤的基本类型及代表性肿瘤的病理特点。

（3）观察、体会肿瘤生长的基本方式及癌与肉瘤的区别。

二、实验内容

三、绘图并描述鳞癌的组织结构（请至少注明癌巢、间质、角化珠/癌珠）

	标注

标本名称：鳞癌

取材来源：

染色方法：

放大倍数：

指导老师＿＿＿＿＿　日期＿＿＿＿＿

实验六　骨总论、躯干骨

一、实验目的

（1）掌握骨的形态、构造；躯干骨的组成；椎骨的一般形态；胸骨的形态结构与分部；躯干骨上的骨性标志。

（2）熟悉各部椎骨的形态特征。

（3）了解肋的形态。

二、标本观察

【材料与方法】　人体骨骼标本，长骨、短骨、不规则骨、扁骨、籽骨的标本，股骨、肱骨、顶骨的剖面标本，新鲜长骨的纵切面标本，脱钙骨和煅烧骨标本。各部椎骨、肋骨、胸骨标本。

【肉眼观察】

（1）骨的分类：长骨骨干、髓腔、骨骺，短骨、扁骨、不规则骨。

（2）骨的构造：骨质、骨密质、骨松质、红骨髓、黄骨髓、骨膜。

（3）辨认指出躯干骨的组成、结构名称和形态特征。

（4）在自己同学的躯干上扪及隆椎、胸椎和腰椎棘突、骶角、胸骨角、肋间隙、肋弓、剑突等骨性标志。

《人体形态学 1》课程实验报告

姓名_____ 班级_____ 学号_____ 成绩_____

实验六　骨总论、躯干骨

一、实验目的
(1)

(2)

(3)

二、实验内容
(1)

(2)

(3)

(4)

(5)

三、绘图
绘出胸椎简图并标出主要结构。

	标注

指导老师_____　　日期_____

实验七 颅 骨

一、实验目的

（1）掌握脑颅骨、面颅骨的名称和位置，骨性鼻旁窦的名称、位置及开口；颅的重要骨性标志。

（2）熟悉翼点的构成、位置，颅底内面的形态；骨性鼻腔和骨性口腔的构成。

（3）了解颅底外面的形态。

二、标本观察

【材料与方法】 整颅及主要分离颅骨标本，颅盖标本，颅底标本，颅的正中矢状切面标本，鼻旁窦标本。

【肉眼观察】

（1）颅的整体观、形态结构，观察颅底内面主要结构与孔、裂。

（2）脑、面颅诸骨的位置。

（3）鼻旁窦的位置、开口及毗邻关系。

（4）在自己头颈部触摸骨性标志：眉弓、眉间、眶上、下孔、乳突、颧弓、下颌角、颏孔、颏隆突、枕外隆凸、舌骨等。

《人体形态学1》课程实验报告

姓名_____ 班级_____ 学号_____ 成绩_____

实验七 颅骨

一、实验目的

(1)

(2)

(3)

二、实验内容

(1)

(2)

(3)

(4)

(5)

三、绘图

绘出鼻腔外侧壁及鼻旁窦开口简图并标出主要结构。

	标注

指导老师_____ 日期_____

实验八 四 肢 骨

一、实验目的

（1）掌握上肢骨的组成、位置，自由上肢骨的位置和形态；下肢骨的组成、位置，自由下肢骨的位置和形态；上、下肢骨的重要骨性标志。

（2）熟悉上肢带骨的位置、形态；下肢带骨的位置、组成、形态。

（3）了解手骨、足骨的形态。

二、标本观察

【材料与方法】 全身骨骼，肩胛骨、锁骨、肱骨、桡骨、尺骨标本，手骨标本，髋骨、股骨、胫骨、腓骨、髌骨标本，足骨标本。

【肉眼观察】

（1）辨认上、下肢骨的组成、名称、主要形态结构及构成关节面的结构名称。

（2）在自己同学的四肢上摸及骨性标志锁骨、肩峰、肩胛骨下角、肩胛冈、肱骨内上髁、肱骨外上髁、桡骨茎突、尺骨鹰嘴、尺骨茎突、髂嵴、髂前上棘、髂结节、耻骨结节、坐骨结节、大转子、髌骨、胫骨粗隆、内踝、腓骨头、外踝。

《人体形态学 1》课程实验报告

姓名_____ 班级_____ 学号_____ 成绩_____

实验八　四肢骨

一、实验目的

(1)

(2)

(3)

二、实验内容

(1)

(2)

(3)

(4)

(5)

三、绘图

绘出下颌骨(后面)简图并标出主要结构。

	标注

指导老师_____　日期_____

实验九 骨 连 结

一、实验目的

(1) 掌握滑膜关节的基本结构和辅助结构;椎间盘的位置、结构,脊柱整体的结构特点;肩关节、肘关节的组成、结构特点;骨盆的构成和分部,男女骨盆的差别;髋关节、膝关节的组成、结构特点。

(2) 熟悉肋弓的组成;胸廓的形态和运动特点;颞下颌关节的结构特点。

(3) 了解黄韧带、前、后纵韧带的位置;临床常用的骨盆测量点;足弓的构成。

二、标本观察

【材料与方法】 椎骨的连结标本,脊柱整体观标本,胸廓整体观标本,胸廓前壁解剖标本,胸椎和肋连结的标本,颞下颌关节标本,新生儿颅标本,肩关节、肘关节标本,前臂骨间连结标本,手骨间连结标本,骨盆模型标本,髋、膝关节标本,小腿骨间及足骨连结标本。

【肉眼观察】

(1) 关节的基本结构关节面、关节囊、关节腔和关节的辅助结构韧带、关节盘、关节唇。

(2) 躯干骨的连结:椎间盘髓核、纤维环、前纵韧带、后纵韧带、黄韧带、棘间韧带、棘上韧带、关节突关节,脊柱的生理性弯曲,胸廓上口,肋弓。

(3) 颞下颌关节的构成,关节盘的位置。新生儿颅的特征前、后囟。

(4) 肩关节、肘关节、桡腕关节的组成和结构,前臂骨连结。

(5) 骨盆、髋关节、膝关节、距小腿关节的组成和结构;足弓的组成。

《人体形态学 1》课程实验报告

姓名 _____ 班级 _____ 学号 _____ 成绩 _____

实验九　四肢骨

一、实验目的

(1)

(2)

(3)

二、实验内容

(1)

(2)

(3)

(4)

三、绘图

绘出椎骨的连结(上面)简图,并标出主要结构。

	标注

指导老师 _____ 日期 _____

实验十 骨 骼 肌

一、实验目的

（1）掌握胸锁乳突肌的位置；膈的位置、形态、结构特点和作用；三角肌、肱二头肌、肱三头肌、臀大肌、股四头肌、缝匠肌、股二头肌和小腿三头肌的位置和作用；全身主要体表肌的位置。

（2）了解胸大肌、斜方肌、背阔肌、竖脊肌的位置和作用；梨状肌的位置、梨状肌上、下孔和通过的结构。

二、标本观察

【材料与方法】 全身肌浅层和深层的整体标本，躯干肌、头肌、颈肌、上肢肌、下肢肌的离体局部标本，腹前外侧壁的局解模型。

【肉眼观察】

（1）观察、辨认指出：斜方肌、背阔肌、竖脊肌、胸大肌、膈肌、腹直肌、腹外斜肌、腹内斜肌、腹横肌、胸锁乳突肌、咬肌、三角肌、肱二头肌肌腱、肱三头肌、股四头肌、小腿三头肌肌腱。

（2）在活体上指出肌肉注射的常用部位。

（3）在尸体上指出膈肌的主动脉裂孔、食管裂孔、腔静脉孔；腹股沟管、腹股沟管浅环和腹股沟韧带；股三角的位置及内容。

（4）在自己或同学身上触摸重要肌性标志。

《人体形态学 1》课程实验报告

姓名_____ 班级_____ 学号_____ 成绩_____

实验十 骨骼肌

一、实验目的

(1)

(2)

(3)

二、实验内容

(1)

(2)

(3)

(4)

三、绘图

自选绘出任一部位肌肉简图,并标出主要结构。

	标注

指导老师_____ 日期_____

实验十一 心、体循环动脉

一、实验目的

(1) 掌握心的位置、外形、心各腔的形态结构,心的体表投影。

(2) 掌握主动脉的起止、分部及重要分支,头颈部动脉的压迫止血点;上肢动脉的测血压点、切脉点和压迫止血点;股动脉、足背动脉的位置及压迫止血点;股动脉、足背动脉的位置及压迫止血点。

(3) 熟悉左、右冠状动脉的起始、行程、重要分支的分布区域。

(4) 熟悉颈外动脉的主要分支和分布;上肢各动脉主干的起止和位置;腹腔不成对动脉主要分支和分布。

(5) 了解心包的构成。

二、标本观察

(一) 心

【材料与方法】 心脏模型,胸腔解剖标本切开心包,离体心的解剖标本切开心壁、暴露心腔,心的血管标本,牛心或羊心传导系统标本。

【肉眼观察】 观察心的外形:一尖、一底以及心的二面、三缘构成,冠状沟、前、后室间沟;心腔的主要结构卵圆窝,梳状肌,二、三尖瓣、肺、主动脉瓣以及腱索与瓣膜、乳头肌的关系;左、右冠状动脉的走行、主要分支和分布,冠状窦的位置和开口部位。

(二) 体循环的动脉

【材料与方法】 全身血管神经标本,躯干后壁的动脉标本,头颈、上肢动脉标本,胸腹部动脉标本,盆部及下肢动脉标本。

【肉眼观察】

(1) 主动脉的起始、走行和分段,辨认主动脉弓上的三大分支;颈总动脉、颈内动脉、动外动脉及重要分支;锁骨下动脉、腋动脉、肱动脉、尺动脉、桡动脉;先观察腹主动脉与下腔静脉的位置关系,后观察其不成对脏(包括支腹腔干,肠系膜上、下动脉)的分布;子宫动脉的来源及交叉关系;髂外动脉、股动脉、腘动脉、胫前动脉、胫后动脉。

(2) 在自己或同学身上触摸全身表浅动脉的搏动,并体会其位置与周围关系:颞浅动脉、面动脉、颈总动脉、肱动脉、桡动脉、指掌侧固有动脉、股动脉、足背动脉等。

（1）心肌梗死与冠脉供应范围的关系；瓣膜活动与血流方向的关系。

（2）大小循环途径，体循环的动脉与主动脉的关系。

《人体形态学 1》课程实验报告

姓名＿＿＿＿＿ 班级＿＿＿＿＿ 学号＿＿＿＿＿ 成绩＿＿＿＿＿

实验十一　心、体循环动脉

一、实验目的
(1)

(2)

(3)

二、实验内容
(1)

(2)

(3)

(4)

三、绘图
自选绘出任一心或动脉部位简图并标出主要结构。

	标注

指导老师＿＿＿＿＿ 日期＿＿＿＿＿

实验十二 体循环静脉

一、实验目的

(1) 掌握颈内静脉、颈外静脉和锁骨下静脉的起止、行程、位置和注入部位,上、下肢主要浅静脉的起始、行程和注入部位,股静脉的位置,肝门静脉的组成、行程、属支及其收纳范围。

(2) 掌握动脉粥样硬化症的基本病变;高血压病的病变。

(3) 熟悉上、下腔静脉的组成、起止、主要属支。

二、标本观察

【材料与方法】 全身血管神经标本,躯干后壁的静脉标本,头颈部的静脉标本,上肢的静脉标本,腹部的静脉标本,肝标本,盆部及下肢静脉标本,门、腔静脉吻合模型。

【肉眼观察】

(1) 上腔静脉系:观察上腔静脉的合成、行程、注入部位和属支。寻认颈内静脉、静脉角、颈外静脉、锁骨下静脉、上肢的浅静脉头静脉、贵要静脉、肘正中静脉、奇静脉。下腔静脉系:观察下腔静脉的合成、行程,与腹主动脉的位置关系和汇入部位。髂总静脉、髂内静脉、髂外静脉的起止。下腔静脉的直接属支肾静脉、右睾丸静脉、肝静脉。肝门静脉的合成部位及门静脉的属支。

(2) 在自己或同学身上观察(阻断血流后)上、下肢浅静脉的形态、位置及流注关系:手背静脉网、头静脉、贵要静脉、肘正中静脉、足背静脉弓、大小隐静脉等。

附:讨论

静脉的形态特点;如何区分动静脉;静脉穿刺要点。

《人体形态学 1》课程实验报告

姓名 _____ 班级 _____ 学号 _____ 成绩 _____

实验十二　体循环静脉

一、实验目的

（1）

（2）

（3）

二、实验内容

（1）

（2）

（3）

（4）

三、绘图

自选绘出任一静脉部位简图并标出主要结构。

	标注

指导老师 _____ 日期 _____

实验十三 局部血液循环障碍、心血管系统组织病理

一、实验目的

（1）肉眼观察肝淤血、肺淤血、出血的病变特点；梗死的病变及类型；动脉粥样硬化的基本病变；高血压病的脏器改变。

（2）学会在显微镜下正确辨认各种动脉、心脏壁的组织结构，以及肺淤血的病变特点、动脉粥样硬化的病变特点。

（3）通过正常与异常、形态与功能等方法的运用与分析，提高实践动手能力、观察、分析问题能力综合运用知识的能力。

二、标本观察

（一）大体标本

（1）循1——急性肺淤血（acute congestion of the lung）：新生儿急性心力衰竭而致急性肺淤血。肺肿大，包膜紧张，灰褐色，质实，如入水即沉。

（2）循3——中药槟榔［betelnut(a Chinese traditional medicine)］：注意其切面红黄相间（与槟榔肝相比）。

（3）循4——慢性肝淤血（chronic congestion of the liver）：肝脏切面见红黄相间的花纹（肝包膜下组织较明显）。

（4）循6——主动脉瘤内血栓（thrombus in aneurysm）：升主动脉及主动脉交界处可见主动脉局部向外膨出，大如鸽蛋，内壁有灰白色血栓附着，质较干燥而粗糙。

（5）循9——肠出血性梗死（hemorrhagic infarct of intestinal）：因肠套叠引起病变处肠壁明显肿胀增厚，呈黑褐色，黏膜皱襞肿胀坏死。

思考：肠套叠为何会引起肠梗死？为什么是出血性的？

（6）循10——脾贫血性梗死（anemic infarct of the spleen）：脾增大，表面见灰黄色梗死灶，切面见梗死灶呈锥体形（有的因切面方向关系而呈不规则形），质较实干燥。梗死区多位于包膜下，底部在外，尖端指向脾门。梗死灶与正常组织之间有一暗红色的充血、出血带。

思考：该脾的病变是如何形成的？为何有一暗红色的充血、出血带？

（7）心4——脑出血（高血压病）［cerebral hemorrhage(resulted of hypertension)］：脑冠状切面，大脑基底节附近有两处暗红色出血灶。

(8) 心 2——主动脉粥样硬化(atherosclerosis of aorta)：主动脉纵切面,主动脉内膜粗糙不平失去光泽,表面有灰黄色,大小不等的斑块状病灶,部分形成灰白色粥样斑块,粥样溃疡。

(二) 组织切片

1. 心脏

【目的和要求】　掌握心脏壁的组织结构。

【材料与方法】　羊心室壁,石蜡切片,HE 染色。

【肉眼观察】　标本为长方形,着浅红色的一面是心内膜,由心腔面向心包面观察。

【低倍镜观察】

(1) 心内膜：较薄,表面为内皮,内皮下层为薄层结缔组织,其中含平滑肌纤维。其深部为较厚的心内膜下层,含浅红色的蒲肯野纤维。

(2) 心肌膜：很厚,心肌纤维呈螺旋状排列,可见各种切面的心肌纤维束,其间有少量结缔组织及丰富的毛细血管。

(3) 心外膜：较心内膜厚,由疏松结缔组织和间皮组成(浆膜),其中可见小血管、神经和脂肪组织。

【高倍镜观察】　蒲肯野纤维与心肌纤维相比,短且较心肌纤维粗大,形状常不规则,呈现不同的切面;核大,1~2 个,位于中央;肌质丰富,染色较浅,肌原纤维少,呈较松散的细丝状,横纹不明显,细胞间有闰盘。

2. 中动脉和中静脉

该切片内有伴行的中动脉、中静脉横切面,同时还含有小动脉、小静脉,微动脉、微静脉和毛细血管的断面。

【目的和要求】　掌握中动脉和中静脉的结构,并比较两者结构上的差别。了解小动脉、小静脉,微动脉、微静脉和毛细血管的结构。

【材料与方法】　狗中动脉和中静脉,石蜡切片,HE 染色。

【肉眼观察】　标本中有两个较大的血管断面。壁厚、腔小且相对较圆的是中动脉;壁薄、腔大且不规则的是中静脉。

【镜下观察】　以低倍镜为主,酌情换用高倍镜。

1) 中动脉

(1) 内膜：很薄,有内皮和内皮下层,在与中膜交界处可见一层呈波浪状、均质亮粉红色的内弹性膜,折光性强,与中膜分界明显。

(2) 中膜：最厚,有 10~40 层环形平滑肌纤维构成,细胞核呈杆状,但常因肌纤维收缩而呈扭曲状,肌纤维之间有少量弹性纤维和胶原纤维。

(3) 外膜：厚度与中膜大致相等,由疏松结缔组织构成,其中有营养血管及神经的断面;在中膜与外膜交界处有断续且呈波浪状的外弹性膜,为多层弹性纤维组成,与中膜分界明显(见图 2-13-1)。

2) 中静脉

(1) 内膜：与中动脉相比其内膜很薄,内弹性膜不明显,与中膜分界不清。

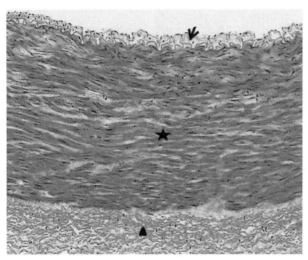

图 2-13-1　中动脉(HE 200×)(彩图见第 430 页)

注：▲外膜；★中膜；↖内膜

(2) 中膜：较薄，环形平滑肌纤维层数少。

(3) 外膜：较中膜厚，由结缔组织构成，无外弹性膜，有的切片上可见纵行平滑肌束(被横切)。

3. 慢性肺淤血

【目的和要求】　掌握肺淤血的组织结构特点。

【材料与方法】　肺淤血，石蜡切片，HE 染色。

【肉眼观察】　为一质地较实组织，局部可见粉红色块状物。

【低倍镜观察】　肺泡壁增厚，部分区域可见纤维组织增生。肺泡腔内可见多种渗出物。

【高倍镜观察】　肺细小静脉及肺泡隔内毛细血管扩张充血。肺泡腔内有淡红色水肿液、红细胞及心力衰竭细胞，心力衰竭细胞的胞质内含有棕黄色的含铁血黄素颗粒。部分肺间质内也可见心力衰竭细胞(见图 2-13-2)。

4. 混合血栓

【目的和要求】　掌握混合血栓的组织结构特点。

【材料与方法】　混合血栓，石蜡切片，HE 染色。

【肉眼观察】　为一组织芯片，中间一列色深不规则形组织芯为混合血栓。

【低倍镜观察】　血管腔内可见染成粉红色的无结构的血小板小梁，小梁呈分支状，分支间可见较多细胞成分。

【高倍镜观察】　血小板小梁间可见大量红细胞和少许白细胞(主要为中性粒细胞)，白细胞多位于小梁周边，少量位于小梁内。仔细观察，小梁间还可见较多深粉红色呈细网状的纤维蛋白，红细胞即位于纤维蛋白网中(见图 2-13-3)。

5. 动脉粥样硬化

【目的和要求】　掌握动脉粥样硬化的基本病变。

【材料与方法】　主动脉动脉粥样硬化，石蜡切片，HE 染色。

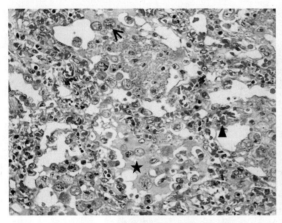

图 2‐13‐2 慢性肺淤血(HE 200×)
(彩图见第 430 页)

注：▲毛细血管扩张充血；★水肿液；↖心衰细胞

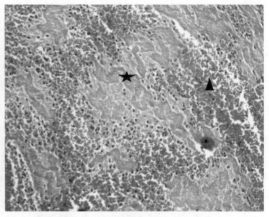

图 2‐13‐3 混合血栓(HE 200×)
(彩图见第 430 页)

注：★血小板小梁；▲纤维蛋白网络的红细胞

【肉眼观察】 为一圆管状组织，其中一侧管壁较厚导致管腔不规则。

【低倍镜观察】 分清动脉壁内、中、外膜，内膜可见呈层状增生的纤维组织，发生玻璃样变性，纤维帽下为粥样坏死物质，局部丢失。

【高倍镜观察】 坏死物质呈粉红色，内见较多泡沫细胞和少量淋巴细胞，增厚的内膜与中膜(平滑肌层)之间有多量针形或棱形空隙(胆固醇结晶，切片脱水时溶于二甲苯)，附近可见深蓝色不规则局部呈锐角状钙化颗粒。

《人体形态学 1》课程实验报告

姓名＿＿＿＿＿＿　班级＿＿＿＿＿＿　学号＿＿＿＿＿＿　成绩＿＿＿＿＿＿

实验十三　局部血液循环障碍、心血管系统组织病理

一、实验目的

（1）肉眼观察肝淤血、肺淤血、出血的病变特点；梗死的病变及类型；动脉粥样硬化的基本病变；高血压病的脏器改变。

（2）学会在显微镜下正确辨认肺淤血的病变特点，各种动脉、心脏壁的组织结构以及动脉粥样硬化的病理结构。

二、实验内容

三、绘图并描述中动脉的组织结构（请至少注明内膜、内弹性膜、中膜、外弹性膜、外膜）

	标注

标本名称：中动脉

切片取材：

染色方法：

放大倍数：

指导老师＿＿＿＿＿＿　日期＿＿＿＿＿＿

实验十四 消化系统

一、实验目的

（1）掌握消化管各部的位置、分部及主要形态结构。

（2）掌握肝的形态，肝的位置和体表投影，胆囊的形态、位置，及胆囊底的体表投影，输胆管道的组成、胆总管和胰管的汇合及开口部位。

（3）熟悉咽峡的构成，乳牙和恒牙的牙式、牙周组织，空、回肠的位置，大肠的分部和盲肠、结肠形态特点，胰的位置和分部。

（4）了解口腔的境界及分部、牙的形态和构造、舌的形态，以及结肠的分部和位置。

二、标本观察

（一）消化管

【材料与方法】 腹腔脏器标本，消化系统概况标本，消化管各段离体标本，头、颈正中矢状切面标本，各类牙齿标本，舌和舌肌标本，三大唾液腺标本，咽腔后面观标本，后纵隔标本，盆腔正中矢状切面标本。

【肉眼观察】 观察辨认消化管各段的起始、连通，各段消化管的位置、分部和狭窄部位，辨认寻找相应结构：腭垂、腭舌弓、腭咽弓、腭扁桃体、腮腺、腮腺管、下颌下腺、舌下腺、咽鼓管咽口、咽鼓管圆枕、咽隐窝、贲门、幽门、角切迹、幽门管、幽门窦、十二指肠球、十二指肠大乳头、结肠带、结肠袋、肠脂垂、齿状线等。

（二）消化腺

【材料与方法】 腹腔脏器标本，消化系统概况标本，后纵隔标本，肝离体标本、肝门剥离标本、肝外胆道标本、胰十二指肠标本。

【肉眼观察】 观察辨认肝的膈面：镰状韧带、肝右叶、肝左叶、肝裸区；肝的脏面：胆囊窝、腔静脉沟、肝圆韧带、横沟、肝左右管、肝固有动脉、肝门静脉、方叶、尾状叶、肝右叶、肝左叶；肝外胆道：胆囊的位置，肝总管、胆总管；胰：胰头、胰体、胰尾、钩突、胰管。

（1）标本上讲解食物的消化和吸收过程与消化管各段的关系；消化管病变的解剖学基础。

（2）肝门、肝蒂内结构排列的区别；简介肝分叶分段与临床及影像诊断的关系。

《人体形态学 2》课程实验报告

姓名_____ 班级_____ 学号_____ 成绩_____

实验十四 消化系统

一、实验目的
(1)

(2)

(3)

二、实验内容
(1)

(2)

(3)

三、绘图
请绘出胃的形态与分部图,并标出主要结构。

	标注

指导老师_____ 日期_____

实验十五　消化管组织形态

一、实验目的

(1) 掌握消化管的基本结构特点。

(2) 掌握食管、胃、小肠的微细结构及功能。

(3) 了解大肠的结构特点。

二、标本观察

(一) 食管

【材料与方法】　狗食管,Zerker 氏液固定,横断石蜡切片,HE 染色。

【肉眼观察】　食管腔不规则,有皱襞突入管腔,管腔面起伏不平、着紫蓝色的部分为上皮;上皮外是管壁的其他各层。

【低倍镜观察】

(1) 黏膜:上皮为复层扁平。固有层为细密结缔组织,内可见淋巴组织、小血管及食管腺导管等。固有层结缔组织突入上皮基底部形成乳头,有的地方因切面关系,乳头似在上皮内。黏膜肌层为纵行平滑肌束,呈横断面。

(2) 黏膜下层:为较致密的结缔组织,可见黏液性食管腺。腺泡呈圆形、卵圆形或不规则形,腺腔很小,腺细胞呈柱状或锥状,胞质着浅蓝色,呈泡沫状;核染色深,呈半月状,位于细胞基底部。导管穿过固有层,开口于黏膜表面。

(3) 肌层:分为内环行(纵切)、外纵行(横切)两层,两层间可见肌间神经丛。注意食管各段肌组织的性质不同(若取自食管上 1/3 段,则为骨骼肌;若取自食管下 1/3 段,则为平滑肌;若取自食管中 1/3 段,则出现两种肌组织的混合)。

(4) 外膜:为疏松结缔组织构成的纤维膜。内有较大的血管、神经和淋巴管。

(二) 胃底

【材料与方法】　狗胃,Zenker 氏液固定,石蜡切片,HE 染色。

【肉眼观察】　为长方形组织,高低不平、呈紫蓝色的一面是黏膜,向外依次是胃壁的黏膜下层、肌层和浆膜。

【低倍镜观察】　分清胃壁四层结构的界限。

(1) 黏膜。① 上皮:为单层柱状,为表面黏液细胞;胞核椭圆形,位于细胞基部;近游离面的胞质内充满黏原颗粒,因制片过程中被溶解而染色浅淡以至透明。上皮凹陷形成胃小凹,可见有的胃底腺与胃小凹底部相通。② 固有层:充满胃底腺,呈纵、横或斜切面,腺腔很窄。腺体之间及胃小凹之间有少量结缔组织,其中有散在的平滑肌纤维。③ 黏膜肌层:有内环行、外纵行两薄层平滑肌组成。

(2) 黏膜下层:为较致密的结缔组织,含较粗的血管、淋巴管,少数标本切片可见黏膜下神经丛。

(3) 肌层:较厚,由内斜行、中环行和外纵行三层平滑肌组成,各层间界限不明显,肌层间可见肌间神经丛。

(4) 外膜:为浆膜,由间皮和薄层疏松结缔组织组成。

【高倍镜观察】 重点观察胃底腺。胃底腺是单管或分支管状腺,开口于胃小凹,在标本上被切成圆形、卵圆形或长条形。选择胃底腺的纵断面,重点观察以下 3 种细胞。

(1) 主细胞:数量最多,主要分布于胃底腺的下半部。细胞呈柱状,核圆形,位于细胞底部;胞质基部强嗜碱性,染成紫蓝色(思考:电镜下是什么结构? 功能是什么?),细胞顶部含大量紫红色酶原颗粒(酶原颗粒多已溶解,故此处染色浅)。

(2) 壁细胞:多分布于胃底腺的上半部。胞体大,呈圆形或三角形;核圆形,位于细胞中央,染色深,有时可见双核;胞质嗜酸性,染成红色,故又称泌酸细胞。

(3) 颈黏液细胞:较少,位于胃底腺顶部,夹在其他细胞之间。细胞小,界限不清;核扁圆形,染色深,位于细胞基底;核上方有很多黏原颗粒,染色浅。

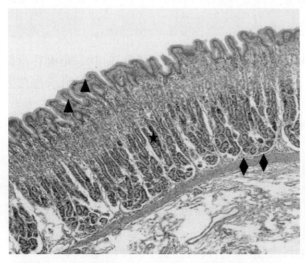

图 2 - 15 - 1 胃黏膜层(HE 100×)(彩图见第 430 页)
注:▲ 黏膜上皮;★ 固有层(胃底腺);◆ 黏膜肌层

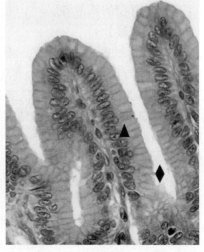

图 2 - 15 - 2 胃黏膜上皮(HE 400×)
(彩图见第 430 页)
注:▲ 黏膜上皮;◆ 胃小凹

(三) 空肠
【材料与方法】 兔小肠,Susa 氏液固定,石蜡切片,HE 染色。
【肉眼观察】 凹凸不平、有皱襞的一侧为管腔面,表面着紫蓝色的为黏膜,皱襞的中轴为浅红色的黏膜下层;皱襞表面还可见许多细小突起,为小肠绒毛。

【低倍镜观察】 分清小肠壁的四层。

(1) 黏膜:表面有许多小肠绒毛,呈长指状突起,突向管腔,切片上可见肠绒毛的各种断面;固有层含大量小肠腺,可见孤立淋巴小结。注意区分小肠腺和绒毛的切面:绒毛切面的上皮位于外周,固有层位于中央;小肠腺切面的上皮围绕腺腔,固有层在上皮外周。黏膜肌层由内环、外纵两薄层平滑肌组成。

(2) 黏膜下层:可见黏膜下神经丛等。

(3) 肌层:由内环、外纵两层平滑肌组成,两层间常见肌间神经丛。

(4) 外膜:为浆膜。

【高倍镜观察】

(1) 肠绒毛:表面上皮为单层柱状,吸收细胞最多,夹有杯状细胞。吸收细胞呈高柱状,核椭圆形,位于基部,游离面可见深红色的纹状缘。绒毛中轴是固有层,其中可见散在的平滑肌纤维;有时可见中央乳糜管,其管壁为一层内皮细胞,管腔较大;多数中央乳糜管管腔塌陷,不易分辨。中央乳糜管周围有丰富的毛细血管、淋巴细胞等。

(2) 小肠腺:为单管状腺,为相邻绒毛根部上皮下陷到固有层内而成。由单层柱状上皮围成,在吸收细胞间有散在的杯状细胞;潘氏细胞常三五成群位于肠腺底部,细胞呈锥体形,核位于细胞底部,顶部胞质内含有粗大的嗜酸性颗粒。

三、示教

(一) 阑尾

【材料与方法】 人手术摘除的阑尾,Susa 氏液固定,横断石蜡切片,HE 染色。

【肉眼观察】 管腔小,可见许多紫蓝色团块围绕管腔,腔面不整齐的紫色层是黏膜,外面环绕为黏膜下层、肌层、浆膜。

【低倍镜观察】 分清阑尾四层结构,注意其特点:无绒毛,固有层内大肠腺短而少,杯状细胞少;淋巴组织丰富,大量淋巴小结和弥散淋巴组织连续成层,并侵入黏膜下层,以致黏膜肌层很不完整;肌层较薄;外膜为浆膜。

(二) 中央乳糜管

【目的和要求】 观察小肠的中央乳糜管。

【材料与方法】 用生猪油喂豚鼠,然后取其小肠,固定在 AOB 液中(3%重铬酸钾 8 ml,2%锇酸 2 ml,冰醋酸一滴),石蜡切片。

【高倍镜观察】 本方法可将脂滴染成黑色。豚鼠喂油脂后,被肠道中的胰脂肪酶分解,分解后被小肠吸收细胞吸收,并在胞质中重新合成脂肪,而后输入中央乳糜管。故借染脂肪可将中央乳糜管和吸收细胞游离面的纹状缘及胞质内的脂滴显示出来。吸收细胞游离面可被染成黑色;吸收细胞内有许多大小不等的黑色脂滴;中央乳糜管腔内充满染成黑色的脂肪。

《人体形态学 2》课程实验报告

姓名 _____ 班级 _____ 学号 _____ 成绩 _____

实验十五　消化管组织形态

一、实验目的

(1) 掌握消化管的基本结构特点。

(2) 掌握食管、胃、小肠的微细结构及功能。

(3) 了解大肠的结构特点。

二、实验内容

三、绘图（请注明肠绒毛、黏膜上皮、固有层、小肠腺、黏膜肌层、黏膜下层）

	标注

标本名称：小肠黏膜层

取材来源：

染色方法：

放大倍数：

指导老师 _____　日期 _____

实验十六　消化腺组织形态

一、实验目的

（1）掌握肝脏和胰腺的微细结构及功能。

（2）了解肝细胞的超微结构。

二、标本观察

（一）人肝

【材料与方法】　人肝脏，Zenker氏液固定，石蜡切片，HE染色。

【肉眼观察】　在切片一侧边缘可见染成浅红色的被膜，实质中的小腔多为中央静脉。

【低倍镜观察】　人肝小叶间结缔组织少，肝小叶的分界不明显，相邻肝小叶连成一片。在镜下辨别出中央静脉、肝索、肝血窦、门管区、小叶下静脉等。

【高倍镜观察】

（1）肝细胞：肝细胞体积大，呈多边形，细胞界限清楚；胞核1～2个，大而圆，居中，染色浅，核膜清楚，核仁明显；胞质嗜酸性，呈浅红色，胞质中可见弥散分布的嗜碱性团块，为电镜下的粗面内质网。

（2）肝血窦：为肝索之间的空隙，形状不规则，相邻的肝血窦互相通连，腔内可见血细胞。窦壁衬以内皮，内皮细胞有孔，间隙大，细胞核呈扁圆形突入血窦腔。窦腔内有散在的肝巨噬细胞，胞体较大，形状不规则，有突起与窦壁相连；核小，染色深，胞质呈浅红色。血窦与中央静脉相通连。

（3）门管区：在相邻几个肝小叶之间的结缔组织内，常见伴行的3种管道。① 小叶间静脉：是门静脉的分支，管腔较大而不规则，壁薄，内皮外仅有少量散在的平滑肌。② 小叶间动脉：是肝动脉的分支，管腔小而圆，管壁较厚，内皮外有环行平滑肌。③ 小叶间胆管：管腔较小，管壁由单层立方上皮构成，胞质色淡，核圆，着色较深，排列紧密。

（二）猪肝

【材料与方法】　猪肝脏，Helly氏液固定，石蜡切片，HE染色。

【肉眼观察】　切片一侧边缘为被膜；实质内可见许多多边形的区域，为肝小叶。

【低倍镜观察】

1. 被膜

在切片一侧边缘可见被膜，为致密结缔组织，表面可有间皮。结缔组织伸入肝实质将其分隔成许多肝小叶，小叶间分界明显。

2. 肝小叶

呈多边形或不规则形，小叶周边结缔组织多，故肝小叶界限清楚，各小叶的切面不完全相同，找多边形的肝小叶横切面观察。

（1）中央静脉：位于肝小叶中央，管壁不完整，有肝血窦汇入。各小叶的中央静脉管径大小不一，而且有的肝小叶切不到中央静脉，与肝小叶的切面位置有关（见图2-16-1）。

（2）肝索：由肝细胞单层排列而成，大致以中央静脉为中心向周围呈放射状排列，并分支互相吻合成网。小叶周边的肝细胞较小，嗜酸性强，为界板。

（3）肝血窦：为肝索间的空隙，也互连成网，并与中央静脉相通。

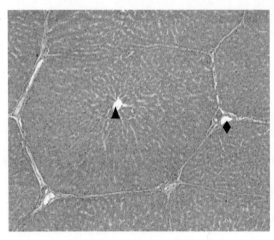

图2-16-1　肝（HE 100×）（彩图见第430页）
注：▲中央静脉；◆肝门管区

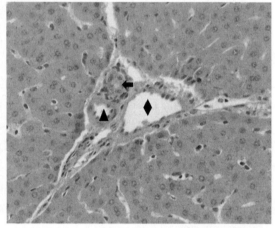

图2-16-2　肝门管区（HE 400×）（彩图见第431页）
注：▲小叶间动脉；◆小叶间静脉；←小叶间胆管

3. 门管区

门管区是相邻几个肝小叶之间的结缔组织小区，其中可见小叶间动脉、小叶间静脉和小叶间胆管的断面（见图2-16-2），此三种管道合称为三联管。

（三）胰腺

【材料与方法】　狗胰腺，Helly氏液固定，石蜡切片，HE染色。

【肉眼观察】　切片表面一侧为薄层浅红色的被膜；实质内形状不规则、大小不等的小区域即为胰腺小叶。

【低倍镜观察】

（1）被膜：为薄层疏松结缔组织，结缔组织伸入腺实质将其分隔成许多小叶。小叶间结缔组织较少，小叶分界不明显。

（2）外分泌部：小叶内有腺泡及导管的各种断面。腺泡为浆液性腺泡，可见闰管、小叶内导管。小叶之间的结缔组织中有单层低柱状上皮所构成的小叶间导管。

（3）胰岛：散在于腺泡之间、大小不等、染色较浅的细胞团。

【高倍镜观察】

（1）腺泡：为纯浆液性腺泡。腺泡细胞呈锥体形；核圆，着蓝紫色，位于基底部；胞质基部呈强嗜碱性，胞质顶端含呈嗜酸性的酶原颗粒，着红色(若酶原颗粒在制片时未被保存则呈空泡状)。在腺泡腔内常见泡心细胞，呈立方或扁平状，胞核扁圆形，胞质着色很浅。

（2）导管：分为闰管、小叶内导管和小叶间导管。① 闰管：管径细，由单层扁平上皮或单层立方上皮构成，有时可见闰管与泡心细胞相连续。② 小叶内导管：管腔较大，管壁为单层立方上皮，周围结缔组织逐渐增多。③ 小叶间导管：位于小叶间的结缔组织内，管腔更大，管壁上皮为低柱状，周围结缔组织多。

（3）胰岛：为散在分布于外分泌部间、染色浅、大小不等、形态不定的细胞团，周围有少量结缔组织与腺泡相分隔。胰岛细胞排列成团索状，细胞呈圆形、椭圆形或多边形，胞核呈圆形或椭圆形，位于细胞中央，胞质呈浅红色。在 HE 染色标本上，各种胰岛细胞不易分辨。

《人体形态学 2》课程实验报告

姓名_____ 班级_____ 学号_____ 成绩_____

实验十六　消化腺组织形态

一、实验目的

(1) 掌握肝脏和胰腺的微细结构及功能。

(2) 了解肝细胞的超微结构。

二、实验内容

三、绘图（请至少注明肝细胞索、肝血窦、小叶间动脉、小叶间静脉、小叶间胆管）

	标注

标本名称：肝门管区

取材来源：

染色方法：

放大倍数：

指导老师_____　日期_____

实验十七　消化系统病理形态

一、实验目的

(1) 掌握消化性溃疡的病理形态及其并发症、肝硬化的病变特点及后果。

(2) 熟悉阑尾炎、病毒性肝炎的病变特点。

二、标本观察

(一) 大体标本

1. 消化性溃疡

(1) 消1——胃溃疡：溃疡位于胃小弯近幽门处，圆形，直径约 1.5 cm，较深，底部较平坦，边缘较整齐。

(2) 消3——胃溃疡穿孔：胃小弯溃疡处胃壁缺损形成穿孔，浆膜面可见穿孔周围有炎症渗出。患者并发急性弥漫性化脓性腹膜炎致死。

2. 炎症性疾病

(1) 炎1——蜂窝织性阑尾炎并发阑尾穿孔：阑尾肿大如拇指，浆膜面有灰黄色脓性渗出物附着，阑尾腔内充满脓液。阑尾远端可见有 2 处圆珠笔头大小的穿孔。

(2) 消4——亚急性重型肝炎：肝切面可见散在的红褐色或土黄色坏死区和小结节，质较硬。

3. 肝硬化

(1) 消5——小结节性肝硬化(门脉性肝硬化)：肝脏体积缩小、质地变硬，表面及切面呈结节状，结节直径多小于 3 mm。

(2) 消6——脾大：肝硬化门脉高压，脾淤血肿大，脾重量达 2 000 g 左右。脾包膜增厚，质地变硬。

(二) 组织切片

1. 消化性溃疡

【目的和要求】　掌握消化性溃疡镜下结构。

【材料与方法】　胃溃疡，石蜡切片，HE 染色。

【肉眼观察】　标本呈"凹"字形，中心凹陷处即溃疡，周围为较正常胃黏膜。

【低倍镜观察】　溃疡底部由表及里依次为渗出层、坏死组织层、肉芽组织层、瘢痕组织层(见图 2-17-1)。坏死组织层因细胞质嗜酸性增强及细胞核固缩其颜色特别深。溃疡边缘黏膜有充血及炎细胞浸润。

【高倍镜观察】 渗出层较薄,为渗出的少量中性粒细胞及纤维蛋白,部分区域已脱落。坏死组织层呈条带状,为红染的颗粒状无结构物,主要由坏死细胞、组织碎片和纤维蛋白样物构成,有时可见染成蓝色的细胞核碎屑。肉芽组织层组织结构较疏松,由大量新生毛细血管及成纤维细胞构成,部分毛细血管与创面呈垂直排列,间质内可见中性粒细胞、巨噬细胞等炎细胞浸润。瘢痕组织层内可见增生性动脉内膜炎伴血栓形成及变性的神经纤维断端。

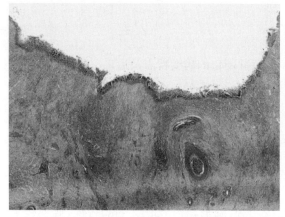

图 2-17-1 胃溃疡(HE 40×)(彩图见第 431 页)

注:溃疡底部由表及里分为 4 层结构

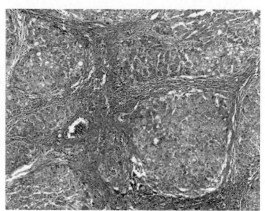

图 2-17-2 门脉性肝硬化(HE 200×)
(彩图见第 431 页)

注:可见大量纤维组织包绕的圆形或椭圆形的假小叶

2. 门脉性肝硬化

【目的和要求】 掌握门脉性肝硬化的镜下结构。

【材料与方法】 门脉性肝硬化,石蜡切片,HE 染色。

【肉眼观察】 组织致密,可见大小相仿的结节。

【低倍镜观察】 正常肝小叶结构消失,可见假小叶及纤维间隔。

【高倍镜观察】 假小叶内中央静脉偏于一侧或没有,肝细胞大小不等,肝细胞索排列紊乱,失去放射状排列,可见变性、坏死及再生的肝细胞;纤维间隔为大量增生的纤维组织,其中有小胆管增生及淋巴细胞,浆细胞浸润(见图 2-17-2)。

3. 急性化脓性阑尾炎

【目的和要求】 掌握化脓性炎症的病变特点。

【材料与方法】 阑尾,石蜡切片,HE 染色。

【肉眼观察】 为一呈管状的阑尾横切面,腔内可见渗出物。

【低倍镜观察】 阑尾黏膜、黏膜下层、肌层及浆膜层充血水肿,大量炎细胞浸润,腔内有脓性渗出物。

【高倍镜观察】 阑尾壁各层有大量中性粒细胞弥漫浸润。

《人体形态学 2》课程实验报告

姓名 _____ 班级 _____ 学号 _____ 成绩 _____

实验一十七　消化系统病理形态

一、实验目的

(1) 掌握消化性溃疡的病理形态及其并发症、肝硬化的病变特点及后果。

(2) 熟悉阑尾炎、病毒性肝炎的病变特点。

二、实验内容

三、绘图(请至少注明假小叶、纤维间隔、中央静脉偏于一侧、肝细胞索排列紊乱)

	标注

标本名称：门脉性肝硬化

取材来源：

染色方法：

放大倍数：

指导老师 _____　　日期 _____

实验十八　呼　吸　系　统

一、实验目的

　　(1) 掌握鼻旁窦的位置、开口,喉的位置及体表标志,气管的位置和毗邻,肺的位置、形态和分叶,胸膜的分部、肋膈隐窝的位置。
　　(2) 熟悉鼻腔的形态结构,左、右主支气管形态特点。
　　(3) 了解喉的连结,胸膜和肺的体表投影,纵隔的区分及其内容。

二、标本观察

　　(一) 呼吸道与肺
　　【材料与方法】　呼吸系统概况标本,鼻旁窦标本,喉软骨模型,喉腔后面观标本,喉腔矢状切面标本,气管、主支气管树标本,肺标本。
　　【肉眼观察】　观察鼻腔的位置及通路,辨认上、中、下鼻甲及鼻旁窦的开口位置;说出喉软骨的名称、数目,在活体上触摸喉结、环状软骨弓,辨认喉腔内的前庭襞、声襞及喉腔分部;观察气管、主支气管的位置,辨认气管权、气管隆嵴,比较左、右主支气管的形态特点;观察肺的位置、形态,辨认肺门及进出的结构,比较左、右肺的异同点。

　　(二) 胸膜与纵隔
　　【材料与方法】　壁胸膜标本,纵隔标本。
　　【肉眼观察】　区分脏胸膜、壁胸膜和壁胸膜的分部。辨认肋膈隐窝的位置及境界。观察纵隔的境界、分区和内容。

附：讨论

　　(1) 体表如何辨认寻找颈部的各个标志:喉结、甲状软骨、环状软骨、环甲正中韧带、舌骨、气管环及与甲状腺的关系;肺分叶分段与临床及影像诊断的关系。
　　(2) 胸膜与肺的下界体表投影、胸膜隐窝及胸膜腔穿刺的解剖学基础的关系。

《人体形态学 2》课程实验报告

姓名_____ 班级_____ 学号_____ 成绩_____

实验一十八 呼吸系统

一、实验目的

(1)

(2)

(3)

二、实验内容

(1)

(2)

(3)

(4)

三、绘图

请绘出气管与主支气管图并标出主要结构。

	标注

指导老师_____ 日期_____

实验十九　呼吸系统组织病理

一、实验目的

(1) 掌握气管、支气管的组织结构；掌握肺的组织结构及功能

(2) 掌握大叶性肺炎和小叶性肺炎的镜下结构特点。

(3) 了解结核病的基本病理变化及肺结核病的类型和病变特点。

二、标本观察

（一）大体标本

(1) 呼 2——大叶性肺炎(lobar pneumonia)：一叶肺组织，肺呈灰白色，质实如肝。切面可见细小颗粒状结构。

思考：肺组织为何呈灰白色？细颗粒状结构为何物？

(2) 呼 3——小叶性肺炎(lobular pneumonia)(切面)：小片肺标本，肺切面可见较多灰黄色实变病灶，病灶中间可见到细支气管。

(3) 呼 4——融合性小叶性肺炎(confluent lobular pneumonia)：小儿肺标本，两肺表面有散在的灰黄色病灶，右肺上叶数个病灶互相融合成较大的病灶，为融合性小叶性肺炎。

(4) 呼 5——小叶性肺炎(lobular pneumonia)：双肺切面可见散在较多的灰黄色病灶，以下叶和背侧比较多见，部分病灶中央可见细支气管。

(5) 传 1——肺结核原发复合征[primary pulmonary tuberculosis(primary complex)]：右肺上叶胸膜下有 1 个直径约 1 cm 大小的灰黄色病灶，与正常组织境界不清，周围可见数个粟粒样病灶。肺门部淋巴结明显肿大(3 个)，质硬，切面可见干酪样坏死(结核性淋巴管炎，肉眼不易辨认)。

(6) 传 2——粟粒性肺结核(pulmonary military tuberculosis)：双肺切面布满粟粒大小灰白色病灶。

(7) 传 3——慢性纤维空洞型肺结核(chronic fibro-cavitative pulmonary tuberculosis)：成人肺纵切的一半。肺内自上而下形成大小不等的空洞，其直径为 0.5～2 cm，空洞壁厚，内有干酪样坏死物质附着，外由灰白色纤维组织构成。其余肺组织有新旧不一的结核病灶，病变以下叶较轻且较新鲜。肺膜明显增厚。

(8) 传 4——结核瘤(tuberculoma)：肺组织切面上可见两个类圆形病灶，实为一个，中间切开，灰白色，病灶周围有纤维组织包绕，与正常组织分界清楚。

（二）组织切片

1. 气管

【目的和要求】 掌握气管壁的三层结构。

【材料与方法】 猫气管，Susa 氏液固定，横断石蜡切片，HE 染色。

【肉眼观察】 切片中气管内面为黏膜，蓝色"C"形结构为透明软骨环，缺口为气管后壁。

【低倍镜观察】 管壁由内而外分为黏膜、黏膜下层和外膜。

【高倍镜观察】

1）黏膜

（1）上皮：为假复层纤毛柱状上皮，基膜较明显。纤毛细胞呈柱状，游离面有纤毛，核卵圆，位于细胞中部；杯状细胞与肠杯状细胞类似，顶部胞质中有黏原颗粒，在制片过程中黏原颗粒溶解呈空泡状；基细胞是干细胞，不易辨认。

（2）固有层：由薄层细密结缔组织构成，内有较多的胶原纤维、淋巴组织、神经组织、腺导管和小血管的断面。

2）黏膜下层

黏膜下层由疏松结缔组织构成，与固有层无明确界限，内有较多混合性气管腺和腺导管，此外还有血管、神经和淋巴组织。

3）外膜

外膜较厚，由"C"形透明软骨环和疏松结缔组织构成。在软骨环缺口处可见平滑肌束，大部分为纵切面，少部分为横切面，注意与致密结缔组织相区别，还含有腺体。

2. 肺

【目的和要求】 掌握肺的组织结构；分辨肺内各级支气管及其移行变化的规律。

【材料与方法】 狗肺，先灌入 Susa 氏液，再将肺组织放入 Susa 氏液中继续固定，石蜡切片，HE 染色。

【肉眼观察】 为海绵样组织，大部分是肺的呼吸部，其内有大小不等的腔隙，是各级支气管和血管的断面；一侧光滑，为被膜。

【低倍镜观察】 切片一侧被覆薄层结缔组织和间皮，为胸膜脏层。实质内可见大量空泡状的肺泡，其间散在小支气管及其各级分支的断面，还有与之伴行的血管。

1）导气部

（1）小支气管：在切片中其管腔最大、管壁最厚，管壁大致可分 3 层，各层分界部十分明显。① 黏膜：上皮为假复层纤毛柱状，杯状细胞较少。固有层较薄，在固有层结缔组织深面和软骨片之间有少量环行平滑肌束。② 黏膜下层：为薄层疏松结缔组织，含少量混合性腺。③ 外膜：由散在的、大小不等的透明软骨片和疏松结缔组织组成。在疏松结缔组织内可见营养小支气管的小动脉和小静脉的断面，在小支气管壁一侧可见到伴行的肺动脉分支。

（2）细支气管：管腔较小，管壁变薄，分层不明显。黏膜常形成皱襞突向管腔；上皮渐变为单层纤毛柱状；杯状细胞、混合性腺和软骨片很少或消失；管壁内平滑肌纤维增多，环行成层。

（3）终末细支气管：管腔小，上皮为单层柱状，杯状细胞、腺体及软骨片完全消失；有完整的环行平滑肌层，黏膜皱襞更明显。

2) 呼吸部

(1) 呼吸性细支气管：管壁上出现肺泡开口，故管壁不完整。其上皮为单层立方上皮，近肺泡开口处移行为单层扁平上皮，上皮外仅有少量环行平滑肌和结缔组织。有时可见细支气管、终末细支气管、呼吸性细支气管、肺泡管、肺泡囊、肺泡因纵切而相连通（见图2-19-1），可据此了解它们的过渡变化。

(2) 肺泡管：管壁上有很多肺泡开口，故其自身的管壁结构很少，只存在于相邻肺泡的开口之间，呈结节状膨大，表面为单层立方或单层扁平上皮，上皮外有一小束横断的环行平滑肌纤维。

(3) 肺泡囊：位于肺泡管末端，为数个肺泡共同开口的囊状结构，相邻肺泡开口处无结节状膨大。

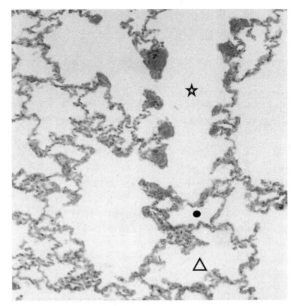

图2-19-1　肺组织（HE 200×）（彩图见第431页）

注：☆肺泡管；△肺泡囊；●肺泡

(4) 肺泡：切片上大量的多面形或圆形薄壁囊泡都是肺泡的切面，开口于呼吸性细支气管、肺泡管、肺泡囊。肺泡壁很薄，相邻肺泡之间的薄层结缔组织为肺泡隔。

【高倍镜观察】

(1) 肺泡上皮：Ⅰ型肺泡细胞为扁平形，胞质部极薄，其扁平状的细胞核面向肺泡腔。Ⅱ型肺泡细胞散在分布，呈圆形或立方形，嵌于扁平细胞之间，略突向肺泡腔；核大而圆，胞质着色浅，呈泡沫状。

(2) 肺泡隔：位于相邻肺泡的上皮之间，为少量结缔组织，内含大量连续毛细血管和尘细胞等。尘细胞胞体大，椭圆或部规则形，胞质内含吞噬的棕黑色尘粒，单个或成群存在；也可见于肺内其他部位的结缔组织和肺泡腔内。用特殊染色还可见其中的弹性纤维。

3. 大叶性肺炎

【目的和要求】　观察大叶性肺炎红色肝样变期和灰色肝样变期的组织病理变化。

【材料与方法】　大叶性肺炎切片，石蜡切片，HE染色。

【镜下观察】

(1) 红色肝样变期：病变呈弥漫性，肺泡壁毛细血管扩张充血，肺泡腔内充满大量纤维蛋白、红细胞和少量中性粒细胞。

(2) 灰色肝样变期：肺泡壁毛细血管受压，肺泡腔内充满大量纤维蛋白和中性粒细胞，相邻肺泡的纤维蛋白通过肺泡间孔连接成网（见图2-19-2）。

4. 肺结核

【目的和要求】　观察结核结节的组织病理变化。

【材料与方法】　结核结节切片，石蜡切片，HE染色。

【镜下观察】 肺组织内有多个散在结节。结核结节中央有干酪样坏死,周围有上皮样细胞、朗格汉斯巨细胞、淋巴细胞、成纤维细胞(见图 2 - 19 - 3)。

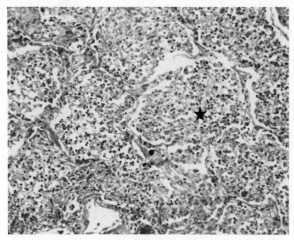

图 2 - 19 - 2 大叶性肺炎灰肝期(HE 200×)
(彩图见第 431 页)

注:★肺泡腔实变,充满纤维蛋白和中性细胞

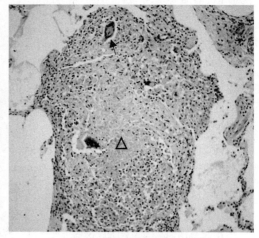

图 2 - 19 - 3 肺结核结节(HE 200×)
(彩图见第 431 页)

注:△干酪样坏死;↑朗格汉斯巨细胞

《人体形态学 2》课程实验报告

姓名_____ 班级_____ 学号_____ 成绩_____

实验一十九　呼吸系统组织病理

一、实验目的

(1) 掌握气管、支气管的组织结构；掌握肺的组织结构及功能。

(2) 掌握大叶性肺炎和小叶性肺炎的镜下结构特点。

(3) 了解结核病的基本病理变化及肺结核病的类型和病变特点。

二、实验内容

三、绘图（请至少注明呼吸性细支气管、肺泡管、肺泡囊、肺泡）

	标注

标本名称：肺的呼吸部

取材来源：

染色方法：

放大倍数：

指导老师_____　　日期_____

实验二十　泌 尿 系 统

一、实验目的

（1）掌握肾的位置、形态及剖面结构；肾小球肾炎的大体病理变化；输尿管的狭窄及临床意义，膀胱三角的位置和黏膜特点。

（2）熟悉肾门的体表投影和肾区，肾小球肾炎的病理及临床类型；输尿管的分部、在盆部女性的主要毗邻关系，膀胱的位置及其与腹膜的关系，女性尿道的形态特点和开口部位。

（3）了解肾的被膜及固定装置，膀胱的形态；了解颗粒性固缩肾的大体病理特点。

二、标本观察

（一）肾

【材料与方法】　男、女泌尿生殖系统概况标本，肾离体标本，肾剖面标本或模型，腹膜后间隙的脏器标本。

【肉眼观察】　观察肾的位置、形态和肾门的体表投影，辨认出入肾门的肾动脉、肾静脉、肾盂。指出肾的剖面结构肾皮质、肾髓质、肾柱、肾锥体、肾乳头、肾大盏、肾小盏、肾盂。

（二）输尿管道

【材料与方法】　膀胱标本，男、女盆腔正中矢状切面标本。

【肉眼观察】　观察输尿管的走行，指出3个狭窄部位；观察膀胱的位置、形态及男、女的毗邻关系；观察膀胱三角；辨认输尿管口、尿道内口、输尿管间襞；比较女性尿道、男性尿道的结构特点。

附：讨论

（1）泌尿与生殖系统的关系；尿液产生的过程与肾形态的关系。

（2）尿道结石的排出途径与输尿管道狭窄的关系。

《人体形态学 2》课程实验报告

姓名＿＿＿＿＿ 班级＿＿＿＿＿ 学号＿＿＿＿＿ 成绩＿＿＿＿＿

实验二十　泌尿系统

一、实验目的

(1)

(2)

(3)

二、实验内容

(1)

(2)

(3)

(4)

三、绘图

请绘出肾结构图，并标出主要结构。

	标注

指导老师＿＿＿＿＿　　日期＿＿＿＿＿

实验二十一　泌尿系统组织病理

一、实验目的

（1）掌握肾单位各段的结构、位置和功能；掌握肾小球旁器的组成与功能。

（2）掌握弥漫性毛细血管内增生性肾小球肾炎和硬化性肾小球肾炎的镜下病理结构特点。

（3）了解膀胱、输尿管的微细结构。

二、标本观察

（一）肾

【目的和要求】　掌握肾小体、肾小管各段的形态特征及其相互间的关系。

【材料与方法】　狗肾，Hell 氏液固定，石蜡切片，HE 染色。

【肉眼观察】　切片的染色深浅不同，浅部深红色为皮质，深部染色较浅为髓质，即肾锥体。肾锥体旁有染色深的肾柱，为伸入锥体之间的皮质。

【低倍镜观察】

1. 被膜

被膜被覆在肾的表面，是薄层致密结缔组织构成的纤维膜。

2. 皮质

以弓形动脉和弓形静脉为界，区分皮质和髓质。

（1）皮质迷路：有许多散在的圆形肾小体、染成深红色的近曲小管和染色较浅的远曲小的切面。

（2）髓放线：位于皮质迷路之间，为一些平行排列的纵切或斜切的直行小管构成，包括近直小管、细段、远直小管和直集合小管。

3. 髓质

可见大量平行排列的直管自肾锥体底部伸向肾乳头，包括髓袢和集合管，还含有直小血管。

【高倍镜观察】

1. 肾小体

皮质浅层的肾小体较小，深部的较大。切面呈圆形，由血管球和肾小囊组成。有的肾小体可见入球、出球微动脉出入的血管极；有的可见近曲小管与肾小囊相连的尿极（见图 2 - 21 - 1）。

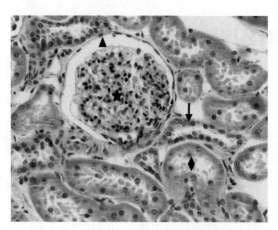

图 2-21-1　肾(HE 200×)(彩图见第 432 页)

注：★ 毛细血管球；▲ 肾小囊；
◆近曲小管；↓远曲小管

（1）血管球：为一团盘曲的毛细血管，呈现为大量毛细血管的切面，可含血细胞。毛细血管外有球内系膜细胞和足细胞。球内系膜细胞位于毛细血管之间，核小而圆，染色最深；足细胞为肾小囊脏层，面向肾小囊腔，核较大，染色浅，突向肾小囊腔。有时血管内皮、球内系膜细胞和足细胞并不易分辨，可根据细胞核的大小和着色区分。

（2）肾小囊：分壁层和脏层。壁层为单层扁平上皮，包绕于血管球外，在血管极反折为脏层，在尿极与近曲小管上皮相连续。脏层紧贴在血管球毛细血管外面，为足细胞。脏、壁两层之间为肾小囊腔，切片显示为壁层和血管球之间的腔。

2. 近曲小管

近曲小管的断面较多，管壁厚，管腔小而不规则。上皮细胞为单层立方或锥形，细胞较大，细胞界限不清；核圆，位于基底部；胞质嗜酸性强，染成深红色。细胞基部有纵纹，游离面有刷状缘（因制片关系往往不易看清）。

3. 远曲小管

与近曲小管相比，远曲小管的断面较少，管腔相对较大而规则。由单层立方上皮围成，细胞较小，细胞分界较清楚；核圆，位于中央，排列整齐；胞质弱嗜酸性，染色较浅。细胞基部纵纹明显，但无刷状缘。

4. 近直小管和远直小管

近直小管和远直小管位于髓放线和髓质的近皮质处，其结构分别与曲部相似。与细段共同构成髓袢。

5. 细段

细段在近肾乳头部容易找到。细段管腔小，管壁为单层扁平上皮，但比毛细血管内皮稍厚。

6. 直集合管和乳头管

直集合管从髓放线延伸到髓质深层，在乳头处移行为乳头管。管腔较大，并逐渐增粗；上皮由单层立方逐渐增高为柱状，到乳头管则成为高柱状，细胞界限清楚；胞核圆形，染色较深，位于中央；胞质浅淡，呈浅红色，甚至清亮。

7. 球旁复合体

球旁复合体在肾小球切到血管极时可以看到。

（1）球旁细胞：位于入球微动脉内皮外侧，为立方形或多边形，核圆，胞质丰富。

（2）致密斑：远端小管靠近肾小体血管极侧的上皮细胞变高变窄，排列整齐，核排列紧密且靠近腔面。

（3）球外系膜细胞：位于出、入球微动脉和致密斑围成的三角区域内，为一群小细胞。

(二) 膀胱

【目的和要求】 了解膀胱的结构。

【材料与方法】 兔收缩状态下的膀胱,Helly 氏液固定,石蜡切片,HE 染色。

【肉眼观察】 膀胱壁较厚,皱襞较多,该处着紫蓝色部分为黏膜,其下方染成浅红色的部分是其他各层。

【镜下观察】

(1) 黏膜:有许多皱襞,由变移上皮和固有层组成。上皮较厚,为 8~10 层细胞,表面盖细胞大,呈矩形。

(2) 肌层:较厚,大致由内纵、中环、外纵三层平滑肌组成。

(3) 外膜:大部分为纤维膜,在膀胱顶部为浆膜。

(三) 弥漫性毛细血管内增生性肾小球肾炎

【目的和要求】 观察弥漫性毛细血管内增生性肾小球肾炎组织病理变化

【材料与方法】 弥漫性毛细血管内增生性肾小球肾炎切片,石蜡切片,HE 染色。

【镜下观察】 肾小球体积增大,肾小球毛细血管内皮细胞和系膜细胞明显增多,肾球囊内有浆液中性粒细胞渗出。肾小管上皮细胞肿胀,胞质内有细小颗粒,管腔内有各种管腔。肾间质血管扩张,充血,淋巴细胞浸润。

(四) 弥漫性硬化性肾小球肾炎

【目的和要求】 观察弥漫性硬化性肾小球肾炎组织病理变化

【材料与方法】 硬化性肾小球肾炎切片,石蜡切片,HE 染色。

【镜下观察】 多数肾小球体积缩小,发生纤维化,玻璃样变性,肾小管萎缩,上皮呈扁平形,管腔变窄。部分肾小球代偿性肥大,体积增大。相应的肾小管也扩张,腔内含深伊红色蛋白管型。间质纤维组织增生,有淋巴细胞浸润(见图 2-21-2)。

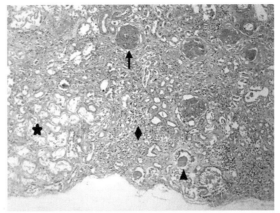

图 2-21-2 慢性硬化性肾小球肾炎(HE 40×)
(彩图见第 432 页)

注:↑硬化肾小球;★扩张的肾小管;
▲蛋白管型;◆增生的纤维组织

《人体形态学 2》课程实验报告

姓名＿＿＿＿＿ 班级＿＿＿＿＿ 学号＿＿＿＿＿ 成绩＿＿＿＿＿

实验二十一　泌尿系统组织病理

一、实验目的

（1）掌握肾单位各段的结构、位置和功能；掌握肾小球旁器的组成与功能。

（2）掌握弥漫性毛细血管内增生性肾小球肾炎和硬化性肾小球肾炎的镜下病理结构特点。

（3）了解膀胱、输尿管的微细结构。

二、实验内容

三、绘图并描述肾单位的组织结构（请至少注明血管球、肾小囊壁层、肾小囊脏层、近端小管、远端小管、致密斑）

	标注

标本名称：肾单位

取材来源：

染色方法：

放大倍数：

指导老师＿＿＿＿＿　日期＿＿＿＿＿

实验二十二　生殖系统、会阴、腹膜

一、实验目的

(1) 掌握精索的位置和内容,前列腺的形态、位置和主要毗邻,男性尿道的分部、狭窄部、扩大部和两个弯曲;输卵管的位置、分部,子宫的位置、姿势、形态、分部和固定装置,阴道后穹的毗邻。

(2) 掌握狭义会阴的概念,会阴的境界和区分,盆膈和尿生殖膈的概念及通过的结构;直肠膀胱陷凹和直肠子宫陷凹的位置。

(3) 熟悉输精管的行程和分部,射精管的合成和开口部位;卵巢的形态、位置,阴道前庭内阴道口和尿道外口的位置。

(4) 熟悉乳腺的结构特点;小网膜的位置、分部和内容。

(5) 了解睾丸和附睾的形态、位置,阴囊的形态结构,阴茎的皮肤特点,阴道的位置;大网膜构成和网膜囊的位置,韧带、系膜的名称和位置。

二、标本观察

(一) 生殖系统

【材料与方法】 男性泌尿生殖系统、女性生殖系统概况标本,男、女盆腔正中矢状切面标本,男、女内生殖器离体标本,阴囊层次标本,阴茎整体和横切面标本,女阴标本。

【肉眼观察】

(1) 观察比较男、女生殖系统的组成、位置及各器官之间的通连关系。

(2) 观察输精管的走行、分部,前列腺的毗邻关系。

(3) 观察卵巢的形态、位置,输卵管的分部,子宫的形态、分部、内腔。

(二) 乳房、会阴与腹膜

【材料与方法】 男、女会阴部标本,女性乳房标本或模型,腹部横断、矢状正中、盆腔正中矢状切面模型,全身血管神经标本。

【肉眼观察】

(1) 乳房:乳头、输乳管、乳房悬韧带。

(2) 会阴:尿道口、阴道口、狭义会阴、肛提肌、肛门、坐骨直肠窝。

(3) 察看腹膜的配布及腹膜腔的形成,大、小网膜的位置,小网膜的分部,网膜孔、网膜囊的位置和交通,腹膜形成的韧带、系膜和陷凹的位置和名称。

附：讨论

(1) 精子的产生和排出途径;卵子的产生与排出途径;受精的过程;男女结扎、宫外孕、不育、避孕等的解剖学基础。

(2) 狭义会阴的临床意义;阴道后穹穿刺的解剖学基础与临床意义。

《人体形态学2》课程实验报告

姓名_____ 班级_____ 学号_____ 成绩_____

实验二十二　生殖系统、会阴、腹膜

一、实验目的
(1)

(2)

(3)

二、实验内容
(1)

(2)

(3)

(4)

三、绘图
请绘出女性内生殖器(含腔)简图并标出主要结构。

	标注

指导老师_____　日期_____

实验二十三 生殖系统、内分泌系统组织结构

一、实验目的

（1）掌握睾丸、卵巢、子宫的组织结构特点。

（2）掌握甲状腺、肾上腺、腺垂体的组织结构特点。

（3）能辨认各级生精细胞、原始卵泡和生长卵泡的特点，子宫内膜的增生期和分泌期的特点，甲状腺滤泡上皮细胞、肾上腺皮质和髓质细胞、腺垂体三种细胞。

二、实验内容

（一）睾丸与附睾

【材料与方法】 狗睾丸和附睾，Susa 氏液固定，石蜡切片，HE 染色。

【肉眼观察】 切片中较大的部分是睾丸，较小的是附睾，两者间隔以很厚的、呈浅红色的睾丸纵隔。纵隔延伸为睾丸外表面的白膜。

1. 睾丸

【低倍镜观察】

（1）被膜：表面为单层扁平上皮，即鞘膜脏层；下方为白膜，较厚，由致密结缔组织构成，其内侧血管较多。

（2）睾丸实质：可见大量生精小管的各种断面。生精小管壁厚，有数层大小不等的生精细胞。生精小管之间有少量疏松结缔组织，为睾丸间质，内有成群的睾丸间质细胞和血管（见图 2 - 23 - 1）。近睾丸纵隔处，可见少量直精小管的切面，上皮为单层矮柱状，无生精细胞。有的切片可见睾丸纵隔内的睾丸网，为一些大小不等、形状不规则、单层立方上皮围成的管道。

【高倍镜观察】

1）生精小管

生精小管的基膜较明显，基膜外侧有梭形的肌样细胞。

（1）精原细胞：位于基膜上，圆形或椭圆形；核卵圆或圆形，着色深浅不一，有时可见有丝分裂象；胞质染色浅。

（2）初级精母细胞：位于精原细胞近腔侧，可有数层。胞体大而圆；核大而圆，染色质粗细不一，交织呈丝球状。由于第一次减数分裂的分裂前期历时较长，切片上可见到处于不同分裂时期的初级精母细胞（见图 2 - 23 - 2）。

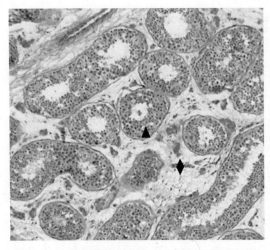
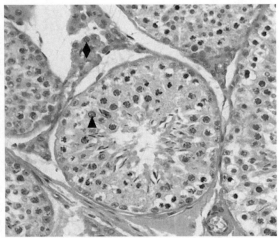

图 2-23-1　睾丸 (HE 100×)(彩图见第 432 页)　　图 2-23-2　生精小管 (HE 400×)(彩图见第 432 页)
注：▲生精小管；◆睾丸间质细胞　　　　　　　注：▲初级卵母细胞；◆间质细胞

（3）次级精母细胞：在初级精母细胞近腔侧，成群存在。胞体大小似精原细胞，核圆，着色较深。由于其存在时间短，在切片中不易见到。

（4）精子细胞：靠近管腔，成群存在，细胞体积小，处于精子形成过程中的不同变态时期（每一群细胞形态相同）。早期的核小而圆，着色深；中期的核变长、变小。

（5）精子：位于管腔中，头部可嵌于支持细胞顶部，呈卵圆形、深紫蓝色小点状；尾部游离于腔内，常被切断。

（6）支持细胞：散布于生精细胞间，从小管基底部一直伸达腔面，但由于细胞轮廓不清，只能根据核的形态分辨。核呈三角形或不规则形，着色浅，核仁明显。

2）睾丸间质细胞

睾丸间质细胞位于生精小管之间的结缔组织内，常三五成群。细胞体积较大，呈圆形或椭圆形；核圆，着色浅，核仁明显；胞质嗜酸性。

2. 附睾（自主学习为主）

【低倍镜观察】

表面有致密结缔组织被膜，实质内有输出小管和附睾管的切面。输出小管位于附睾的头部，管腔小且不规则；附睾管主要位于体部和尾部，腔大而规则，腔内可见大量精子。

【高倍镜观察】

（1）输出小管：上皮由高柱状纤毛细胞和低柱状细胞群相间排列而成，故管腔不规则。高柱状细胞核长椭圆形，位于细胞近腔面；胞质深染，游离面有大量纤毛。低柱状细胞核靠近基底部。小管周围有少量平滑肌纤维。

（2）附睾管：上皮为假复层纤毛柱状，由主细胞和基细胞组成。主细胞呈高柱状，核椭圆形，色浅，位近游离面；细胞顶端有排列整齐的静纤毛。基细胞矮小，呈锥形，位于上皮深层，在标本中只见到一行排列整齐的小圆形细胞核。上皮外有薄层平滑肌纤维。附睾管管腔中含有分泌物及大量精子。

（二）卵巢

【材料与方法】　猫卵巢，Susa 氏液固定，石蜡切片，纵切面，HE 染色。

【肉眼观察】　卵巢周围部分较厚，为皮质，其中可见大小不等的卵泡；中央较疏松的狭小范围为髓质；有的标本可见卵巢门处与卵巢系膜相连。

【低倍镜观察】

（1）被膜：表面上皮为单层扁平或立方状。白膜不明显，由薄层致密结缔组织构成。

（2）皮质：占卵巢的大部分，含各期发育的卵泡、黄体和白体等；其间的结缔组织中含较多梭形的基质细胞。

（3）髓质：由疏松结缔组织构成，内有许多血管、淋巴管；在卵巢门处有少量卵巢门细胞，和睾丸间质细胞的结构和功能相同。

【高倍镜观察】

1）原始卵泡

原始卵泡位于皮质浅层，数量多，体积小。中央有一个较大的圆形初级卵母细胞，核大而圆，染色浅，核仁明显；胞质弱嗜酸性。周围有一层扁平的卵泡细胞，细胞界限不易分清，只见到其扁圆形的核（见图 2-23-3）。

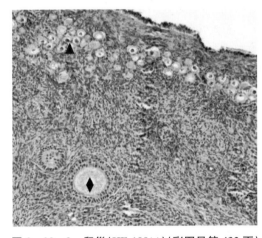

图 2-23-3　卵巢(HE 100×)（彩图见第 432 页）
注：▲原始卵泡；◆生长卵泡

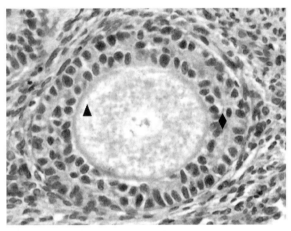

图 2-23-4　初级卵泡(HE 400×)（彩图见第 432 页）
注：▲透明带；◆放射冠细胞

2）初级卵泡

较原始卵泡大，逐渐移至皮质深层，并出现以下几种变化：

（1）初级卵母细胞：体积增大，在卵泡的中央。

（2）卵泡细胞：由单层扁平变为单层立方或单层柱状，并继续增殖为多层。

（3）放射冠：是紧贴初级卵母细胞周围、呈放射状排列的一层柱状卵泡细胞。

（4）透明带：是初级卵母细胞和放射冠细胞之间出现的一层均质状、嗜酸性的膜（见图 2-23-4）。

3）次级卵泡

卵泡进一步增大，并有下列变化。

（1）卵泡腔：卵泡细胞增殖达 10 余层，细胞间出现卵泡腔，渐形成半月形的大腔，腔内可见浅红色絮状物，为卵泡液。

（2）卵丘：为卵泡腔一侧的隆起，含初级卵母细胞、透明带、放射冠及其周围一些卵泡细胞，它们共同突向卵泡腔。因次级卵泡体积大，或者因切面的关系，有些卵泡只切到卵泡腔或部分卵丘，而未切到初级卵母细胞。

（3）颗粒层：大部分卵泡细胞密集围绕在卵泡腔周围，形成卵泡壁，称为颗粒层；该部分卵泡细胞也称为颗粒细胞。

（4）卵泡膜：卵泡周围的基质细胞向卵泡聚集而成。内层有多边形的膜细胞，体积大，核圆，胞质较多，嗜酸性染色；细胞间有较多小血管。外层为结缔组织，内有环行平滑肌纤维。

4）成熟卵泡

成熟卵泡体积很大，靠近卵巢表面。初级卵母细胞很大；卵泡腔很大，腔内充满卵泡液，颗粒层变薄；透明带增厚，放射冠细胞与卵泡细胞之间出现裂隙，卵丘与颗粒层连接处变窄，连接松散。由于成熟卵泡形成后很快发生排卵，故在切片上不易看到。

5）闭锁卵泡

卵泡闭锁可发生在卵泡发育的各个时期，是一种细胞凋亡过程，闭锁卵泡的形态差异很大。早期可见初级卵母细胞核固缩，卵泡细胞内有强嗜碱性的核碎片，为凋亡小体，卵泡内出现巨噬细胞和中性粒细胞。卵泡晚期闭锁者其初级卵母细胞也萎缩，周围的透明带皱缩，卵泡腔凹陷，膜细胞可形成一些不规则的细胞索团，散在于结缔组织中。

（三）子宫（增生期和分泌期）

【材料与方法】 人增生期子宫，Susa 氏液固定，石蜡切片，HE 染色。

【肉眼观察】 表面染成紫蓝色一层是黏膜，染成浅红色很厚的部分是肌层。

【镜下观察】 子宫壁由内向外分 3 层，重点观察内膜：

1）内膜

（1）增生期：① 上皮：单层柱状，有大量分泌细胞和散在的纤毛细胞组成（纤毛很难看到）。② 固有层：较薄，结缔组织内含大量基质细胞，其胞核较大，呈卵圆形；细胞间质内纤维较少；子宫腺呈单管状，直或稍弯曲，腺腔较小，无分泌物；螺旋动脉较少，有时可见到连续的几个微动脉横断面。

（2）分泌期：① 上皮为单层柱状，由分泌细胞和纤毛细胞组成。② 固有层较厚，基质中含大量组织液而呈现水肿；基质细胞肥大，胞质内充满糖原、脂滴；子宫腺极度弯曲，腺腔膨胀，腺细胞充满分泌物；螺旋动脉增长，更加弯曲，切片上断面较多。

2）肌层

肌层最厚，可见大量平滑肌束，呈现不同的切面，肌束间有少量结缔组织分隔，含较大的血管。肌层的平滑肌纤维界限不清。

3）外膜

子宫外膜为浆膜。

（四）甲状腺及甲状旁腺

【材料与方法】 狗甲状腺,Helly氏液固定,石蜡切片,HE染色。

【肉眼观察】 表面为一层结缔组织被膜,染色浅的大部分组织为甲状腺,其中隐约可见许多红色小块,为甲状腺滤泡;甲状腺一侧深染的细胞团即甲状旁腺。

【低倍镜观察】 被膜由薄层结缔组织构成,实质内可见许多大小不等的甲状腺滤泡。滤泡呈圆形或不规则形,滤泡壁为一层单层立方上皮,滤泡腔内有均质状、浅红色的胶质。滤泡间有少量结缔组织及血管。

甲状旁腺表面包有薄层结缔组织被膜,实质内腺细胞呈团索状,细胞团之间有少量结缔组织和丰富的毛细血管。

【高倍镜观察】

(1) 滤泡:滤泡上皮细胞大致呈立方形,核圆,胞质弱嗜碱性;细胞顶端与胶质边缘之间常见许多小空泡。滤泡可因功能状态不同而有形态差异,功能活跃时上皮细胞呈低柱状、胶质减少;功能静止时上皮细胞呈扁平状、胶质增多。

(2) 滤泡旁细胞:位于滤泡之间或滤泡上皮之间,单个或成群存在。细胞体积较大,椭圆或多边形;核较大、圆形;胞质染色浅。

(3) 甲状旁腺:腺细胞包括主细胞和嗜酸性细胞两种。主细胞数量多,体积较小,呈多边形;核圆;居中;胞质着色浅。嗜酸性细胞较少,单个或成群存在;胞体比主细胞大,核染色深;胞质嗜酸性。狗的甲状旁腺没有嗜酸性细胞。

（五）肾上腺

【材料与方法】 狗肾上腺,Helly氏液固定,石蜡切片,HE染色。

【肉眼观察】 标本大致呈三角形或半月形,周围大部分染深红色,为皮质,中央小部分呈浅紫蓝色为髓质。

【低倍镜观察】

(1) 被膜:为薄层结缔组织。

(2) 皮质:由浅入深可分为3个带:① 被膜下为球状带,较薄,细胞聚集成球团状。② 束状带最厚,细胞染色浅,排列成单行或双行的细胞索,呈放射状伸向髓质,细胞索间有血窦。③ 网状带最薄,细胞染成红色,细胞索相互吻合成网,网眼内为血窦。皮质3个带之间、皮质和髓质之间均无明确界限。

(3) 髓质:位于肾上腺中央,范围小,细胞排成索团状,其间有血窦和少量结缔组织。可见中央静脉的切面,有时不止一个。

【高倍镜观察】

(1) 球状带细胞:细胞较小,呈锥形;核小,染色深;胞质较少,呈弱嗜酸性或弱嗜碱性染色,胞质内空泡小而少,因其中脂滴少。

(2) 束状带细胞:细胞较大,呈多边形;核圆,较大,染色浅,位于中央;胞质内因脂滴溶解含大量空泡,故着色浅,呈泡沫状。

(3) 网状带细胞:细胞较小,圆形或立方形;核小,着色较深;胞质嗜酸性,内含很多的棕黄色脂褐素颗粒。

（4）髓质细胞：呈多边形，大小不等；核圆，位于中央；胞质弱嗜碱性，含细小颗粒；若标本经含铬固定液固定，胞质内可见黄褐色的嗜铬颗粒。细胞索或团之间，偶见散在的交感神经节细胞。

（六）垂体

【材料与方法】 人垂体，Helly 氏液固定，矢状石蜡切片，HE 染色。

【肉眼观察】 标本大致呈椭圆形，面积大而染色深的区域为远侧部，染色较浅的是神经部，两者之间为中间部，一般切不到结节部。

【低倍镜观察】 脑垂体外表面有结缔组织被膜，被膜下方为实质。

（1）远侧部：腺细胞密集排列成团索状，少数围成小滤泡；细胞团索间有丰富的血窦。

（2）中间部：较狭窄，可见大小不等的滤泡，滤泡腔内含有胶质。

（3）神经部：染色较浅，细胞成分少，主要是无髓神经纤维和神经胶质细胞。

【高倍镜观察】

（1）远侧部可见嗜酸性细胞、嗜碱性细胞和嫌色细胞。① 嗜酸性细胞：数量较多，多分布于后外侧部。胞体较大，呈圆形或椭圆形；核圆形，胞质强嗜酸性。② 嗜碱性细胞：数量较少，多分布在远侧部的中心或头侧。体积较大，椭圆形或多边形；核圆，胞质强嗜碱性。③ 嫌色细胞：数量最多，分散或成群存分布。细胞较小，界限不清；胞核圆形，胞质少，着色很浅。

（2）神经部：主要由无髓神经纤维和垂体细胞组成，有丰富的窦状毛细血管。垂体细胞散在，大小不一，形态不规则，有的胞质内含较多脂褐素颗粒。无髓神经纤维的形态无法分辨。有时还可见大小不等、呈均质状、染成红色的团块结构，即赫令体。

《人体形态学 2》课程实验报告

姓名_____ 班级_____ 学号_____ 成绩_____

实验二十三　生殖系统、内分泌系统组织结构

一、实验目的

（1）掌握睾丸、卵巢、子宫、甲状腺、肾上腺、腺垂体的组织结构特点。

（2）能辨认各级生精细胞，原始卵泡和生长卵泡的特点，子宫内膜的增生期和分泌期的特点，甲状腺滤泡上皮细胞、肾上腺皮质和髓质细胞、腺垂体三种细胞。

二、实验内容

三、绘图（请至少注明初级卵母细胞、卵泡细胞、透明带、放射冠）

	标注

标本名称：初级卵泡

取材来源：

染色方法：

放大倍数：

　　　　　　　　　　　　　　　　　　　　指导老师_____　　日期_____

实验二十四　感　觉　器

一、实验目的

（1）掌握：眼球壁的分层、各层的分部和各部的结构特点，眼球的屈光装置和房水的产生与循环途径，鼓膜的位置、形态和分部。位、听觉感受器的名称、位置和功能。

（2）熟悉：眼球内容物的构成及特点，泪液的产生和引注途径，眼球外肌的名称、位置、作用和神经支配；咽鼓管的位置、作用及幼儿咽鼓管的结构特点及其临床意义，正常声波的传导途径。

（3）了解：眼副器的组成，眼睑的构造，结膜的分部和结膜囊，视网膜中央动脉的分布；前庭蜗器的组成和各部作用，外耳的组成，外耳道的分部，弯曲方向，中耳的组成，鼓室的结构特点、交通和听小骨的名称，内耳的位置、分部。

二、标本观察

（一）视器

【材料与方法】　眼球陈列标本，泪器解剖标本，眼球模型，眼球外肌解剖模型。

【肉眼观察】

（1）在眼球模型上观察眼球壁的各层膜的形态结构，眼球内容物的组成；分批进入陈列室观察眼球标本。

（2）在活体上辨认角膜、巩膜、虹膜、瞳孔和眼球前房等结构。

（3）观察辨认上、下睑、睑结膜、球结膜、泪腺、泪点、泪囊位置。

（二）前庭蜗器

【材料与方法】　前庭蜗器概观模型，耳陈列标本，听小骨标本，内耳模型。

【肉眼观察】

（1）取耳的解剖标本，结合活体观察耳廓、外耳道、鼓膜。

（2）观察鼓室、咽鼓管、乳头小房的位置，3块听小骨的名称及形态。

（3）根据铸造模型观察骨半规管、前庭、耳蜗。

　　（1）屈光不正，如近视、远视、老视（老花眼）等的解剖学基础；眼疾患，如麦粒肿、霰粒肿、白内障、青光眼、视网膜剥离症、泪溢症等的解剖学基础。

　　（2）声波传导的解剖学基础；如何识别耳聋的性质。

《人体形态学 2》课程实验报告

姓名 _____ 班级 _____ 学号 _____ 成绩 _____

实验二十四　感觉器

一、实验目的

(1)

(2)

(3)

二、实验内容

(1)

(2)

(3)

三、绘图

请绘出眼球水平切面简图并标出主要结构。

	标注

指导老师 _____　日期 _____

实验二十五　中枢神经系统

一、实验目的

（1）掌握脊髓的位置和上、下端平面，脊髓的外形，脑的位置、分部和脑干的组成，内侧丘系、脊髓丘脑束、三叉丘系、皮质脊髓束、皮质核束的纤维来源、交叉、行程，小脑扁桃体的位置，大脑半球各面的主要沟回以及大脑半球的分叶，大脑皮质的功能定位的位置，内囊的位置、分部及主要纤维束的排列位置关系。

（2）熟悉脊髓灰质前、后、侧角的主要核团，脊髓白质各索中主要传导束的名称、位置，脑干的主要外形和相连的脑神经名称，小脑的位置、分部，第四脑室的位置和交通关系，第三脑室的位置和通邻，纹状体的组成。

（3）了解脊髓节段与椎骨的对应关系，脑神经核和中继核的名称、位置，小脑的分叶，间脑的位置和分部，基底核的组成和位置，侧脑室的位置、分部和交通。

二、标本观察

（一）脊髓

【材料与方法】　离体脊髓标本，切除椎管后壁的脊髓标本，脊髓横切面标本或模型。

【肉眼观察】　脊髓圆锥、颈膨大、腰骶膨大、前角柱、后角柱、侧角柱、马尾、终池、脊神经前根、后根。

（二）脑

【材料与方法】　脑正中矢状切面标本，脑干和间脑标本，脑神经核模型或电动脑干模型，整脑标本，小脑水平切面染色标本，大脑水平切面标本，基底神经核模型，脑室标本或模型。

【肉眼观察】

（1）脑干：延髓锥体、锥体交叉，脑桥菱形窝、中脑大脑脚、脚间窝。

（2）间脑：背侧丘脑、垂体、视交叉。

（3）小脑：小脑半球、小脑蚓、小脑扁桃体。

（4）端脑：大脑半球、额叶、顶叶、颞叶、枕叶、岛叶、豆状核、尾状核、内囊、胼胝体、外侧沟、中央沟、顶枕沟、中央前回、中央后回、中央旁小叶、颞横回、扣带回、海马旁回、距状沟、缘上回、角回、额中回。

（5）脑室：侧脑室、第三脑室、第四脑室的构成和位置。

附：讨论

（1）腰穿、腰麻等操作技术的解剖学基础；脊髓疾病定位诊断的解剖学基础。

（2）脑出血、脑干出血、枕骨大孔疝等疾患的解剖学基础；失语症常见类型与皮质的关系。

《人体形态学 2》课程实验报告

姓名_____　班级_____　学号_____　成绩_____

实验二十五　中枢神经系统

一、实验目的

(1)

(2)

(3)

二、实验内容

(1)

(2)

(3)

(4)

(5)

(6)

(7)

三、绘图

(1) 请绘出中枢神经系统任一结构简图并标出主要结构。

	标注

（2）请绘出中枢神经系统任一结构简图并标出主要结构。

	标注

指导老师＿＿＿＿＿＿ 日期＿＿＿＿＿＿

实验二十六　周围神经系统

....

一、实验目的

（1）掌握股神经的分布，坐骨神经的行程、分支和分布，脑神经的名称、进出颅部位及纤维性质，动眼神经、面神经、迷走神经的性质、行程、出入颅部位和分布，交感神经和副交感神经低级中枢部位。

（2）熟悉颈丛的组成、位置，膈神经的组成，臂丛的组成、位置和分支，腰丛的组成、位置和分支，骶丛的组成、位置和分支，视神经和舌咽神经的行程、出入颅部位，三叉神经节的位置和性质、三大分支在头面部皮肤分布区。

（3）了解胸神经前支的分布，腰骶干的组成，嗅神经、滑车神经、展神经、前庭蜗神经和副神经的行程、出入颅部位，喉上、喉返神经的行程，交感神经节的分类、名称及位置。

二、标本观察

（一）脊神经

【材料与方法】　脊神经标本和模型，头颈及上肢肌、血管和神经标本，胸神经标本，腹下壁及下肢肌、血管和神经标本。

【肉眼观察】

（1）颈丛：在胸锁乳突肌深面寻认颈丛，观察皮支浅出部位及分布，膈神经的行程和分布。

（2）臂丛：观察臂丛的位置和组成，在腋窝内寻认臂丛的外侧束、内侧束、后束及主要分支尺神经、正中神经、肌皮神经、桡神经、腋神经。

（3）胸神经前支：观察胸神经前支的行程、分布以及与肋间血管、肋沟的位置关系。

（4）腰丛：在腰大肌深面寻认腰丛，并观察股神经、闭孔神经的行程及分布。

（5）骶丛：在梨状肌的前方观察骶丛，查看坐骨神经、胫神经、腓总神经的行程及分布。

（二）脑神经

【材料与方法】　三叉神经标本和模型，面部浅层结构标本，切除脑的颅底标本，迷走神经和膈神经标本，内脏神经丛标本。

【肉眼观察】

（1）取颅底保留脑神经根标本，观察 12 对脑神经穿出颅腔时经过的孔、裂。

（2）取三叉神经标本，识别三叉神经节及其主要分支眼神经、上颌神经、下颌神经及分布。

（3）取面部浅层结构标本，观察面神经及颅外支的行程和分布。

（4）观察迷走神经的行径、主要分支和分布。

附：讨论

（1）分析常见周围神经损伤的病例，如肱骨外科颈骨折、肱骨干骨折、肱骨髁上骨折等出现肌瘫痪和手畸形的解剖学基础；分析胸廓上口综合征的解剖学基础。

（2）分析面瘫、舌瘫、三叉神经痛、喉神经损伤等病例的解剖学基础。

《人体形态学 2》课程实验报告

姓名_____ 班级_____ 学号_____ 成绩_____

实验二十六　周围神经系统

一、实验目的

(1)

(2)

(3)

二、实验内容

(1)

(2)

(3)

三、绘图

请绘出周围神经系统任一结构简图并标出主要结构。

	标注

指导老师_____　日期_____

实验二十七　神经系统传导通路

一、实验目的

（1）掌握：躯干、四肢本体觉深感觉、浅感觉传导通路的组成、各级神经元胞体所在部位及其纤维行程、交叉部位和大脑皮质投射区的位置，锥体系的组成、纤维行程、交叉部位及各躯体运动核的支配情况，上、下运动神经元的概念。

（2）了解视觉传导通路的组成、视交叉和视束的纤维来源和大脑皮质投射区。

二、标本观察

【材料与方法】　浅感觉传导通路模型，深感觉传导通路模型，运动传导通路模型，视觉传导通路模型。

【肉眼观察】　结合传导路模型，观察上行和下行纤维束的走行，指出纤维束的名称、传导性质、神经元胞体所在位置和交叉部位；深刻体会各投射纤维与内囊的关系。

附：讨论

（1）分析小脑幕切迹疝、脑梗死等常见异常症状表现的解剖学基础。

（2）分析概括内囊出血、截瘫、脊髓灰质炎等疾病的解剖学基础。

《人体形态学 2》课程实验报告

姓名_____ 班级_____ 学号_____ 成绩_____

实验二十七　神经系统传导通路

一、实验目的
(1)

(2)

(3)

二、实验内容
(1)

(2)

三、绘图
请绘出任一传导路的简图。

	标注

指导老师_____　日期_____

实验二十八 脊髓和脑的被膜、血管

一、实验目的

（1）掌握硬膜外隙和蛛网膜下隙的构成、内容，脑动脉的主要来源，大脑动脉环的组成、位置，脑室系统的构成。

（2）熟悉终池的位置、内容，硬脑膜的结构特点及形成物，海绵窦的交通，颈内动脉和椎动脉的行程、主要分支和分布范围。

（3）了解脊髓和脑被膜的层次，主要硬脑膜窦的名称、位置及流注关系。

二、标本观察

【材料与方法】 脊髓的血管色素灌注标本，脑的血管色素灌注标本，脑膜标本及头部正中矢状切面标本，脊髓的被膜标本。

【肉眼观察】

（1）脑和脊髓的被膜：大脑镰、小脑幕、幕切迹、上矢状窦、乙状窦、海绵窦、硬脊膜、硬膜外隙、硬脑膜、蛛网膜下隙。

（2）脑的动脉：颈内动脉、椎动脉的行程与分支，大脑前、中、后动脉，大脑动脉环。

附：讨论

（1）分析颅盖骨骨折导致硬膜外血肿、颅底骨骨折导致嗅觉障碍及脑脊液鼻漏等的解剖学基础。

（2）分析概括内囊出血、截瘫、脊髓灰质炎等疾病的解剖学基础。

《人体形态学 2》课程实验报告

姓名＿＿＿＿＿ 班级＿＿＿＿＿ 学号＿＿＿＿＿ 成绩＿＿＿＿＿

实验二十八 脊髓和脑的被膜、血管

一、实验目的
（1）

（2）

（3）

二、实验内容
（1）

（2）

三、绘图
请绘出脑的动脉供应任一结构简图并标出主要结构。

	标注

指导老师＿＿＿＿＿ 日期＿＿＿＿＿

附　录

附录 1 成人主要正常器官重量和直径的参考值

主要脏器	直径/cm	重量/g
脑（包括蛛网膜及软脑膜）	男性：大脑矢状径 16～17；直径：12～13	1 300～1 500
	女性：大脑矢状径 15～16；垂直径 12～13	1 100～1 300
脊髓	长度：40～50 左右径：颈髓（膨大部）1.3～1.4；胸髓 1；腰髓（膨大部）1.2 前后径：颈髓（膨大部）0.9；胸髓 0.8；腰髓（膨大部）1.2	25～27
垂体（长×宽×厚）	2.1 cm×1.4 cm×0.5 cm	10～20 岁：0.56 20～70 岁：0.61 妊娠：0.84～1.06
心脏	长径：12～14；横径：9～11；前后径：6～7 厚度：左右心房壁 0.1～0.2；左心室壁 0.8～1.0；右心室壁 0.2～0.3 周径：三尖瓣 11；肺动脉瓣 8.5；二尖瓣：10；主动脉瓣 7.5 肺动脉（心脏上部）：8；升主动脉（心脏上部）：7.4 降主动脉：4.5～6；腹主动脉：3.5～4.5	男：250～270 女：240～260
肺		左：325～480 右：360～570
甲状腺（长×宽×厚）	(5～7)×(3～4)×(1.5～2.5)	20～40
肝（长×宽×厚）	(25～30)×(19～21)×(6～9)	1 300～1 500
脾（长×宽×厚）	(12～14)×(8～9)×(3～4)	140～180
胰腺（长×宽×厚）	18×4.5×3.8	90～120
肾（长×宽×厚）	(11～12)×(4～6)×(3～4)；皮质厚度：0.5	120～140（单侧）
肾上腺	(4～5)×(2.5～3.5)×0.5	5～6（单侧）
前列腺（长×宽×厚）	(1.4～2.3)×(2.3～3.4)×(3.2～4.7)	20～30 岁：15 51～60 岁：20 70～80 岁：30～40
子宫（长×宽×厚）	未孕妇女：(7.8～8.1)×(3.4～4.5)×(1.8～2.7) 经产妇：(8.7～9.4)×(5.4～6.1)×(3.2～3.6) 宫颈大小（未孕妇女）：(2.9～3.4)×2.5×(1.6～2)	未孕妇：33～41 经孕妇：102～117
卵巢（长×宽×厚）	未孕妇女：(4.1～5.2)×(2～2.7)×(1～1.1) 经产妇：2.7～4.1×1.5×0.8	5～7（单侧）

附录 2　人体生化检测正常参考值

一、血液分析

项目名称	正常值	单位	项目名称	正常值	单位
谷丙转氨酶(ALT)	0～40	IU/L	血清磷(p)	成人：0.95～1.62 儿童：1.45～2.10	mmol/L
谷草转氨酶(AST)	0～45	IU/L			
总蛋白(TP)	60～80	g/L	血清铁(Fe)	女性：7～27 男性：9～29	μmol/L
白蛋白(ALB)	35～55	g/L			
碱性磷酸酶(ALP)	40～150	IU/L	血清氨(NH)	12～59	μmol/L
γ-谷氨酰转移酶(GGT)	男性：11～50 女性：7～32	IU/L	二氧化碳总量(TCO$_2$)	22～32	mmol/L
总胆红素(TBIL)	3.4～20.0	μmol/L	二氧化碳结合力(CO$_2$CP)	22～29	mmol/L
直接胆红素(DBIT)	0～7	μmol/L			
肌酐(Cr)	44～133	μmol/L	α-羟丁酸脱氢酶(α-HBDH)	70～190	IU/L
尿酸(Ua)	男性：180～440 女性：150～360	μmol/L	肌酸肌酶(CK)	男性：25～200 女性：25～170	IU/L
尿素氮(UREA)	1.8～7.1	mmol/L	乳酸脱氢酶(LDH)	100～240	IU/L
血糖(GLU)	3.61～6.11	mmol/L	肌酸激酶同工酶(CK-MB)	＜24	
甘油三酯(TG)	0.56～1.7	mmol/L			
胆固醇(TC)	合适范围＜5.20	mmol/L	血清白/球蛋白(A/G)	3.5～5.5/2～3	
血清镁(Mg)	成人：0.8～1.2 儿童：0.5～0.9	mmol/L	高密度脂蛋白(HDL)	合适范围＞1.04	mmol/L
血清钾(K)	3.5～5.5	mmol/L	低密度脂蛋白(LDL)	合适范围＜3.12	mmol/L
血清钠(Na)	135～145	mmol/L	极低密度脂蛋白(VLDL)	＜0.78	mmol/L
血清氯(Cl)	96～106	mmol/L			
血清钙(Ca)	成人：2.12～2.75 儿童：2.25～3.0	mmol/L	红细胞沉降率(ESR)	男性：0～15 女性：0～20	mm/h

项目名称	正常值	单位	项目名称	正常值	单位
C反应蛋白(CRP)	0.42～5.2	mg/L	嗜碱性粒细胞(B)	0～1	%
免疫球蛋白A(IgA)	2.35＋－0.34	g/L	淋巴细胞(LYM)	20～40	%
免疫球蛋白G(IgG)	12.87±1.35	g/L	单核细胞(M)	1～8	%
免疫球蛋白M(IgM)	1.08±0.24	g/L	红细胞计数(RBC)	男性：$(4.0～5.5)×10^{12}$ 女性：$(3.5～50)×10^{12}$	/L
铁蛋白(SF)	男性：15～200 女性：12～15	μg/L			
白蛋白(Alb)	57～68	%	血红蛋白(HGB)	男性：120～165 女性：110～150	g/L
纤维蛋白原(FIB)	2～4	g/L			
肌酐(cr)	44～133	μmol/L	血细胞比容(Hct)	男性：0.40～0.5 女性：0.35～0.45	
肌酐清除率(Ccr)	80～120	mL/min			
血糖(Glu)	3.9～6.1	mmol/L	平均红细胞体积(MCV)	82～92	fL
血淀粉酶(AMY)	<220	IU/L			
补体3(C3)	0.85～1.93	g/L	平均红细胞血红蛋白含量(MCH)	27～31	pg
抗链"O"(ASO)	1：400以下				
类风湿因子(RF)	<30	IU/ml	平均红细胞血红蛋白浓度(MCHC)	320～360	g/L
肥达氏反应(WR)	H≤1：160 O≤1：80		红细胞体积分布宽度(RDW)	<15	%
癌胚抗原(CEA)	<5	μg/L			
白细胞计数(WBC)	$(4～10)×10^9$	/L	血小板计数(PLT)	$(100～300)×10^9$	/L
中性杆状核粒细胞(Nst)	1～5	%	平均血小板体积(MPV)	7.66～13.14	FL
中性分叶核粒细胞(Nsg)	50～70	%	血小板压积(PCT)	男性：0.18～0.22 女性：4.82～17.18	%
嗜酸性粒细胞(EOS)	0.5～5	%			

二、尿液分析

项目名称	正常值	单位	项目名称	正常值	单位
尿量	1 000～2 000	mL/d	无尿	<100	mL/d
多尿	>2 500	mL/d	比重(SG)	1.010～1.025	
少尿	<400	mL/d	酸碱度(PH)	5～6	

项目名称	正常值	单位	项目名称	正常值	单位
白细胞（LEU）	—		尿胆原（UBG）	—	norm
亚硝酸盐（NIT）	—		胆红质（BIL）	—	
蛋白（PRO）	—		红细胞（ERY）	—	
尿糖（GLU）	—		尿沉渣检查	红细胞：0～3	个/HPF
酮体（KET）	—			白细胞：0～5	个/HPF

三、脑脊液检查

项目名称	正常值	单位	项目名称	正常值	单位
性状	无色、水样		髓鞘碱性蛋白（MBP）	<4	g/L
压力（侧卧）	0.686～1.76	kPa	氯化物（以氯化钠计）	123～130	mmol/L
蛋白定量	0.2～0.4	g/L			
葡萄糖	2.5～4.5	mmol/L	细胞数	$(0～10)\times10^6$	/L
C反应蛋白（CRP）	—			淋巴细胞占70	%
潘氏蛋白定性试验	—			单核细胞占30	%
β_2-微球蛋白（β_2-MG）	成人<8；儿童<3	mg/L			

附录3 自测题参考答案

第一章 绪 论

（一）选择题

【A₁型题】

1. B 2. B 3. A 4. A 5. E 6. E 7. A 8. C 9. B 10. C 11. D 12. E

【B型题】

13. B 14. A 15. E 16. D 17. C 18. E 19. D 20. B 21. C 22. D 23. C 24. A 25. B 26. E 27. E 28. A 29. B 30. C 31. D

【X型题】

32. BCDE 33. CD 34. ACD 35. AC 36. BD 37. AB 38. CE 39. ABDE 40. ABCDE

（二）填空题

1. 细胞　组织　上皮组织　结缔组织　肌组织　神经组织

2. 运动系统　消化系统　呼吸系统　泌尿系统　生殖系统　脉管系统　感觉器官　神经系统　内分泌系统

3. 人体标本制作技术　管道铸型技术　尸体解剖

4. 超微结构

5. 苏木精　伊红　HE　碱性　酸性　嗜碱性　嗜酸性　中性

6. 电子密度高　电子密度低

（三）名词解释

1. 组织：许多形态相似和功能相关的细胞和细胞外基质（细胞间质）共同构成。

2. 器官：几种不同的组织构成具有一定形态、完成一定功能的结构称器官。

3. 系统：许多功能相关的器官组合在一起，完成某一方面的功能，构成系统。

4. 嗜酸性：组织细胞成分若与酸性染料呈强亲合力，称为嗜酸性。

5. 嗜碱性：组织细胞成分若被碱性染料所染，称为嗜碱性。

6. 超微结构：透射电子显微镜下所能观察分辨的结构称为超微结构。

第二章 细 胞

第一节 细胞的结构

（一）选择题

【A₁型题】

1. E 2. C 3. C 4. B 5. C 6. C 7. D 8. D 9. E 10. C 11. E 12. A 13. B 14. C 15. C

16. D　17. B　18. C

【B型题】

19. B　20. D　21. E　22. A　23. C　24. C　25. A　26. D　27. E　28. B　29. C　30. E　31. B　32. A　33. B　34. A　35. C

【X型题】

36. ABCD　37. ABCD　38. ABCDE　39. ABCD　40. BD　41. BCE　42. BC　43. BCDE

(二) 填空题

1. 结构　功能　基本单位

2. 双层脂类　蛋白

3. 细胞器　线粒体　高尔基复合体　核糖体　内质网　溶酶体

4. 粗面内质网　滑面内质网　分泌性蛋白质　类固醇激素合成　脂类合成　糖代谢

5. 线粒体　高尔基复合体

6. 内　外　中间　单位膜

7. 脱氧核糖核酸　异染色质　常染色质

(三) 名词解释

1. 单位膜：在电镜下可分为内、中、外三层结构，内、外两层为高电子密度层、深暗；中间为低电子密度层，明亮。这种三层膜的结构是一切生物膜所具有的共同特性，称为单位膜。

2. 细胞器：分布在细胞质内，具有特定形态与功能的结构称细胞器，主要包括线粒体、核糖体、内质网、高尔基复合体、溶酶体、中心体、微丝、微管、中间丝及微体。

3. 异染色质：是指在细胞分裂间期，光镜下可见的细胞核内被碱性染料深染的细丝状或团块状结构，其主要化学成分是蛋白质和DNA。

(四) 问答题

1. 电镜下，内质网是由较薄单位膜构成的扁囊（池）和小管，并互相通连，可分为滑面内质网和粗面内质网。粗面内质网由平行排列的扁囊和附着在囊膜外表面的核糖体构成，表面粗糙，位于细胞核周围的粗面内质网可与核膜外层通连，它的主要功能是合成分泌性蛋白质。滑面内质网表面光滑，无核糖体附着，其功能较多，如参与类固醇激素的合成、脂类的合成与运输、糖代谢和类固醇激素的灭活等。

2. 电镜下高尔基复合体由扁平囊群、大泡、小泡三部分组成。扁平囊群是由3～7层相互通连的扁平囊泡平行排列而成。面向细胞核的一面略凸，称为生成面；面向细胞表面的一面略凹，称为成熟面；大泡位于成熟面，是从扁平囊泡脱离下来的囊泡，内含分泌物或溶酶体酶等。小泡又称运输小泡，多位于其生成面，小泡是由内质网出芽断离形成，可将内质网合成的物质运送到扁平囊群加工、浓缩。高尔基复合体的主要功能是参与糖蛋白类的分泌颗粒的生成及溶酶体的形成。

(五) 填图题

1. 液态镶嵌模型（或单位膜模型）

① 糖蛋白（或糖类）；② 磷脂双分子层；③ 蛋白质；④ 磷脂分子；⑤ 胆固醇

第二节　细 胞 的 增 殖

(一) 选择题

【B型题】

1. E　2. B　3. D　4. A　5. C

(二) 填空题

1. 分裂期　染色体

2. 有丝分裂　减数分裂

（三）名词解释

1. 细胞增殖：一个细胞分裂成两个新细胞的过程。

2. 细胞周期：细胞从一次分裂结束开始生长,到下一次分裂结束所经历的过程。

（四）填图题

1. 细胞周期(或细胞增殖周期)

① G_2期;② S 期;③ G_1期;④ 细胞间期;⑤ 分裂期

第三章　基本组织

第一节　上皮组织

（一）选择题

【A_1型题】

1. C　2. B　3. B　4. D　5. A　6. A　7. C　8. D　9. C　10. C

【B型题】

11. C　12. D　13. A　14. E　15. B　16. C　17. D　18. C　19. C　20. E　21. D　22. A　23. E

【X型题】

24. ABCD　25. ABE　26. BCDE　27. ABDE　28. BCE

（二）填空题

1. 体表　管、腔及囊

2. 极性　游离面　基底面

3. 内皮　间皮

4. 血管　结缔组织

5. 紧密连接　中间连接　桥粒　缝隙连接

6. 基膜　质膜内褶　半桥粒

（三）名词解释

1. 微绒毛：上皮细胞游离面伸出的微细指状突起,光镜下称纹状缘或刷状缘。电镜下,表面为细胞膜,内为细胞质。微绒毛使细胞的表面积显著增大,有利于细胞的吸收功能。

2. 质膜内褶：是上皮细胞基底面的细胞膜折向胞质所形成的许多内褶,内褶与细胞基底面垂直,内褶间含有与其平行的长杆状线粒体。

（四）问答题

1. 被覆上皮的结构特点：由上皮细胞紧密排列而成。上皮细胞有明显的极性,即细胞的不同表面在结构和功能上具有明显的差别,朝向身体表面或有腔器官腔面的称游离面,与游离面相对的朝向深部结缔组织的一面称基底面。上皮基底面附着于基膜上,并借此与结缔组织相连。上皮组织无血管,所需营养依靠结缔组织内的血管提供。被覆上皮的功能：被覆上皮根据分布的部位不同,分别具有保护、吸收、分泌和排泄等功能。

2. 假复层纤毛柱状上皮由柱状细胞、梭形细胞、锥形细胞和杯状细胞组成。其中柱状细胞最多,表面有大量纤毛。这些细胞形态不同、高矮不一,核的位置不在同一水平上,但基底部均附着于基膜上,只有柱状细胞和杯状细胞到达游离面,因此在垂直切面上观察貌似复层,实为单层。主要分布在呼吸管道的腔面。杯状细胞分泌黏液,分布于上皮表面,可黏附吸入空气中的灰尘、细菌等颗粒物质。柱状细胞游离面有许多纤毛,纤毛通过节律性摆动,将上皮表面的黏液及其所黏附的颗粒物质向咽部推送,形成痰液,引起咳嗽反射而被咳出,发挥净化空气的功能。

(五) 填图题

1. 单层柱状上皮

① 微绒毛;② 柱状细胞;③ 杯状细胞;④ 基膜;⑤ 结缔组织

2. 上皮细胞的特殊结构

① 纤毛;② 微绒毛;③ 紧密连接;④ 中间连接;⑤ 桥粒;⑥ 质膜内褶;⑦ 基膜;⑧ 半桥粒

第二节 结 缔 组 织

(一) 选择题

【A_1 型题】

1. E 2. C 3. D 4. A 5. B 6. D 7. E 8. D 9. E 10. E 11. E 12. E 13. D 14. B 15. A
16. E 17. C 18. E 19. B 20. C

【B 型题】

21. E 22. A 23. B 24. D 25. B 26. D 27. E 28. C 29. C 30. E 31. A 32. B 33. D
34. D 35. B 36. C 37. E

【X 型题】

38. CDE 39. ABCE 40. ABC 41. ABCD 42. ABCD 43. ABCDE 44. ABCD 45. ACE
46. ABCD 47. ABCDE 48. ABC 49. BCDE 50. ABCD 51. ABCDE 52. ACDE

(二) 填空题

1. 胶原纤维 弹性纤维 网状纤维

2. 卵圆形或圆形 辐射状 碱 粗面内质网 高尔基复合体 免疫球蛋白 抗体

3. 肝素 组胺 嗜酸性粒细胞趋化因子 白三烯

4. 纤维 透明软骨 弹性软骨 纤维软骨

5. Wright Giemsa

6. 双凹圆盘状 较薄 较厚 核 细胞器 血红蛋白

7. 有粒白细胞 无粒白细胞 中性粒细胞 嗜酸性粒细胞 嗜碱性粒细胞 单核细胞 淋巴细胞

8. 巨核细胞 凝血和止血

(三) 名词解释

1. 组织液:结缔组织基质中含有毛细血管动脉端渗出的液体,称组织液。

2. 趋化性:是指机体内某些细胞受到趋化因子的吸引而定向移动的特性。

3. 血清:血液凝固后所析出的淡黄色清明液体,称血清。

4. 血浆:血浆相当于细胞间质(细胞外基质),约占血液容积的55%,其中90%是水,其余为血浆蛋白、脂蛋白、酶、激素、无机盐和多种营养代谢物质。

5. 血常规:临床通过观察血细胞的数量、形态分布从而判断血液状况及疾病的检查。

6. 网织红细胞:为未完全成熟的红细胞,细胞内尚残留部分核糖体,用煌焦油蓝染色呈细网状。网织红细胞的计数对贫血等血液病的诊断、预后有重要的临床意义。

(四) 问答题

1. 结构特点:肥大细胞体积较大,圆或卵圆形,胞核小而圆,染色深,位于中央。胞质内充满粗大的分泌颗粒,颗粒嗜碱性。可被甲苯胺蓝染为紫色。颗粒易溶于水,故 HE 染色看不到。颗粒内含肝素、组胺、嗜酸性粒细胞趋化因子等,胞质内含白三烯。功能:当肥大细胞受刺激时,以胞吐方式大量释放颗粒内物质,导致变态反应,凡可导致肥大细胞脱颗粒的物质称为过敏原。

2. 结构特点：中性粒细胞直径 $10\sim12\ \mu m$，核呈分叶状。一般 $2\sim5$ 叶,正常人 $2\sim3$ 叶居多。细胞质内有很多细小颗粒,分布均匀,其中紫蓝色的为嗜天青颗粒,约占颗粒总数的 20%；淡红色的为特殊颗粒,约占颗粒总数的 80%,特殊颗粒内含有吞噬素和溶菌酶等。功能：很强的趋化作用和吞噬功能,其吞噬对象以细菌为主。中性粒细胞在吞噬、处理了大量细菌后,自身也死亡,成为脓细胞。

(五) 填图题

1. 疏松结缔组织模式图

① 毛细血管；② 成纤维细胞；③ 胶原纤维；④ 弹性纤维；⑤ 纤维细胞；⑥ 基质。

2. ① 血清；② 血凝块；③ 血浆；④ 白细胞及血小板；⑤ 红细胞。

第三节　肌　组　织

(一) 选择题

【A₁型题】

1. A　**2.** C　**3.** E　**4.** B　**5.** A　**6.** A　**7.** E

【B型题】

8. C　**9.** D　**10.** C　**11.** A　**12.** A　**13.** B　**14.** C　**15.** A

【X型题】

16. ABCDE　**17.** AD　**18.** ABDE　**19.** ACDE

(二) 填空题

1. 肌纤维　肌膜　肌质

2. 长圆柱　多　肌原纤维

3. 肌原纤维　1/2 明带　暗带　1/2 明带

4. T 小管　肌膜　垂直

5. 终池　终池　三联体

6. 闰盘　线状　阶梯状　中间连接　桥粒　缝隙连接

(三) 名词解释

1. 肌质网：是肌纤维内特化的滑面内质网,由横小管中部的纵小管和两端膨大的终池组成。

2. 肌节：相邻两条 Z 线之间的一段肌原纤维称为肌节,肌节是肌原纤维结构和功能的基本单位,是骨骼肌纤维收缩和舒张的结构基础。

每个肌节由 1/2 I 带＋A 带＋1/2 I 带组成。肌节是肌原纤维结构和功能的基本单位,是骨骼肌纤维收缩和舒张的结构基础。

3. 横小管：是肌纤维的肌膜向肌质内凹陷形成的管状结构,环绕在每条肌原纤维周围,走向与肌纤维长轴垂直。横小管可将肌膜的兴奋迅速传向肌纤维内部。

4. 三联体：主要见于骨骼肌纤维内,由一条横小管及其两侧的终池组成。

5. 闰盘：是心肌纤维之间的连接结构。

(四) 问答题

1. 骨骼肌纤维的肌质内含有许多与细胞长轴平行排列的肌原纤维。肌原纤维是由许多粗肌丝和细肌丝沿肌原纤维长轴并按一定的空间排布规律排列而成,从而使肌原纤维呈现明暗相间的带,分别称明带和暗带。在同一条肌纤维内,所有肌原纤维的明带和暗带都相应地并整齐地排列在同一平面上,因此使骨骼肌纤维上出现明暗相间的横纹。

2. 骨骼肌、心肌和平滑肌的结构相同点：① 三种肌纤维肌质内均含有肌丝；② 均有收缩功能,不同点如下表所示。

项 目	骨 骼 肌	心 肌	平 滑 肌
分布	附着于骨骼上	心脏壁的心肌膜	血管壁和内脏器官壁
收缩特点	随意肌,收缩有力	不随意肌,收缩有节律	不随意肌,收缩缓慢
形态	长圆柱状	短圆柱状,有分支	长梭形
细胞核	多个,位于肌膜下方	1~2个,居中	1个,居中
肌丝	排列有规律,形成明显的肌原纤维	形成的肌原纤维粗细不等,界限不清	形成肌丝单位
横纹	明显	有,不如骨骼肌明显	无横纹
横小管	位于A带和I带交界处	位于Z线水平	无横小管,有胞膜小凹
肌质网	发达,有三联体	稀疏,有二联体	很不发达
细胞连接		闰盘	缝隙连接

(五) 填图题

1. 骨骼肌

① 肌纤维(肌细胞);② 肌细胞核;③ 肌膜;④ 肌原纤维;⑤ 明带;⑥ 暗带;⑦ Z线;⑧ 肌节;⑨ H带;⑩ M线。

2. 骨骼肌细胞

① 肌质网(纵小管);② Z线;③ 肌膜;④ 横小管;⑤ 三联体;⑥ 横小管开口;⑦ 终池。

第四节 神 经 组 织

(一) 选择题

【A₁型题】

1. E　2. C　3. A　4. A　5. B　6. D　7. C　8. D

【B型题】

9. D　10. E　11. C　12. B　13. B　14. A　15. A　16. C　17. D　18. D　19. A　20. C　21. E

【X型题】

22. ABCDE　23. ABCE　24. ABCE　25. ABDE　26. BCE

(二) 填空题

1. 神经细胞　神经胶质细胞　神经元　结构和功能单位　支持　营养　保护　绝缘

2. 胞体　树突　轴突　胞体

3. 神经元与神经元　神经元与效应细胞　化学突触　电突触　化学突触　突触前成分　突触间隙　突触后成分　突触前成分　神经递质

(三) 名词解释

1. 突触:是神经元与神经元之间,或神经元与效应细胞之间传递信息的部位。

2. 神经纤维:神经纤维由神经元的长轴突或树突及包绕它的神经胶质细胞构成。

(四) 问答题

1. 突触是神经元与神经元之间,或神经元与效应细胞之间传递信息的部位。化学突触以神经递质作为传递信息的媒介。电镜下,化学突触由突触前成分、突触间隙、突触后成分组成。突触前、后成分相对的胞膜,分别称突触前膜和突触后膜,两者之间为突触间隙。突触前成分内含许多突触小泡,还有线粒体、微丝和微管等,突触小泡内含神经递质。突触后膜上有特异性受体及离子通道。

2. 当神经冲动沿轴膜传至突触前膜时,突触前膜上钙离子通道开放,细胞外 Ca^{2+} 进入突触前成分,促使突触小泡紧贴突触前膜,以出胞方式将神经递质释放到突触间隙内,神经递质与突触后膜上的特异性受体结合,从而改变了突触后膜对离子的通透性,使突触后神经元(或效应细胞)发生兴奋或抑制。

（五）填图题

1. ① 树突；② 细胞核；③ 胞体；④ 轴突；⑤ 郎飞结；⑥ 髓鞘；⑦ 施万细胞；⑧ 轴突末端。

2. 化学突触。① 突触小泡；② 线粒体；③ 微丝；④ 微管；⑤ 突触前膜；⑥ 突触间隙；⑦ 突触后膜。

第四章　组织病理学基础

第一节　组织、细胞的损伤与修复

（一）选择题

【A₁型题】

1. D　**2.** E　**3.** A　**4.** A　**5.** A　**6.** B　**7.** E　**8.** E　**9.** C　**10.** D　**11.** E　**12.** D　**13.** E　**14.** B　**15.** B
16. B　**17.** D

【A₂型题】

18. C　**19.** C　**20.** A

【B型题】

21. B　**22.** D　**23.** A　**24.** E　**25.** A　**26.** C　**27.** B

【X型题】

28. ACD　**29.** ABCD　**30.** ABC　**31.** ABCD　**32.** ACDE

（二）填空题

1. 细胞内玻璃样变性　细动脉壁玻璃样变性　结缔组织玻璃样变性

2. 核固缩　核碎裂　核溶解

3. 干性坏疽　湿性坏疽　气性坏疽

4. 结构　功能

5. 新生毛细血管　成纤维细胞(纤维母细胞)　炎细胞

6. 神经组织

7. 一期愈合　二期愈合

8. 血肿形成　纤维性骨痂形成　骨性骨痂形成　骨痂的改建与重塑

（三）问答题

1. 玻璃样变有 3 种类型。

(1) 细胞内的玻璃样变:肾小管上皮细胞重吸收原尿中的蛋白质,与溶酶体融合,形成玻璃样小滴。还有 Rusell 小体,Mallory 小体。

(2) 纤维结缔组织玻璃样变:见于生理性和病理性结缔组织增生,为结缔组织老化的表现。其特点是胶原蛋白交联、变性、融合,胶原纤维增粗变宽,其间少有血管和纤维细胞。肉眼呈灰白色,质韧、半透明。

(3) 细小动脉壁玻璃样变:常见于缓进型高血压和糖尿病的肾、脑、脾等脏器的细小动脉壁。因血浆蛋白渗入和基底膜代谢物质沉积,使细小动脉管壁增厚,管腔狭窄,弹性减弱,脆性增加,易扩张、破裂和出血。

2. 答案参见学习纲要。

3. 答案参见学习纲要。

4. 答案参见学习纲要。

5. 形态特点。① 肉眼:表现为鲜红色,颗粒状,柔软湿润,形似鲜嫩的肉芽。② 镜下:可见大量由内皮细胞增生形成的实性细胞索及扩张的毛细血管,毛细血管大多与创面垂直,在毛细血管的周围有许多新生的成纤维细胞。此外,常有大量渗出液及炎细胞。功能:① 抗感染保护创面;② 填补创口及其他组织缺损;③ 机化或包裹坏死、血栓、炎性渗出物及其他异物。

(四) 填图题

1. ① 核固缩;② 核碎裂;③ 核溶解。
2. ① 毛细血管;② 炎细胞;③ 成纤维细胞。

第二节 炎 症

(一) 选择题

【A₁ 型题】

1. E　2. C　3. A　4. C　5. D　6. D　7. C　8. E　9. D　10. B　11. A　12. A　13. D　14. E　15. B

【A₂ 型题】

16. C　17. C　18. A　19. D

【B 型题】

20. E　21. A　22. D　23. C　24. C　25. B　26. A　27. D　28. E　29. C　30. D　31. A　32. E
33. B　34. A　35. D　36. B　37. C

【X 型题】

38. ABC　39. ABCDE　40. ABCDE　41. AC　42. BCDE　43. ABCDE　44. DE　45. BCDE
46. BCE

(二) 填空题

1. 血管反应
2. 感染
3. 变质　渗出　增生
4. 识别和附着　吞入　杀伤和降解
5. 淋巴细胞
6. 纤维蛋白　黏膜　浆膜　肺
7. 心包　纤维蛋白
8. 表面化脓和积脓　脓肿　蜂窝织炎
9. 巨噬细胞　演化细胞

(三) 问答题

1. 炎症的基本病变有变质、渗出、增生。相互关系:变质是损伤性过程,而渗出和增生是抗损伤和修复过程。在急性炎症或炎症的早期,通常以变质性病变和渗出性病变为主,而慢性炎症和炎症的后期,主要以增生性的病变为主。

2. 炎症时液体渗出对机体的优点:① 稀释和中和毒素;② 炎症液中所含的抗体和补体有利于消灭病原体;③ 为局部浸润的白细胞带来营养物质和带走代谢产物;④ 渗出液的纤维蛋白交织成网,限制病原微生物的扩散,有利于白细胞吞噬消灭病原体;⑤ 渗出液中的白细胞吞噬和杀灭病原微生物和坏死组织;⑥ 炎症局部病原微生物随渗出液的淋巴回流而到达局部淋巴结,刺激细胞免疫和体液免疫的产生。炎症时液体渗出对机体的缺点:渗出液过多有压迫和阻塞作用。若渗出液中的纤维蛋白过多,可能会造成机化和粘连。

3. 纤维蛋白性炎症常发生在黏膜、浆膜和肺。特点:① 黏膜,渗出的纤维蛋白、坏死组织和中性粒细胞共同形成假膜,且与深部组织结合的牢固程度不一;② 浆膜,可机化引发纤维性粘连;③ 肺,大叶性肺炎灰色肝性变期,肺泡腔内可见大量渗出物,除大量纤维蛋白外,还可见大量中性粒细胞。

4. 答案参见学习纲要。

5. 答案参见学习纲要。

6. 肉芽肿性炎的类型:

(1) 感染性肉芽肿。① 细菌感染:结核杆菌引起的结核病;② 螺旋体感染:梅毒螺旋体引起梅毒;③ 真菌和寄生虫感染:血吸虫感染。

(2) 异物性肉芽肿:手术缝线、石棉、滑石粉、隆胸术填充物等。

(3) 原因不明的肉芽肿:结节病肉芽肿。

(四) 填图题

1. ① 调理素;② 调理素受体;③ 黏附;④ 吞入;⑤ 吞噬溶酶体。

第三节 肿 瘤

(一) 选择题

【A₁型题】

1. A **2.** D **3.** C **4.** C **5.** D **6.** E **7.** D **8.** C **9.** D **10.** D **11.** B **12.** A **13.** E **14.** C **15.** A
16. E **17.** C **18.** B **19.** E **20.** D **21.** C **22.** D **23.** A **24.** C **25.** E **26.** C **27.** A **28.** D **29.** D
30. E **31.** A **32.** D **33.** C **34.** E **35.** E

【A₂型题】

36. A **37.** D **38.** E **39.** C

【A₄型题】

40. C **41.** B **42.** D **43.** A

【B型题】

44. B **45.** A **46.** C **47.** E **48.** B **49.** B **50.** C **51.** A **52.** E **53.** D

【X型题】

54. BCE **55.** BCDE **56.** ABDE

(二) 填空题

1. 大 高

2. 病理性核分裂象

3. 营养 支持 抵制

4. 血道转移 淋巴道转移 种植性转移

5. 浸润性生长

6. 直接蔓延 转移

7. 脂肪瘤 脂肪肉瘤

8. 大肠腺瘤 乳腺纤维囊性病 慢性萎缩性胃炎 慢性溃疡性结肠炎 皮肤慢性溃疡 黏膜白斑
(任三种即可)

9. 角化珠

10. 卵巢 乳腺 胃肠道

11. 四肢长骨干骺端 股骨下端 胫骨上端

12. 活体组织检查

(三) 问答题

1. 异型性是区分良恶性肿瘤的重要指标,一般良性肿瘤分化程度较高,异型性较小,且主要表现为组织结构的异型性,恶性肿瘤分化程度较低,异型性较大,且组织结构和细胞形态都具有较大的异型性。恶性肿瘤中,分化程度越低,异型性越大,恶性程度越高。

2.(1)肿瘤血道转移的概念:瘤细胞侵入血管后,可随血流到达远处的器官,继续生长形成转移瘤。

(2)常见受累器官:最常见的是肺和肝,还有脑、骨、肾及肾上腺等处。

(3)转移瘤的形态特点:边界清楚,常为多个,散在分布,多接近于器官表面。位于器官表面的转移性肿瘤,由于瘤结节中央出血、坏死而下陷,形成所谓"癌脐"。

3.(1)分级:是描述恶性肿瘤的恶性程度的指标,病理学上根据恶性肿瘤的分化程度、异型性、核分裂象进行分级,一般分Ⅰ~Ⅲ三级,Ⅰ级分化程度最高,恶性程度最低,Ⅲ级分化程度最低,恶性程度最高。

(2)分期:是指恶性肿瘤的生长范围和散播程度,考虑肿瘤的大小、浸润深度、浸润范围、邻近器官受累情况、局部和远处淋巴结转移情况、远处转移等,国际上广泛采用 TNM 分期系统,一般分早、中、晚三期。

(3)在肿瘤防治中的意义:肿瘤的分级分期是制订治疗方案和估计预后的重要指标,分级分期越高,治疗效果越差,生存率越低。

4.(1)良性瘤在其来源组织名称后加一"瘤"字来命名。

(2)恶性瘤是在上皮组织来源的组织名称后加上"癌",在间叶组织来源的组织名称后加上"肉瘤"来命名。

(3)有些来源于幼稚组织及神经组织的恶性瘤称为母细胞瘤。

(4)有些恶性瘤冠以人名加"病"或"瘤"的习惯名称来命名。

(5)有的肿瘤的实质是由 2 或 3 个胚层的各种类型的组织混杂在一起构成则称为畸胎瘤。

(6)转移瘤的命名则将继发器官或组织名置于原发器官和肿瘤名的前面,如肝癌转移至肺,则称为肺转移性肝癌。

5.以结肠腺瘤及结肠腺癌为例,良恶性肿瘤的区别如下表所示。

项　目	结 肠 腺 瘤	结 肠 腺 癌
分化程度	分化好,实质为大小不一的增生腺体,腺体排列不规则,无细胞异型性	分化差,细胞排列成巢,排列紊乱,层数增多,细胞形态多样,无杯状细胞,核大、深染,核质比增大
核分裂象	无或稀少,不见病理性核分裂象	多见,并可见病理性核分裂象
生长速度	缓慢	较快
生长方式	外生性生长,无浸润现象,根部有蒂	浸润性及外生性生长,基底部较宽,与周围组织分界不清
继发改变	少有坏死和出血	常伴有坏死(切面灰白)、出血,溃疡(火山口状)
转移	不转移	易转移
复发影响	手术切除后很少复发	手术切除后较易复发
对机体的影响	较轻,主要引起肠道压迫和阻塞	较重,除了压迫和阻塞肠道外还可引起坏死、出血、感染,晚期可有恶病质出现

6.以高分化鳞癌和纤维肉瘤为例,癌和肉瘤的区别如下表所示。

项　目	高 分 化 鳞 癌	纤 维 肉 瘤
组织分化	上皮组织	间叶组织
发病率	较高,约为肉瘤 9 倍,多见于 40 岁以后成年人	较低,有些类型主要发生在年轻人或儿童,有些类型主要见于中老年人

项 目	高分化鳞癌	纤维肉瘤
大体特点	质较硬,色灰白,切面粗颗粒,常伴有坏死	质软,鱼肉状,常伴有出血、坏死
镜下特点	形成癌巢,可见角化珠、细胞间桥,实质与间质分界清楚,纤维组织常有增生	异型的梭形细胞呈"鲱鱼骨"状排列,排列紊乱,异型性明显,实质与间质分界不清,间质血管丰富
网状纤维	见于癌巢周围,癌细胞间多无网状纤维	肉瘤细胞间多有网状纤维
转移	多经淋巴道转移	多经血道转移
免疫组化特点	上皮细胞标记物阳性	间叶组织标记物阳性

（四）填图题

① 癌巢;② 间质;③ 角化珠。

第五章　运 动 系 统

第一节　骨

（一）选择题

【A₁ 型题】

1. D　**2.** D　**3.** B　**4.** B　**5.** B　**6.** D　**7.** D　**8.** A　**9.** B　**10.** B　**11.** D　**12.** D　**13.** B　**14.** D　**15.** C
16. A　**17.** D　**18.** B　**19.** D

【B 型题】

20. B　**21.** C　**22.** D　**23.** C　**24.** B　**25.** D　**26.** A　**27.** D

【X 型题】

28. ABCE　**29.** BCDE　**30.** ABCDE　**31.** ABCDE　**32.** ACDE

（二）填空题

1. 长骨　短骨　扁骨　不规则骨

2. 骨质　骨髓　骨膜

3. 骨髓腔　骨松质　红骨髓　黄骨髓　红骨髓

4. 内板　外板　板障

5. 椎孔　椎间孔　脊神经　血管

6. 孔　椎体　齿突　7　隆椎

7. 上、下肋凹　肋凹　冠状位　叠瓦状

8. 胸骨柄　胸骨体　剑突　第2肋

9. 颞骨　额骨　顶骨　蝶骨　脑膜中动脉

10. 视神经　颅中窝

（三）名词解释

1. 骨膜：除关节面的部分外,新鲜骨的表面覆有的纤维结缔组织结构,含有丰富的神经和血管及成骨细胞和破骨细胞,对骨的营养、再生和感觉有重要作用。

2. 脊柱：由33块椎骨通过椎间盘、韧带和椎间关节连结而成,位于颈和躯干的后部,构成中轴和支柱,其四个弯曲在成长过程中随体位的变化而形成,具减震、保护功能。

3. 囟：颅顶骨间的膜性连结处名囟。额骨与左右顶骨间的菱形膜为前囟。前囟最晚至 2 岁应该消失，如不消失则属发育不良或反映颅内病变。

4. 翼点：为额、顶、颞和蝶骨大翼的交汇点。该处骨质甚薄，其内面有脑膜中动脉的前支经过。翼点处骨折可致该动脉破裂出血，而形成颅内血肿。

5. 鼻窦：额骨、筛骨、蝶骨和上颌骨内有空腔并与鼻腔相通，因位于鼻腔的周围，故又名鼻旁窦或副鼻窦。

6. 胸骨角：胸骨柄与胸骨体相接处形成突向前方的横行隆起，称为胸骨角，平对第 2 肋，是在胸前壁上计数肋的标志。

7. 骶管裂孔：为骶正中嵴下方形状不整齐的裂孔，此孔两侧有明显的骶角，临床以它为标志进行骶管麻醉。

8. 椎间孔：相邻椎骨上下切迹围成的成对于椎骨间的孔裂，有脊神经根通过。

（四）问答题

1. 颅底内面凹凸不平，由前向后分为呈阶梯状的前、中、后颅窝。颅前窝的正中有一向上的突起称鸡冠，其两侧的水平骨板称筛板，筛板的许多小孔称筛孔。颅中窝中央呈马鞍形的结构为蝶鞍，正中有一容纳垂体的垂体窝，垂体窝的前方有横行的交叉前沟，此沟向两侧通向视神经管。垂体窝两侧由前向后依次有眶上裂、圆孔、卵圆孔和棘孔。颅后窝中央有枕骨大孔，窝后枕外隆凸相对处有枕内隆凸。此凸向两侧有横窦沟，沟于颞骨则弯向下前呈"S"形称乙状窦沟，再经颈静脉孔出颅。颅后窝的前外侧，与外耳道方向一致处有内耳门及内耳道。

2. 新生儿颅骨的高度与身高比较，相对较大，约占 1/4，而成年人约占 1/7。由于牙齿尚未萌出，故面颅仅为脑颅的 1/8，而成年人为 1/4。骨与骨间尚有一定的间隙，颅顶部由结缔组织膜、颅底部由软骨所填充，其中较大的位于矢状缝前后，分别称前囟和后囟；在颞骨的前后还有前外侧囟和后外侧囟。前囟一般于 1 岁半左右才闭合，后囟于生后不久即闭合。前囟闭合的早晚可作为婴儿发育的标志和颅内压力变化的测试窗口。新生儿的颅盖只有一层骨板，一般于 4 岁开始逐渐分内、外两层，其间夹有骨松质。

3. 与肱骨骨面相邻的神经有桡神经和尺神经。肱骨体外侧面中部有较大隆起的粗糙面称三角肌粗隆，在粗隆的后内侧有一螺旋状浅沟称桡神经沟，桡神经沿此沟经过，因而肱骨中段骨折，易损伤桡神经。肱骨下端两侧各有一突起，分别称内上髁和外上髁；内上髁后面有尺神经沟，其中有尺神经经过，内上髁骨折易损伤该神经。

4. 压疮常见于下列骨突浅面皮肤：

（1）仰卧时：骶中嵴、骶角、髂后上棘、肩胛冈、枕外隆突、跟骨。

（2）侧卧时：大转子、肱骨外上髁、腓骨小头、外踝。

（3）坐轮椅时：坐骨结节。

（4）俯卧时：耻骨联合、髂前上棘、髌骨。上述各处以骶中嵴、骶角、髂后上棘最为常见。

5. 幼儿、少年骨由于有机质丰富，韧性大，骨折时可只见弯曲，弯侧皱褶，突侧仅被拉长而不裂，像折一根嫩树枝一样，临床上叫青枝骨折。老年人骨无机质多，骨脆易碎裂。医护工作中应按正规操作。第 3 例未能按在胸骨而错误地按压左肋，导致骨折。

6. 穿刺选点应考虑以下 4 个方面：能抽到红骨髓、靠近皮下便于穿刺、安全、穿刺后不影响日常生活。成人只有扁骨和短骨才有红骨髓，便于穿刺的地方有胸骨、椎骨棘突、髂嵴。胸骨近心脏大血管有一定危险性，患者害怕；棘突和髂后上棘穿刺后影响睡眠，因此以在髂前上棘后外 3～4 cm 处穿刺较为理想。

7. 为了方便、准确、损伤组织少，当从脊柱后方腰椎棘突之间经各韧带刺入才合理。

8. 前囟正常应在 1 岁半左右闭合，超过 2 岁仍存在，当属发育异常。患者因呕吐、腹泻失水严重，血量、脑脊液量、组织水分含量均减少,故前囟塌陷。相反,颅内病变致颅压增高,则前囟将向外鼓出。故前囟的情况可作为疾病的辅助诊断根据。

9. 全长或绝大部分可在皮下摸到的骨有:额骨、顶骨、下颌骨、颧骨、舌骨、锁骨、下位肋、尺骨、掌骨、指骨、胫骨、髌骨、跗骨、跖骨、趾骨。

10. 卧床情况下,骨痂内形成的骨小梁其排列方向与直立活动时的压力、张力方向不一致,将不可能适应今后活动的要求,一旦离床活动将易发生第2次骨折。因此,当骨痂发展至其强度足以抵抗由肌肉收缩而引起的变位,即达到临床愈合之后(所需时间与年龄有关,老人需2～3个月,新生儿只需2周),就应鼓励进行骨折处近侧关节和远侧关节的活动,进而离床活动。其压力和张力将促使骨痂中的骨小梁按需要重新排列,即通过破骨细胞的作用,把不需要的骨小梁破除,骨小梁不足的部位,通过成骨细胞造骨而得到补充,骨痂乃得到重新塑形,以适应功能的需要,达到完善的愈合。

(五)填图题

1. ① 椎体;② 横突孔;③ 上关节突;④ 椎孔;⑤ 椎弓板;⑥ 棘突。

2. ① 冠突;② 下颌切迹;③ 下颌头;④ 下颌颈;⑤ 下颌支;⑥ 咬肌粗隆;⑦ 下颌角;⑧ 下颌体;⑨ 下颌底;⑩ 颏隆突;⑪ 颏孔。

第二节　骨　连　结

(一)选择题

【A₁型题】

1. A　**2.** E　**3.** C　**4.** C　**5.** A　**6.** D　**7.** D　**8.** D

【B型题】

9. B　**10.** A　**11.** A　**12.** C

【X型题】

13. CD　**14.** ABD　**15.** ABCD　**16.** BCDE　**17.** BDE

(二)填空题

1. 前纵韧带　后纵韧带　棘上韧带

2. 颈曲　腰曲　胸曲　骶曲

3. 肱尺关节　肱桡关节　桡尺关节

4. 第1胸椎　第1肋　胸骨柄的上缘

5. 前交叉韧带　后交叉韧带　内侧半月板　外侧半月板

6. 大骨盆　小骨盆

7. 关节面　关节囊　关节腔　韧带　关节盘　关节唇

(三)名词解释

1. 关节:骨与骨之间借助内衬滑膜的结缔组织囊相连,囊内有腔隙,这种连结称关节。

2. 椎间盘:是连接相邻两个椎体的纤维软骨盘,由髓核和纤维环两部分组成。

3. 肋弓:第8～10肋前端依次与上位肋软骨相连,它们的下缘共同形成肋弓。

4. 界线:从骶骨岬经两侧弓状线、耻骨梳、耻骨结节至耻骨联合上缘成的环形线称界线,为大骨盆和小骨盆的分界线。

(四)问答题

1. 由左、右髋骨与骶、尾骨及其间的连结构成。

2. 肩关节由肱骨头与肩胛骨的关节盂构成。结构特点:关节盂小而浅,关节囊薄而松弛运动形式是屈、伸、内收、外展、旋内、旋外和环转运动。

3. 髋关节由髋臼与股骨头构成。结构特点：股骨头大，髋臼深，关节囊厚而坚韧。关节囊内有股骨头韧带，内含营养股骨头的血管。运动形式：屈、伸、收、展、旋内、旋外和环转运动。

（五）填图题

1. ① 颈椎；② 胸椎；③ 腰椎；④ 骶骨；⑤ 尾骨；⑥ 颈曲；⑦ 胸曲；⑧ 腰曲；⑨ 骶曲。

2. ① 锁骨；② 肩胛骨；③ 胸骨角；④ 肋骨；⑤ 肋软骨；⑥ 胸廓下口；⑦ 肋弓；⑧ 剑突；⑨ 胸骨体；⑩ 肋间隙；⑪ 胸骨柄；⑫ 胸廓上口。

第三节 骨 骼 肌

（一）选择题

【A₁型题】

1. A **2.** B **3.** D **4.** A **5.** E **6.** A **7.** E **8.** B **9.** B **10.** B **11.** D **12.** B **13.** A

【B型题】

14. D **15.** C **16.** B **17.** A **18.** E **19.** E **20.** D **21.** B **22.** A **23.** C

【X型题】

24. BCD **25.** ABD **26.** ADE **27.** ABDE **28.** ACD **29.** ACE **30.** ABCDE

（二）填空题

1. 长肌　短肌　扁肌　轮匝肌

2. 斜方肌　竖脊肌　胸锁乳突肌

3. 胸骨柄的前面　锁骨的胸骨端　颞骨的乳突　同侧屈　对侧　仰头

4. 股直肌　股内侧肌　股外侧肌　股中间肌

5. 股二头肌　半腱肌　半膜肌

6. 腹股沟韧带　长收肌内侧缘　缝匠肌内侧缘

（三）名词解释

1. 腹股沟管：位于腹股沟韧带内侧半的上方，是肌、筋膜和腱膜之间的潜在斜行裂隙，长 4～5 cm，男性有精索、女性有子宫圆韧带通过。

2. 腹白线：腹前外侧壁三层扁肌的腱膜在腹前正中线交织成的腱性结构。

3. 腹直肌鞘：为包裹腹直肌的纤维性鞘，它由腹壁三层扁肌的腱膜构成。

4. 斜角肌间隙：即前、中斜角肌与第 1 肋三者围成三角形裂隙，内有锁骨下动脉和臂丛通过。

5. 盆膈：由盆膈上、下筋膜及其间的肛提肌和尾骨肌构成。盆膈为盆腔的底，有直肠通过。

6. 尿生殖膈：由尿生殖膈上、下筋膜及其间的会阴深横肌和尿道括约肌构成。男性有尿道、女性有尿道和阴道通过。

（四）问答题

1. 临床上，常被选择肌内注射的肌有三角肌、臀大肌、臀中肌和股外侧肌。

2. 膝关节的屈肌为半腱肌、半膜肌、股二头肌、缝匠肌和腓肠肌；伸肌为股四头肌。

3. 腹股沟管有内、外两口和前、后、上、下四壁。内口为腹股沟管深（腹）环，位于腹股沟韧带中点上方约 1.5 cm 处，外口即腹股沟管浅（皮下）环，前壁为腹外斜肌腱膜和腹内斜肌，后壁为腹横筋膜和腹股沟镰，上壁为腹内斜肌和腹横肌的弓状下缘，下壁为腹股沟韧带。内容物：男性有精索，女性有子宫圆韧带通过。

（五）填图题

1. ① 中心腱；② 腔静脉裂孔；③ 第 1 腰椎；④ 右膈脚；⑤ 主动脉裂孔；⑥ 食管裂孔。

2. ① 胸大肌；② 三角肌；③ 前锯肌；④ 胸小肌；⑤ 喙肱肌；⑥ 背阔肌；⑦ 前锯肌；⑧ 肱二头肌。

第六章 脉 管 系 统

第一节 心 血 管 系 统

(一) 选择题

【A₁型题】

1. E 2. D 3. B 4. A 5. C 6. B 7. C 8. C 9. B 10. D 11. B 12. B 13. C 14. B 15. C
16. E 17. C 18. D 19. D 20. A 21. E 22. C 23. C 24. E 25. C 26. D 27. D 28. E 29. A
30. C 31. A 32. B 33. E 34. B 35. B 36. C

【B型题】

37. A 38. B 39. C 40. D 41. B 42. A 43. C 44. E 45. B 46. A 47. D 48. E 49. E
50. B 51. D 52. C 53. E 54. A 55. B 56. C 57. D 58. C 59. E 60. A 61. C 62. A 63. E

【X型题】

64. ABCDE 65. BCE 66. ABCDE 67. AD 68. BE 69. ABE 70. ACD 71. ABC 72. ABD
73. AC 74. DE 75. ABD 76. ABCE 77. BCDE 78. ACD 79. BDE 80. BCE

(二) 填空题

1. 心内膜 心肌层 心外膜

2. 左心室 5 内

3. 左 4 左

4. 右房室口 三尖瓣 肺动脉口 肺动脉瓣

5. 二尖瓣 三尖瓣 主动脉瓣 肺动脉瓣

6. 左冠状动脉 右冠状动脉 主动脉左窦 右窦

7. 升主动脉 主动脉弓 降主动脉

8. 头臂干 左颈总动脉 左锁骨下动脉

9. 上颌动脉 棘孔 硬脑膜

10. 胰十二指肠下动脉 空肠动脉 回肠动脉 回结肠动脉 右结肠动脉 中结肠动脉

11. 颈静脉孔 颈内动脉和颈总动脉的外侧 锁骨下静脉 头臂静脉 静脉角

12. 面动脉 内眦静脉 眼静脉 海绵窦

13. 颈外静脉 胸锁乳突肌的表面 锁骨下静脉

14. 头静脉 贵要静脉 肘正中静脉

15. 足背静脉弓内侧 内踝前方 内侧 前内侧 耻骨结节 股静脉 旋髂浅静脉 腹壁浅静脉
阴部外静脉 股内侧浅静脉 股外侧浅静脉

(三) 名词解释

1. 动脉：是运送血液离心的管道。

2. 冠状沟：靠近心底,近似环形,是心房和心室在心表面的分界标志。

3. 房室交点：后室间沟与冠状沟的相交处称房室交点。

4. 卵圆窝：在右心房房间隔的下部有一浅窝,是胚胎时期的卵圆孔闭锁后的遗迹。

5. 动脉圆锥：位于室上嵴与肺动脉口之间的部分,内壁光滑,形似圆锥。

6. 窦房结：是心的正常起搏点,位于上腔静脉与右心房交界处沟上部的心外膜深面。

7. 冠状窦：位于心膈面,左心房与左心室之间的冠状沟内,开口于右心房的冠状窦口。

8. 动脉韧带：在肺动脉分叉处稍左侧与主动脉弓下缘之间连有一结缔组织索称为动脉韧带。

9. 颈动脉窦:是颈总动脉末端和颈内动脉起始处管径稍膨大的部分,为压力感受器。

10. 颈动脉小球:为一扁椭圆形的小体,连于颈总动脉分叉处的后方,为化学感受器。

11. 静脉:是导血回心的血管。

12. 静脉角:是颈内静脉与锁骨下静脉在胸锁关节后方汇合成头臂静脉处所形成的夹角,是淋巴导管注入的部位。

13. 肝门静脉:是由肠系膜上静脉与脾静脉在胰颈的后方汇合所形成的,它收集腹腔内不成对脏器(肝除外)的静脉血。

(四) 问答题

1. (1) 大循环(体循环):左心室→主动脉→各级动脉分支→毛细血管→各级静脉→上、下腔静脉→右心房

(2) 小循环(肺循环):右心室→肺动脉→各级肺动脉分支→肺泡毛细血管→各级肺静脉→左、右肺静脉→左心房

2. (1) 起始:起于主动脉左窦。

(2) 行程:向左行于左心耳与肺动脉干之间。

(3) 分支:前室间支和旋支。

3. (1) 起始:起于主动脉右窦。

(2) 行程:行于右心耳与肺动脉干根部之间,入冠状沟后向右行,绕过心右缘至膈面。

(3) 分支:后室间支和左室后支。

4. (1) 下肢:在腹股沟韧带中点稍内侧的下方,压迫股动脉。

(2) 颅顶:在外耳门的前方,压迫颞浅动脉。

5. 颈部有颈外静脉,注入锁骨下静脉;上肢有 3 条:头静脉注入腋静脉,贵要静脉注入肱静脉,肘正中静脉连接头静脉和贵要静脉;下肢有 2 条:大隐静脉注入股静脉,小隐静脉注入腘静脉。

6. (1) 左上点:在左侧第 2 肋软骨的下缘,距胸骨左侧缘约为 1.2 cm;

(2) 右上点:在右侧第 3 肋软骨的上缘,距胸骨右缘 1 cm;

(3) 左下点:在左侧第 5 肋间隙,距左锁骨中线内侧 1～2 cm(或距前正中线 7～9 cm);

(4) 右下点:在右侧第 6 胸肋关节处。

左、右上点连线为心的上界;左、右下点连线为心的下界;右上点与右下点之间微向右凸的弧形连线为心的右界;左上点与左下点之间微向左凸的弧形连线为心的左界。

7. (1) 胃左动脉:为腹腔干的分支,分布于胃小弯侧的胃前壁和胃后壁。

(2) 胃右动脉:为肝固有动脉的分支,分布于胃小弯侧的胃前壁和胃后壁。

(3) 胃网膜左动脉:为脾动脉的分支,分布于胃大弯侧的胃前壁和胃后壁。

(4) 胃网膜右动脉:为胃十二指肠动脉的分支,分布于胃大弯侧的胃前壁和胃后壁。

(5) 胃短动脉:为脾动脉的分支,分布于胃底。

8. 青霉素依次经手背静脉网、头静脉和贵要静脉、肱静脉、腋静脉、锁骨下静脉、头臂静脉、上腔静脉、右心房、右心室、肺动脉口、肺动脉干、肺动脉、肺毛细血管、左右肺上、下静脉、左心房、左心室、主动脉口、升主动脉、主动脉弓、降主动脉、右支气管动脉到右肺病灶。

9. 当肝门静脉回流受阻时,本应经该静脉回流的血液经 3 个途径发生逆流:① 胃左静脉逆流入食管静脉丛,经食管静脉、奇静脉、上腔静脉返回心,使食管静脉丛因血流增多而曲张,而且该静脉丛位于黏膜下,易受理化因素的影响而破裂,引起呕血。② 经肠系膜下静脉及其属支直肠上静脉入直肠静脉丛,再经直肠下静脉和肛静脉流入髂内静脉、髂总静脉、下腔静脉,返回右心房,从而引起直肠静脉丛扩张,易因粪便干燥等原因造成损伤而致便血。③ 经附脐静脉到脐周静脉网,向上经胸外侧静脉和腹壁上静脉分别入腋

静脉和头臂静脉,向下经腹壁浅静脉和腹壁下静脉入大隐静脉和髂外静脉,使脐周围的浅静脉曲张突出于皮下,即临床上所说的"海蛇头"征。

10. 抗菌药物依次经大隐静脉→股静脉→髂外静脉→髂总静脉→下腔静脉→右心房→右心室→肺动脉→肺毛细血管→肺静脉→左心房→左心室→升主动脉→主动脉弓→胸主动脉→腹主动脉→腹腔干→肝总动脉→肝固有动脉→肝固有动脉右支→胆囊动脉到胆囊

（五）填图题

1. ① 窦房结;② 房室结;③ 右束支;④ 房室束;⑤ 左束支。

2. ① 手背静脉网;② 头静脉;③ 贵要静脉;④ 肘正中静脉;⑤ 前臂正中静脉。

第二节　淋　巴　系　统

（一）选择题

【A₁型题】

1. D　**2.** A　**3.** D　**4.** D

【B型题】

5. D　**6.** D　**7.** A　**8.** E

【X型题】

9. ACD　**10.** ABE　**11.** BCD　**12.** BCDE　**13.** ABD　**14.** CE　**15.** ABC

（二）填空题

1. 淋巴管道　淋巴器官　淋巴组织

2. 右颈干　右锁骨下干　右支气管纵隔干　右静脉角

3. 乳糜池　左腰干　右腰干　肠干　主动脉裂孔　脊柱　食管　第5　左静脉角　左颈干　左支气管纵隔干　左锁骨下干

4. 淋巴组织　淋巴结　脾　胸腺

5. 颈内静脉　锁骨上淋巴结　颈干

6. 毛细淋巴管　淋巴管　淋巴干　淋巴导管

7. 胸导管　颈干

8. 左季肋区　9～11　10

（三）名词解释

1. 乳糜池:是胸导管起始处的膨大,由左、右腰干和单一的肠干在第1腰椎的前方汇合而成的结构。

2. 胸导管:是全身最大的淋巴导管,起自第1腰椎前方的乳糜池,向上经膈的主动脉裂孔进入胸腔,出胸廓上口到颈根部注入左静脉角。

3. 脾切迹:是位于脾上缘的2～3个凹陷,是临床上触脾的标志。

（四）问答题

1. 腹股沟浅淋巴结位于腹股沟韧带的下方,分上、下两组。上组沿腹股沟韧带排列,收纳腹前外侧壁下部、臀部、会阴和子宫底的淋巴;下组位于大隐静脉根部的周围,收纳除足外侧缘和小腿后外侧面以外的下肢浅淋巴。腹股沟浅淋巴结的输出管大部分注入腹股沟深淋巴结,小部分注入髂外淋巴结。

2. 脾的位置:位于左季肋区,恰与第9～11肋相对,其长轴与第10肋一致。正常情况下,脾在左肋弓下不能触及。脾的形态:暗红色,呈扁椭圆形,可分为膈、脏两面,上、下两缘和前、后两端。上缘锐利,有2～3个脾切迹,下缘较钝,膈面隆凸,脏面凹陷,近中央处为脾门。

（五）填图题

① 第9肋;② 脾上缘;③ 脾切迹;④ 脾门;⑤ 脾动、静脉;⑥ 脾后端。

第三节 局部血液循环障碍与常见脉管系统疾病的形态学基础

(一) 选择题

【A₁型题】

1. C **2.** A **3.** B **4.** E **5.** B **6.** B **7.** C

【B型题】

8. B **9.** A **10.** C **11.** D

【X型题】

12. ABCE **13.** ACE **14.** AE

(二) 填空题

1. 白色血栓 混合血栓 红色血栓 透明血栓

2. 血栓栓塞 脂肪栓塞 气体栓塞 羊水栓塞

3. 贫血性梗死 出血性梗死

4. 良性高血压 恶性高血压

(三) 名词解释

1. 淤血：由于静脉回流受阻，血液淤积在小静脉和毛细血管内，称为静脉性淤血，又称被动性充血，简称淤血。

2. 血栓形成：在活体的心脏和血管内，血液凝固或血液中某些有形成分析出、凝集而形成固体质块的过程，称血栓形成。

3. 栓塞：在血液循环中出现不溶于血液的异常物质，随血流运行，阻塞血管腔的过程。

4. 栓子：引起栓塞的异物称为栓子。

5. 梗死：由于血管阻塞，引起的局部组织或器官的缺血性坏死，称梗死。

(四) 问答题

股静脉内血栓脱落，最易导致肺动脉栓塞。血栓自脱落部位到栓塞动脉的途径：股静脉血栓→髂外静脉→髂总静脉→下腔静脉→右心房→右心室→肺动脉干→肺动脉。

第七章 消 化 系 统

第一节 消化管、常见消化管疾病的形态学基础

(一) 选择题

【A₁型题】

1. C **2.** D **3.** E **4.** B **5.** A **6.** B **7.** C **8.** E **9.** B **10.** D **11.** C **12.** D **13.** D **14.** D **15.** D **16.** C **17.** D **18.** C **19.** C **20.** C **21.** B **22.** C **23.** B **24.** C **25.** A **26.** D **27.** D **28.** D **29.** A **30.** B **31.** C **32.** B **33.** E **34.** D **35.** C **36.** B **37.** B **38.** E **39.** B **40.** B **41.** E **42.** D **43.** A **44.** A **45.** D **46.** B **47.** C

【B型题】

48. A **49.** D **50.** E **51.** D **52.** A **53.** B **54.** D **55.** A **56.** A **57.** E

【X型题】

58. ACE **59.** BC **60.** ABD **61.** AB **62.** ABC **63.** ACE

(二) 填空题

1. 贲门、食管、幽门、十二指肠

2. 左季肋区、腹上区

3. 十二指肠、空肠、回肠

4. 吸收细胞、杯状细胞

5. 结肠袋、结肠带、肠脂垂

6. 骶区、会阴区

7. 愈合、出血、穿孔、幽门狭窄、癌变

8. 内斜、中环、外纵

9. 十二指肠、空肠和回肠

10. 黏膜、黏膜下层、肌层、外膜

11. 6、11

12. 口腔前庭、固有口腔

13. 颅底、鼻腔、口腔、喉腔

14. 消化管、消化腺

15. 贲门部、胃底、胃体、幽门部

(三) 名词解释

1. 咽峡：腭垂、腭帆游离缘、两侧腭舌弓及舌根共同围成咽峡，是口腔与咽的分界和通道。

2. 角切迹：在胃小弯的最低处，是胃体与幽门部在胃小弯的分界。

3. 微管泡系统：壁细胞分泌小管周围表面光滑的小管和小泡，称微管泡系统。

4. 麦氏点：是阑尾根部的体表投影点，通常在脐与右髂前上棘连线的中、外 1/3 交点处，患急性阑尾炎时，此点附近有明显压痛、反跳痛，具有一定的诊断价值。

5. 消化性溃疡：是以胃或十二指肠黏膜形成慢性溃疡为特征的一种常见病，其发生与胃液的自我消化作用有关，故称为消化性溃疡。

6. 急性单纯性阑尾炎：为早期的阑尾炎，病变多只限于阑尾黏膜或黏膜下层。

7. 直肠壶腹：位于直肠下部的膨大结构，称直肠壶腹。

8. 咽隐窝：是咽鼓管圆枕后方与咽后壁之间的凹陷，鼻咽癌的好发部位。

9. 回盲瓣：在回盲口上、下方有两个半月形的瓣，称回盲瓣。

10. 主细胞：主要分布于胃底腺的下半部。细胞呈柱状，核圆形，位于细胞底部；胞质基部强嗜碱性，染成紫蓝色，细胞顶部含大量紫红色酶原颗粒。

11. 咽鼓管圆枕：咽鼓管咽口的前、上和后方的半圆形隆起。

12. 肠绒毛：黏膜上皮和固有层向肠腔突起。

(四) 问答题

1. 食管全长有 3 个生理性狭窄：第一狭窄（颈狭窄）在食管的起始处，距上颌中切牙约 15 cm；第二狭窄（主支气管狭窄）在食管与左主支气管相交叉处，距上颌中切牙约 25 cm；第三狭窄（膈狭窄）在食管穿过膈的食管裂孔处，距上颌中切牙约 40 cm。这些狭窄是食管内异物滞留和食管癌的好发部位。当进行食管内插管时，要注意这几处狭窄。

2. (1) 胃的位置：胃在中等充盈状态下，大部分位于左季肋区，小部分位于腹上区。正常状态下，贲门位于第 11 胸椎体左侧，幽门在第 1 腰椎体右侧。

(2) 胃可分为四部，即贲门部、胃底、胃体和幽门部。贲门部位于贲门的附近；贲门平面以上凸出的部分称胃底；胃的中间大部分称胃体；位于角切迹与幽门之间的部分称幽门部。

3. 小肠绒毛由上皮和固有层向肠腔突起而成。

(1) 绒毛部上皮的吸收细胞游离面有大量的微绒毛与细胞衣,含有多种酶,可消化糖类和蛋白质,利于吸收。

(2) 相邻吸收细胞侧面顶部有完整的紧密连接,可阻止肠腔内物质由细胞间隙进入组织,保证选择性吸收的进行。

(3) 绒毛中轴的中央乳糜管吸收乳糜微粒,周围的有孔毛细血管吸收葡萄糖、氨基酸等。

(4) 绒毛内还有少量散在平滑肌纤维,其收缩使绒毛变短,有利于物质吸收及淋巴和血液运行。

4. (1) 胃溃疡的病理变化特点:① 肉眼:胃溃疡多见于胃窦部小弯侧,溃疡常 1 个,呈圆形或椭圆形,直径多在 2.5 cm 以内。溃疡边缘整齐,状如刀切,底部平坦、洁净,通常穿越黏膜下层,深达肌层甚至浆膜层。溃疡周围的黏膜皱襞因受溃疡底瘢痕组织的牵拉而呈放射状。② 镜下:溃疡底部由表及里可分为 4 层:表层由少量炎性渗出物(白细胞、纤维蛋白等)覆盖;其下为一层坏死组织;再下则见较新鲜的肉芽组织层;最下层由肉芽组织移行为陈旧瘢痕组织。

(2) 胃溃疡的常见并发症:出血、穿孔、癌变、幽门狭窄。

5. 牙的形态结构:牙分为牙冠、牙根和牙颈 3 部分。牙冠是牙露出于牙龈以外的部分,牙根是镶嵌入牙槽内的部分,牙颈是牙冠与牙根之间的部分,被牙龈所包绕。牙冠内的腔隙,称为牙冠腔,通牙根内的牙根管,牙的神经、血管通过牙根尖端的牙根尖孔和牙根管进入牙冠腔内,并与腔内的结缔组织共同构成牙髓。

6. (1) 直肠的位置:直肠在第 3 骶椎前方起自乙状结肠,之后沿骶、尾骨前面下行,穿过盆膈移行于肛管。

(2) 直肠在矢状位上有两个弯曲:直肠骶曲凸向后,距肛门 7～9 cm;直肠会阴曲凸向前,距肛门 3～5 cm。

(五) 填图题

1. ① 咽鼓管圆枕;② 腭垂;③ 会厌;④ 喉咽部;⑤ 食管。

2. ① 贲门部;② 胃底;③ 胃体;④ 幽门窦;⑤ 幽门管。

3. ① 胃底腺;② 黏膜层;③ 黏膜下层;④ 肌层;⑤ 浆膜层。

第二节　消化腺、常见消化腺疾病的形态学基础、腹膜

(一) 选择题

【A₁型题】

1. A　2. B　3. D　4. B　5. A　6. B　7. A　8. B　9. B　10. B　11. C　12. B　13. E　14. E　15. C　16. B　17. A　18. E　19. B　20. D　21. E　22. C　23. D　24. E　25. C　26. A　27. D　28. E

【B型题】

29. B　30. C　31. E　32. A　33. A　34. D

【X型题】

35. ADE　36. ABCD　37. ABCD　38. ABD

(二) 填空题

1. 口腔腺、肝脏、胰腺

2. 小叶间动脉、小叶间静脉、小叶间胆管

3. 胆囊管、肝总管、肝的脏面、胆囊动脉

4. 右锁骨中线、右肋弓

5. B 细胞、A 细胞

6. 中央静脉、肝细胞索、肝血窦

7. 病毒性肝炎

8. 形成假小叶

(三) 名词解释

1. 肝门：位于肝的下面，即脏面，又称横沟，是肝固有动脉左右支、肝门静脉左右支、肝左右管以及神经和淋巴管出入之处。

2. 窦周隙：为肝血窦内皮细胞与肝细胞之间的狭小间隙，其内充满血浆，还有散在的网状纤维和储脂细胞。

3. 桥接坏死：指中央静脉与汇管区之间，或两个中央静脉之间出现的互相连接的坏死带，常见于中、重度慢性肝炎。

4. 假小叶：是指由广泛增生的纤维组织将原来的肝小叶和再生的肝细胞结节包绕分割成大小不等的圆形或类圆形的肝细胞团，是肝硬化在形态学上的标志。

5. 腹膜腔：是脏腹膜和壁腹膜相互移行，共同围成的不规则的潜在性腔隙。

6. 直肠子宫陷凹：是直肠与子宫之间的陷凹，为女性腹膜腔最低点，是易积液的部位。

(四) 问答题

1. 胰岛是散在于胰小叶腺泡之间的染色浅淡的内分泌细胞团，主要由 A、B、C 和 PP 四种细胞构成。

（1）A 细胞：分泌高血糖素，能促进肝细胞糖原分解为葡萄糖，并抑制糖原合成，使血糖升高。

（2）B 细胞：分泌胰岛素，主要促进肝细胞、脂肪细胞等细胞吸收血液内的葡萄糖，合成糖原或转化为脂肪储存，从而使血糖降低。

（3）D 细胞：分泌生长抑素，以旁分泌方式或经缝隙连接直接作用于邻近的 A 细胞、B 细胞或 PP 细胞，抑制这些细胞的分泌活动。

（4）PP 细胞：分泌胰多肽，有抑制胃肠运动和胰液分泌以及胆囊收缩的作用。

2. 肝的脏面有一"H"形的沟，横沟处叫肝门，有肝固有动脉、肝门静脉、肝管以及神经和淋巴管出入。右纵沟前部为胆囊窝，容纳胆囊；后部为腔静脉沟，有下腔静脉通过。左纵沟前部为肝圆韧带，后部为静脉韧带。肝下面可分为左叶、右叶、方叶和尾状叶等四个叶。

3. 简述肝细胞的光镜和电镜结构特点及与功能的关系。

肝细胞是构成肝小叶的主要成分，光镜下呈多面体形，体积较大，直径 $15\sim30\ \mu m$。胞核大而圆，$1\sim2$ 个，居中央，核仁明显，细胞质呈嗜酸性。电镜下可见多种细胞器和内含物：① 线粒体为肝细胞的功能活动不断提供能量。② 粗面内质网能合成多种血浆蛋白质，如清蛋白、纤维蛋白原、凝血酶原、载体蛋白和脂蛋白等。③ 滑面内质网可参与胆汁、甘油三酯和极低密度脂蛋白的合成，能灭活类固醇激素如性激素等。④ 高尔基复合体与分泌胆汁有关。⑤ 溶酶体参与肝细胞的细胞内消化、胆红素转运和铁的储存。⑥ 微体消除过氧化氢对细胞的毒性作用。⑦ 内含物有糖原、脂滴和色素等，它们的含量均因机体所处不同的生理和病理状态而异。

4. （1）肝细胞变性坏死。变性：① 细胞水肿：为最常见的病变，肝细胞体积增大，胞质疏松淡染，严重者呈气球样变。② 嗜酸性变：肝细胞体积缩小，胞质嗜酸性增强，核小深染，一般仅累及单个或数个肝细胞。坏死：① 嗜酸性坏死：由嗜酸性变发展而来，形成深红色浓染的嗜酸性小体。② 溶解性坏死：由严重的细胞水肿发展而来，细胞最终溶解、消失，根据坏死的范围和分布，可分为点状坏死、碎片状坏死、桥接坏死和大片坏死。

（2）炎症细胞浸润：主要为淋巴细胞和单核细胞，呈散在性或灶状浸润于肝小叶或汇管区。

（3）肝细胞再生：再生的肝细胞体积增大，胞质略呈嗜碱性，核大深染，可沿原有的网状支架排列。但如坏死严重，原小叶内的网状支架塌陷，则呈团块状排列，称为结节状再生。

（4）间质反应性增生和小胆管增生：间质内可见肝巨噬细胞增生肥大，储脂细胞增生并转变成成纤维细胞。汇管区或大片坏死灶内，可见小胆管增生。

5. 大唾液腺包括腮腺、下颌下腺和舌下腺 3 对。腮腺管开口于平对上颌第二磨牙的颊黏膜处。下颌下腺管开口于舌下阜,舌下腺大管开口于舌下阜,舌下腺小管开口于舌下襞。

（五）填图题

① 肝血窦;② 小叶间动脉;③ 小叶间胆管;④ 小叶间静脉;⑤ 肝细胞索。

第八章　呼　吸　系　统

第一节　呼吸道、肺、胸膜与纵隔

（一）选择题

【A₁型题】

1. E　2. D　3. A　4. C　5. E　6. E　7. B　8. A　9. B　10. B　11. D　12. E　13. A　14. D　15. D　16. E　17. C　18. E　19. C　20. B　21. B　22. C　23. D

【B型题】

24. B　25. E　26. B　27. B　28. E　29. B　30. A　31. E　32. A　33. B

【X型题】

34. ABC　35. ADE　36. ABDE　37. BDE　38. ABCE　39. ABCDE　40. ABCE　41. ACDE　42. BCDE　43. BC　44. ABDE　45. ABCE　46. BCDE　47. ABCE　48. ABCD　49. ABCE

（二）填空题

1. 呼吸道　肺

2. 筛骨垂直板　梨骨　鼻中隔软骨

3. 呼吸区　嗅区

4. 上颌窦　筛窦　蝶窦

5. 甲状软骨　杓状软骨　环状软骨　会厌软骨

6. 喉前庭　喉中间腔　声门下腔

7. 右

8. 第 6

9. 膈肌　纵隔

10. 肺尖　锁骨内侧 1/3

11. 水平裂和斜裂

12. 肺小叶　细支气管

13. 肺泡　呼吸性细支气管　肺泡管　肺泡囊

14. 肺泡表面液体层　Ⅰ型肺泡细胞与基膜　薄层结缔组织　毛细血管基膜与内皮

（三）名词解释

1. 呼吸系统:由呼吸道和肺组成,具有执行机体与外界气体交换的功能,并兼有感受嗅觉和发音等作用。

2. Little 区:又称易出血区,鼻中隔前下方黏膜内血管丰富而表浅,易受刺激而破裂出血,90%的鼻出血发生于此。

3. 弹性圆锥:为圆锥形的弹性纤维膜,起自甲状软骨前角的后面,向下、向后止于环状软骨上缘和杓状软骨声带突。

4. 肺门:肺内侧面毗邻纵隔,亦称纵隔面,此面中部凹陷,称肺门,是主支气管、肺动脉、肺静脉、淋巴管和神经等出入之处。

5. 肺根:出入肺门的结构主气管、肺动脉、肺静脉、淋巴管和神经被结缔组织包绕,称肺根。

6. 肺小叶：每个细支气管连同它的分支和肺泡,组成一个肺小叶,是肺的结构单位。

7. 肺泡隔：相邻肺泡之间的薄层结缔组织,属肺的间质,内含密集的连续毛细血管、丰富的弹性纤维、巨噬细胞等。

8. 气-血屏障：肺泡内气体与血液内气体分子交换所通过的结构,又称呼吸膜,由肺泡表面液体层、Ⅰ型肺泡细胞与基膜、薄层结缔组织、毛细血管基膜与内皮构成。

9. 胸膜：是一层薄而光滑的浆膜,可分脏胸膜与壁胸膜两部分。

10. 胸膜腔：由脏胸膜与壁胸膜在肺根处相互移行所形成的封闭的潜在性腔隙。

(四)问答题

1. 鼻旁窦由骨性鼻旁窦内衬黏膜构成,包括上颌窦、额窦、筛窦和蝶窦各1对。额窦、上颌窦和筛窦前群、中群开口于中鼻道;筛窦后群开口于上鼻道;蝶窦开口于蝶窦隐窝。

2. 肺内导气部包括叶支气管、段支气管、小支气管、细支气管和终末细支气管。随着管道的逐级分支,管径渐细,管壁变薄。① 上皮：由假复层纤毛柱状上皮,渐变为单层纤毛柱状上皮,至终末细支气管时变为单层柱状上皮;② 杯状细胞、腺体和软骨片：由多变少,最后消失;③ 平滑肌：由少变多,到终末细支气管变成完整的环行平滑肌;④ 黏膜皱襞：由无到有,终末细支气管的黏膜皱襞很明显。

3. 最易坠入右肺。因为右主支气管较左主支气管粗而短,与气管延长线的夹角较小,走向较陡直,气管隆嵴偏向左主支气管。途径：口→咽→喉→气管→右主支气管→右肺。

4. 肺内呼吸部包括呼吸性细支气管、肺泡管、肺泡囊和肺泡。① 呼吸性细支气管壁上有散在的肺泡开口,上皮为单层立方,上皮下有少量的平滑肌纤维。② 肺泡管管壁几乎完全由肺泡构成,其自身的结构仅存在于相邻肺泡开口之间,有结节状膨大。③ 肺泡囊是许多肺泡共同开口的囊腔,其相邻肺泡开口之间,无结节状膨大。④ 肺泡是进行气体交换的部位,为多面形囊泡,开口于肺呼吸部各管道,其壁很薄,表面覆以单层上皮,由Ⅰ型肺泡细胞和Ⅱ型肺泡细胞组成。

5. 肺泡是构成肺的主要结构,呈囊泡状。① 肺泡隔：相邻肺泡之间的薄层结缔组织含有连续性毛细血管、丰富的弹性纤维等;② 肺泡孔：相邻肺泡间有肺泡孔相通,可以均衡肺泡内的气体含量;③ 肺泡上皮：由Ⅰ型肺泡细胞和Ⅱ型肺泡细胞组成。Ⅰ型肺泡细胞呈扁平状,覆盖肺泡大部分内表面,Ⅱ型肺泡细胞呈圆形或立方形,镶嵌于Ⅰ型肺泡细胞之间,凸向肺泡腔,可分泌表面活性物质,有降低肺泡表面张力的作用。④ 气-血屏障：为肺泡内气体与血液内气体分子交换时所通过的结构,又称呼吸膜。

(五)填图题

1. ① 会厌软骨;② 甲状软骨;③ 杓状软骨;④ 环状软骨;⑤ 气管。

2. ① Ⅱ型肺泡细胞;② Ⅰ型肺泡细胞;③ 气-血屏障;④ 肺泡孔;⑤ 毛细血管。

第二节　常见呼吸系统疾病的形态学基础

(一)选择题

【A₁型题】

1. C　**2.** A　**3.** E　**4.** D　**5.** B　**6.** E　**7.** B　**8.** D　**9.** D　**10.** A　**11.** E　**12.** B　**13.** A

【B型题】

14. B　**15.** A　**16.** A　**17.** B　**18.** C　**19.** B　**20.** A

(三)填空题

1. 大叶性肺炎　小叶性肺炎　间质性肺炎

2. 充血水肿期　红色肝样变性期　灰色肝样变性期　溶解消散期

3. 红细胞　纤维蛋白

4. 中性粒细胞　纤维蛋白

5. 细支气管　化脓性

6. 结核杆菌

7. 结核结节

8. 肺的原发病灶　结核性淋巴管炎　肺门淋巴结结核

9. 浸润型肺结核　慢性纤维空洞性肺结核

(四) 名词解释

1. **大叶性肺炎**：是由肺炎链球菌引起的以肺泡内弥漫性纤维蛋白渗出为主的急性炎症。

2. **肺肉质变**：也称机化性肺炎，是大叶性肺炎的并发症之一。由于肺泡腔内渗出的中性粒细胞释放的蛋白溶解酶不足以使渗出的纤维蛋白完全溶解清除，而由肉芽组织取代并机化而形成，病变肺为褐色肉样纤维组织。

3. **小叶性肺炎**：是以肺小叶为单位的呈灶状分布的急性化脓性炎症，由于病灶多以细支气管为中心，故又称支气管肺炎。

4. **结核结节**：是结核病的特征性病变，为境界清楚的结节状病灶，由上皮样细胞、朗格汉斯巨细胞加上外周局部集聚的淋巴细胞和少量反应性增生的纤维母细胞构成。典型者中央有干酪样坏死。

5. **原发综合征**：是原发性肺结核病的特征性病变，由肺的原发灶、结核性淋巴管炎和肺门淋巴结结核组成，X线呈哑铃状阴影。

6. **结核球**：是孤立的、有纤维组织包裹的境界分明的球形干酪样坏死灶，直径2～5 cm，常位于肺上叶。

(四) 问答题

1. 大叶性肺炎实变期指肺泡内有大量纤维蛋白渗出的红色肝样变期与灰色肝样变期。

(1) 红色肝样变期。发病第3～4天起进入此期，镜下：见肺泡壁毛细血管明显扩张，充血；肺泡内充满交织成网的纤维蛋白，其中有多量红细胞、少量中性粒细胞和巨噬细胞，相邻肺泡内的纤维蛋白网经肺泡间孔相连接。大体观：病变肺叶明显肿胀，暗红色，质地实变如同肝脏，切面粗糙颗粒状，故名红色肝样变期。

(2) 灰色肝样变期。发病第5～6天，镜下：见肺泡内充满大量纤维蛋白交织成网，其中有多量中性粒细胞，红细胞大多溶解消失，相邻肺泡内纤维蛋白相连接现象更明显；由于肺泡内渗出物的增加，压迫肺泡壁毛细血管致充血消退，呈贫血状态。大体观，病变肺叶明显肿胀，充血消退，由红色逐渐变为灰白色，切面颗粒状，质实似肝，故名灰色肝样变期。

2. 原发性肺结核病是指第一次感染结核杆菌所引起的肺结核病，多发生于儿童，原发性肺结核病的病理特征是原发综合征，由原发病灶、结核性淋巴管炎和肺门淋巴结结核所组成。原发灶一般发生于右肺的上叶下部或下叶上部近胸膜处。

第九章　泌尿系统

第一节　肾

(一) 选择题

【A₁型题】

1. B　2. B　3. D　4. C　5. D　6. E　7. D　8. E　9. E　10. D　11. D　12. C　13. A　14. A　15. D　16. C　17. D　18. C　19. C　20. C　21. E　22. A

【B型题】

23. A　24. C　25. B　26. D　27. D　28. A　29. D　30. B

【X型题】

31. ABE　32. BCD　33. ABD　34. ABCDE　35. ACD　36. BCDE　37. BCDE　38. AB

（二）填空题

1. 输尿管　膀胱　尿道

2. 肾单位　肾小体　肾小管

3. 肾小囊　血管球

4. 微动脉　近端小管/近曲小管

5. 毛细血管有孔内皮　基膜　足细胞裂孔膜

6. 近端小管　细段　远端小管

7. 刷状缘

8. 近直小管　细段　远直小管

9. 球旁细胞　致密斑　球外系膜细胞

10. 远端小管

（三）名词解释

1. 肾门：为肾内侧缘中部的凹陷处,有肾动脉、肾静脉、肾盂、神经、淋巴管出入。

2. 肾蒂：由出入肾门的结构(肾动脉、肾静脉、肾盂、神经、淋巴管等)被结缔组织包裹成束总称肾蒂。

3. 肾柱：肾皮质伸入肾髓质之间的部分称肾柱。

4. 肾髓质：位于肾皮质深部的为肾髓质,由15～20个肾锥体构成。

5. 肾乳头：呈圆锥形,底朝向皮质,尖端钝圆,突入肾小盏内。

6. 肾区：肾门在腰背部的体表投影,一般在竖脊肌外侧缘与第12肋所形成的夹角内。某些肾病患者,触压或叩击此处可引起疼痛。

7. 血管球：是一团盘曲的毛细血管,与肾小囊共同组成肾小体。

8. 肾小囊：肾小管起始部膨大凹陷而成的杯状双层囊,原尿在此处形成。

9. 髓袢：又称肾单位袢,是由近端小管直部、细段和远端小管直部构成的"U"形袢样结构,在尿液的浓缩中起重要作用。

10. 滤过屏障：又称滤过膜,是位于肾血管球毛细血管管腔与肾小囊腔之间的屏障结构,由有孔内皮、基膜和足细胞裂孔膜3部分组成。

11. 泌尿小管：是由单层上皮组成的小管系统,包括肾小管和集合管系两部分。肾小体产生的原尿,经泌尿小管重吸收、分泌和浓缩等过程形成尿液。

12. 球旁复合体：又称肾小球旁器,由球旁细胞、致密斑和球外系膜细胞组成,在调节血压中起到重要作用。

（四）问答题

1. 肾是一个泌尿器官,其结构与功能单位为肾单位。浅表肾单位较多,在尿液形成过程中起重要作用。髓旁肾单位较少,在尿液浓缩过程中起重要作用。肾单位由肾小体与肾小管组成。肾小体类似一个滤过器,当血液流经血管球毛细血管时,由于压力高,血浆内的水和小分子物质经毛细血管有孔内皮、基膜和足细胞裂孔膜滤入肾小囊腔成为原尿,在成人,一昼夜两肾可形成原尿约180 L。原尿流经各段小管及其后的集合小管后,其中99%的水、营养物质和无机盐等被重吸收入血,部分离子也在此进行交换,因此终尿量仅为原尿量的1%。

2. 肾滤过膜是位于肾血管球毛细血管管腔与肾小囊腔之间的屏障结构,由有孔内皮、基膜和足细胞裂孔膜3部分组成,主要在原尿的形成过程中起滤过作用。正常时,血浆内的水和小分子物质经滤过膜滤入肾小囊腔成为原尿,滤过膜因疾病而发生变化时,会导致尿液量及质发生异常改变。

（五）填图题

1. ① 肾小囊(腔);② 球外系膜细胞;③ 肾小囊壁层;④ 毛细血管;⑤ 致密斑。

2. ① 足细胞裂孔膜;② 足突;③ 基底膜;④ 毛细血管有孔内皮;⑤ 内皮窗孔。

第二节　输尿管、膀胱与尿道

(一) 选择题

【A₁ 型题】

1. D　**2.** A　**3.** D　**4.** D　**5.** E　**6.** E

【B 型题】

7. E　**8.** A

【X 型题】

9. BCDE

(二) 填空题

1. 输尿管腹部　输尿管盆部　输尿管壁内部

2. 两输尿管口　尿道内口

3. 膀胱三角

4. 宽　直　易于扩张

(三) 名词解释

1. 膀胱三角：在膀胱底的内面，两输尿管口与尿道内口之间的三角形区域，该区黏膜薄而平滑，无皱襞，是炎症、结核和肿瘤的好发部位。

2. 输尿管间襞：两输尿管口之间有一横行皱襞，活体呈苍白色，是膀胱镜检查时寻找输尿管的标志。

(四) 问答题

1. 尿的产生及排出途径：血浆→有孔毛细血管内皮→基膜→裂孔膜→肾小囊腔→近端小管曲部→近端小管直部→细段→远端小管直部→远端小管曲部→集合小管→肾乳头管→肾小盏→肾大盏→肾盂→输尿管→膀胱→尿道→体外。

2. (1) 膀胱的形态：空虚时，膀胱呈三棱锥体形，分尖、底、体、颈四部分。

(2) 膀胱的位置：成人的膀胱位于盆腔内，耻骨联合的后方，临床上在耻骨联合上缘行膀胱穿刺术，可避免伤及腹膜，空虚时，膀胱尖一般不超过耻骨联合上缘。属腹膜间位器官。

第三节　常见泌尿系统疾病的形态学基础

(一) 选择题

【A₁ 型题】

1. E　**2.** C　**3.** B　**4.** D　**5.** B　**6.** B　**7.** A

【B 型题】

8. A　**9.** D

【X 型题】

10. BCDE　**11.** BCDE

(二) 填空题

1. 毛细血管内皮细胞　系膜细胞

2. 高脂血症　全身性水肿　低蛋白血症

3. 急性弥漫性毛细血管内增生性肾小球肾炎/急性肾炎

4. 肾小囊壁层上皮细胞　单核细胞

5. 肾小球纤维化　玻璃样变性

6. 大肠埃希菌

7. 上行性感染　血源性感染

8. 上行性感染

(三) 名词解释

1. 肾病综合征：表现为大量蛋白尿、高度水肿、高脂血症、低蛋白血症(三高一低)。

2. 新月体：肾小囊壁层上皮细胞显著增生,和渗出的单核细胞组成新月体,是新月体性肾小球肾炎的病变特征。

3. 继发性颗粒性固缩肾：为慢性肾小球肾炎的肉眼观,肾体积缩小,质地变硬,表面呈细颗粒状。

(四) 问答题

1. (1) 急性弥漫性毛细血管内增生性肾小球肾炎的主要病变：① 肉眼可见大红肾、蚤咬肾,切面皮质增宽;② 镜下可见肾小球系膜细胞和内皮细胞增生肿胀,并有少量中性粒细胞及巨噬细胞浸润。病变严重处血管壁发生纤维蛋白样坏死,局部出血,可伴血栓形成。

(2) 临床上表现为急性肾炎综合征：血尿、蛋白尿、少尿、水肿和高血压。

2. (1) 急进性肾小球肾炎的主要病变：又称新月体性肾小球肾炎。① 肉眼：体积变大、苍白。② 镜下：肾小囊壁层上皮细胞显著增生,堆积成层,与渗出的单核细胞等在毛细血管丛周围形成新月体或环状体。

(2) 临床上表现为快速进行性肾炎综合征：明显血尿,迅速出现少尿甚至无尿,水肿,氮质血症、尿毒症,高血压。

3. (1) 慢性硬化性肾小球肾炎的主要病变：① 肉眼可见继发性颗粒性固缩肾,肾体积缩小,质地变硬,表面呈细颗粒状;② 镜下可见大部肾小球纤维化及玻璃样变,所属肾小管萎缩消失、纤维化,少部分肾小球发生代偿性肥大,间质纤维化,细小动脉硬化。

(2) 临床上表现为慢性肾炎综合征：多尿、夜尿、低比重尿、高血压、贫血、氮质血症,缓慢发展为肾衰竭。

第十章　生 殖 系 统

第一节　男性生殖系统

(一) 选择题

【A₁型题】

1. A　**2.** B　**3.** A　**4.** C　**5.** E　**6.** B　**7.** D　**8.** A　**9.** A　**10.** C　**11.** C　**12.** B

【A₃型题】

13. E　**14.** B　**15.** A

【B型题】

16. A　**17.** B　**18.** C　**19.** E　**20.** B　**21.** A　**22.** D　**23.** A　**24.** C

【X型题】

25. ABE　**26.** ABCE　**27.** ABCDE　**28.** ABC　**29.** ACD　**30.** AB　**31.** ABCD　**32.** BCD　**33.** ABCDE

(二) 填空题

1. 睾丸　附睾

2. 精原细胞　初级精母细胞　次级精母细胞　精子细胞　精子

3. 精子发生　精原细胞的增殖和分化　精母细胞的成熟分裂　精子形成

4. 46,XY　23,X 或 23,Y

5. 输精管末端　精囊排泄管

6. 睾丸部　精索部　腹股沟管部　盆部　精索部

7. 膀胱尖下方　尿道　射精管

8. 阴茎海绵体　尿道海绵体　尿道海绵体

9. 尿道前列腺部　尿道膜部　尿道海绵体部　尿道海绵体部　尿道前列腺部　尿道外口　尿道膜部

(三) 名词解释

1. 鞘膜腔：睾丸鞘膜脏、壁两层在睾丸后缘处相互移行，构成一个封闭的腔隙，称鞘膜腔。

2. 精索：位于睾丸上端与腹股沟管腹环之间的一对柔软的圆索状结构，由输精管、睾丸动脉、蔓状静脉丛、输精管动、静脉、神经、淋巴管、鞘韧带等外包被膜组成。

3. 精子形成：精子细胞变态形成精子的过程。

4. 精子发生：由精原细胞到形成精子的过程。

5. 射精管：由输精管末端和精囊的排泄管汇合而成(长约 2 cm)，穿过前列腺实质，开口于尿道的前列腺部。

6. 尿道球腺：一对豌豆样的小腺体，位于尿生殖膈内，排泄管开口于尿道球部，分泌物参与精液的组成。

7. 睾丸网：直精小管进入睾丸纵隔内分支吻合成为网状管道，称为睾丸网。

(四) 问答题

1. 精子的产生部位和排出体外的途径：睾丸生精小管生精上皮产生精子→生精小管→直精小管→睾丸网→输出小管→附睾管→输精管→射精管→尿道→体外。

2. (1) 成年男性尿道长 16～22 cm，根据其行程由上而下可分为尿道前列腺部、尿道膜部和尿道海绵体部。临床上将前列腺部和膜部称后尿道，海绵体部称前尿道。

(2) 男性尿道有 3 个狭窄：即尿道内口、膜部和尿道外口，其中尿道外口最狭窄；3 个扩大：即前列腺部、尿道球部和尿道舟状窝；2 个弯曲：耻骨下弯和耻骨前弯。

(3) 耻骨下弯凹向前下方，是固定的，耻骨前弯凹向后下方，是可改变的。导尿时，应将阴茎向上提起，使耻骨前弯减小或消失，避免损伤尿道。

3. (1) 前列腺的位置：膀胱与尿生殖膈之间，包绕尿道起始部，后邻直肠。

(2) 前列腺的形态：栗子形，上端宽大为前列腺底，下端细小为前列腺尖，中间的大部分为前列腺体，后面正中有前列腺沟。

(3) 前列腺的分叶：前叶、中叶、后叶、左右侧叶。

4. (1) 输精管的形态特征：输精管是附睾管的直接延续，长约 50 cm，管壁较厚，肌层比较发达，而管腔细小。于活体触摸时，呈圆索状，有一定的坚实度。

(2) 输精管分为睾丸部、精索部、腹股沟管部、盆部四部分，其中精索部为绝育结扎部位。

(五) 填图题

1. ① 输精管壶腹；② 前列腺；③ 尿道球腺；④ 输精管；⑤ 睾丸。

2. ① 精子细胞；② 次级精母细胞；③ 初级精母细胞；④ 支持细胞；⑤ 精原细胞。

第二节　女性生殖系统

(一) 选择题

【A₁型题】

1. E　2. C　3. B　4. D　5. D　6. E　7. D　8. B　9. E　10. C　11. B　12. A　13. E　14. E　15. C　16. D　17. E　18. A　19. B　20. D　21. C　22. D　23. E　24. E　25. C

【A₃型题】

26. D　27. E　28. E　29. B　30. E

【B型题】

31. C　32. C　33. D　34. C　35. A　36. B

37. ABCE　**38.** ABCE　**39.** ABC　**40.** BC　**41.** ABC　**42.** BCDE

(二) 填空题

1. 卵巢　幼年时　性成熟期　35～40 岁　50 岁左右

2. 原始卵泡　初级卵泡　次级卵泡　成熟卵泡

3. 卵原细胞　第一次成熟分裂前期　排卵前

4. 初级卵母细胞　卵泡细胞

5. 36～48 小时　初级卵母细胞　第一次成熟分裂　次级卵母细胞　第一极体　次级卵母细胞　第二次成熟分裂　中期

6. 颗粒黄体细胞　膜黄体细胞　颗粒黄体细胞

7. 闭锁卵泡　卵泡闭锁

8. 小骨盆中央　膀胱　直肠　前倾　前屈

9. 子宫底　子宫体　子宫颈　子宫腔　子宫颈管

10. 单层柱状　复层扁平上皮　基质细胞　子宫腺

11. 功能层　基底层　功能层　月经

12. 月经期　增生期　卵泡期　分泌期　黄体期

13. 输卵管子宫部　输卵管峡　输卵管壶腹　输卵管漏斗　输卵管峡　输卵管伞

14. 膀胱底　尿道　直肠

15. 肛门三角(肛区)　肛管　尿生殖三角(尿生殖区)　尿道　尿道　阴道

(三) 名词解释

1. 子宫附件：临床上将输卵管和卵巢称之为子宫附件。

2. 排卵：次级卵母细胞及其外周的透明带和放射冠随卵泡液一起从卵巢排出的过程。

3. 黄体：排卵后,残留在卵巢内的卵泡颗粒层和卵泡膜向腔内塌陷,卵泡膜的结缔组织和毛细血管也伸入颗粒层,这些成分逐渐演化成具有内分泌功能的细胞团,新鲜时呈黄色,故称黄体。

4. 月经周期：自青春期始,在卵巢分泌的雌激素和孕激素的周期性作用下,子宫底部和体部的内膜功能层发生周期性变化,即每 28 天左右发生一次内膜剥脱、出血、修复和增生,称月经周期。

5. 阴道穹：阴道上端呈穹隆状包绕子宫颈阴道部,两者之间形成的环形凹陷,称阴道穹。可分为前部、后部和侧部,以后部最深。

6. 狭义会阴：临床上,常将肛门与外生殖器之间的狭小区域称为狭义会阴,也称产科会阴。

7. 盆膈：又称盆底,由肛提肌、尾骨肌及覆盖于两肌上、下面的盆膈上筋膜和盆膈下筋膜所构成。

8. 尿生殖膈：由尿生殖膈上、下筋膜及其间的会阴深横肌、尿道括约肌组成的结构称尿生殖膈。

(四) 问答题

1. (1) 子宫的位置：位于盆腔的中央,膀胱与直肠之间,呈前倾前屈位。

(2) 子宫的主要固定装置及功能：① 子宫阔韧带：可限制子宫向两侧移动；② 子宫圆韧带：是维持子宫前倾的主要结构；③ 子宫主韧带：固定子宫颈,防止子宫脱垂；④ 骶子宫韧带：与子宫圆韧带共同维持子宫的前倾前屈位；⑤ 尿生殖膈、阴道和盆底肌的承托。

2. 子宫内膜增生期的结构特点：增生期又称卵泡期。在卵泡分泌的雌激素作用下,上皮细胞与基质细胞不断分裂增生。使内膜增厚。至增生晚期,子宫内膜增生至 2～3 mm,子宫腺增多、增长,腺腔增大,腺上皮细胞呈柱状,胞质内出现糖原；螺旋动脉也增长、弯曲。增生期末卵巢内的成熟卵泡排卵。

3. 子宫内膜分泌期的结构特点：分泌期又称黄体期。在黄体分泌的雌激素和孕激素的作用下,子宫内膜继续增厚至 5 mm。子宫腺极度弯曲,腺腔膨胀,腺细胞内有大量糖原。固有层基质中含大量组织液而呈现水肿。基质细胞肥大,胞质内充满糖原、脂滴。螺旋动脉增长,更加弯曲。卵若受精,内膜继续增厚,发育为蜕膜;否则,进入月经期。

4. (1) 阴道穹可分为前部、后部和两侧部,其中以阴道后穹最深,并与直肠子宫陷凹仅隔阴道后壁。

(2) 临床意义:临床上可经阴道后穹穿刺以引流腹膜腔的积液或积血,以协助诊断和治疗。

5. 黄体:排卵后,残留在卵巢内的卵泡颗粒层和卵泡膜向腔内塌陷,卵泡膜的结缔组织和毛细血管也伸入颗粒层,这些成分逐渐演化成具有内分泌功能的细胞团,新鲜时呈黄色,故称黄体。其激素分泌细胞是颗粒黄体细胞和膜黄体细胞;如未受精,将分泌雌激素和孕激素;如受精,则分泌雌激素、孕激素和松弛素。

6. (1) 月经周期:自青春期始,在卵巢分泌的雌激素和孕激素的周期性作用下,子宫底部和体部的内膜功能层发生周期性变化,即每28天左右发生一次内膜剥脱、出血、修复和增生,称月经周期。

(2) 月经周期的三个时期:月经期,黄体退化,雌激素和孕激素水平下降;增生期,卵泡分泌的雌激素上升;分泌期,黄体分泌的雌激素和孕激素上升。

(五) 填图题

1. ① 原始卵泡;② 初级卵泡;③ 次级卵泡;④ 成熟卵泡;⑤ 黄体。

第十一章 感 觉 器

第一节 视 器

(一) 选择题

【A₁型题】

1. E 2. B 3. D 4. E 5. C 6. E 7. C 8. B 9. C 10. C 11. B 12. B 13. B 14. D 15. A 16. D 17. B 18. A 19. D 20. E 21. D 22. D

【B型题】

23. C 24. B 25. D 26. C 27. A 28. C 29. A 30. D

【X型题】

31. BDE 32. AC 33. ABCE 34. ABD 35. CDE 36. BCD 37. BCD 38. CE 39. AC

(二) 填空题

1. 纤维膜 血管膜 视网膜

2. 角膜 巩膜 巩膜静脉窦

3. 虹膜 睫状体 脉络膜

4. 角膜 房水 晶状体 玻璃体

5. 瞳孔括约肌 瞳孔开大肌 睫状肌

6. 内直肌 外直肌 上直肌 下直肌 上斜肌 下斜肌 上睑提肌

(三) 名词解释

1. 虹膜角膜角:是虹膜与角膜之间的夹角。

2. 巩膜静脉窦:是巩膜与角膜交界处深部的环形细管。

3. 眼房:是位于角膜与晶状体之间的间隙。

4. 中央凹:黄斑的中央凹陷,称中央凹,是视觉最敏锐的部位。

5. 视神经视盘:在视网膜内面,视神经集中穿出的部位有白色的圆形隆起,称视神经视盘。

6. 黄斑:在视神经盘的颞侧3.5 mm处稍下方的一黄色小区,称黄斑。

(四) 问答题

1. 外界的光线需经过角膜、房水、晶状体、玻璃体才能投射到视网膜上。

2. 用眼底镜可观察到视神经视盘、黄斑、中央凹、视网膜中央血管和脉络膜血管等。视神经视盘位于眼球后极鼻侧 3 mm 处。视神经视盘的颜色呈淡红色,位于眼球后极稍外侧。黄斑在眼底镜下呈暗红色,中心有小亮点,称中央凹反光点,黄斑周围有环形光晕。视网膜中央血管位于浅层,视网膜中央动脉颜色鲜红,较细而亮,走行较直,分支呈锐角,尖端向视神经视盘,没有吻合支;视网膜中央静脉则颜色暗红,较粗,走行比较弯曲,属支的分叉呈钝角。脉络膜血管位于深层,颜色淡,呈纱网状,比视网膜血管粗大,血管不进入视神经视盘内。

3. 房水由睫状体产生,自眼后房经瞳孔流入前房,再经虹膜角膜角渗入巩膜静脉窦,汇入眼静脉。房水具有折光、营养角膜、晶状体和维持眼内压的作用,因虹膜与晶状体粘连或前房角狭窄等原因,造成房水循环障碍会引起眼内压增高,压迫视网膜,导致视力减退或失明,称青光眼。

4. 当看近物时,瞳孔括约肌收缩,瞳孔开大肌舒张,瞳孔缩小,同时睫状肌收缩,睫状体向前内移位,睫状小带松弛,晶状体由于其本身的弹性而变凸,屈光度增大,使进入眼内的光线恰好能聚焦于视网膜上。当看远物时,瞳孔括约肌舒张,瞳孔开大肌收缩,瞳孔开大,同时睫状肌舒张,睫状体向后外移位,睫状小带拉紧,向周围牵引晶状体,使晶状体变薄,屈光度减少,使进入眼内的光线恰好能聚焦于视网膜上。

(五) 填图题

① 中央凹;② 黄斑;③ 视网膜颞侧下小动脉;④ 视网膜鼻侧下小动脉;⑤ 视神经盘;⑥ 视网膜颞侧上小动脉;⑦ 视网膜鼻侧上小动脉。

第二节　前庭蜗器

(一) 选择题

【A₁ 型题】

1. D　**2.** D　**3.** A

【B 型题】

4. B　**5.** E　**6.** B　**7.** A

【X 型题】

8. ADE　**9.** ABCDE　**10.** ACD

(二) 填空题

1. 耳廓　外耳道　鼓膜　鼓室　咽鼓管　乳突小房　乳突窦　迷路　骨迷路　膜迷路

2. 外耳道与鼓室之间　鼓膜脐　松弛部　紧张部　光锥

3. 颅中窝　颈内静脉　咽鼓管　乳突窦　鼓膜　迷路　前庭窗　面神经管凸

4. 咽　鼓室　鼓室内气压　宽　短　水平　中耳炎

(三) 名词解释

1. 光锥:是在鼓膜脐前下方的三角形反光区。

2. 咽鼓管:是连通咽与鼓室之间的管道,借此可维持鼓室与外界气压的平衡,有利于鼓膜的振动。

3. Corti 器:是蜗管基底膜上突向蜗管内腔的隆起,为听觉感受器,能感受声波的刺激。

(四) 问答题

1. 声波的传导:声波传入内耳的感受器有两条途径:空气传导和骨传导。正常情况下以空气传导为主。

(1) 空气传导:耳廓将收集到的声波经外耳道传到鼓膜,引起鼓膜振动,中耳内的听骨链随之运动,经镫骨传到前庭窗,引起前庭窗内的外淋巴波动。在正常情况下,外淋巴的波动先由前庭阶传向蜗孔,再经蜗孔传向鼓阶,最后波动抵达第二鼓膜,使第二鼓膜外凸而波动消失。外淋巴的波动可通过使内淋巴波动,也可直接使基底膜振动,刺激螺旋器使其产生神经冲动,经蜗神经传入中枢,产生听觉。

（2）骨传导：是指声波经颅骨(骨迷路)直接传入内耳的过程。声波的冲击和鼓膜的振动可经颅骨和骨迷路传入，从而使内耳的内淋巴波动，刺激基底膜上的螺旋器而产生神经冲动。

2. 小儿鼓室感染引起中耳炎可侵蚀破坏听小骨及鼓室壁的黏膜、骨膜和骨质，若向邻近结构蔓延可引起各种并发症：① 侵蚀鼓膜可致鼓膜穿孔；② 侵蚀内侧壁可致化脓性迷路炎；③ 侵蚀面神经管可损害面神经；④ 向后蔓延到乳突窦和乳突小房，可引起化脓性乳突炎；⑤ 向上侵蚀鼓室盖，可引起颅内化脓性感染。

（五）填图题

① 锤纹；② 紧张部；③ 光锥；④ 鼓膜脐；⑤ 松弛部；⑥ 锤骨头；⑦ 砧骨体。

第十二章　神　经　系　统

第一节　中枢神经系统

（一）选择题

【A₁型题】

1. E　2. A　3. D　4. A　5. C　6. A　7. B　8. C　9. E　10. B　11. C　12. D　13. C　14. A　15. C　16. D　17. D　18. C　19. E　20. D　21. C　22. D　23. E　24. B　25. B　26. B　27. B　28. D　29. E　30. E　31. C

【B型题】

32. A　33. C　34. D　35. B　36. B　37. A　38. D　39. C　40. E　41. C　42. A　43. D　44. B　45. C　46. A

【X型题】

47. ACD　48. ACE　49. BCE　50. ACDE　51. BDE　52. CDE　53. BCDE　54. BC　55. AD

（二）填空题

1. 椎管　枕骨大孔　第1腰椎　脊髓圆锥

2. 前正中裂　后正中沟　前外侧沟　后外侧沟　脊神经前根　脊神经后根

3. 31　31　脊髓节段　颈髓8节　胸髓12节　腰髓5节　骶髓5节　尾髓1节

4. 前角　后角　侧角　躯体运动　联络　内脏运动

5. 前索　外侧索　后索

6. 第五胸节　第四胸节　中枢　薄束核　楔束核

7. 中脑　脑桥　延髓　延髓　脑桥

8. 动眼神经核　滑车神经核　展神经核　三叉神经运动核　面神经核　疑核　舌下神经核　副神经核　动眼神经副核　上泌涎核　下泌涎核　迷走神经背　孤束核　三叉神经中脑核　三叉神经脑桥核　三叉神经脊束核　前庭神经核　蜗神经核

9. 内弓状纤维　内侧丘系交叉　内侧丘系　腹后外侧核

10. 绒球小结　前庭神经核　前庭小脑　前叶　脊髓小脑　脊髓　后叶　大脑小脑　大脑

11. 上丘脑　下丘脑　底丘脑　后丘脑　背侧丘脑　背侧丘脑

12. 白质板(内髓板)　丘脑前核　丘脑内侧核　腹前核　腹外侧核　腹后内侧核　腹后外侧核　三叉丘系　味觉　内侧丘系　脊髓丘系

13. 脊髓丘脑束　薄束　楔束　皮质脊髓侧束　皮质脊髓前束

14. 投射纤维　豆状核　尾状核　豆状核　背侧丘脑,内囊前肢　内囊后肢

15. 外侧沟　中央沟　顶枕沟　额叶　顶叶　颞叶　枕叶　岛叶

16. 增强　亢进　存在　早期不萎缩

(三) 名词解释

1. 网状结构：在中枢神经系统的某些部位，灰质和白质混杂交织的区域。

2. 锥体交叉：延髓腹侧上部的膨大为锥体，锥体内的锥体束纤维大部分于锥体的下方左、右交叉，称锥体交叉。

3. 小脑扁桃体：小脑半球的下部向前内膨出，称小脑扁桃体，位于枕骨大孔上方，若向下移位，则形成小脑扁桃体(枕骨大孔)疝。

4. 内囊：位于尾状核、背侧丘脑与豆状核之间，由上行、下行的纤维所形成的宽厚白质板，称内囊，分为内囊前肢、内囊后肢和内囊膝。

5. 纹状体：豆状核与尾状核合称为纹状体，包括豆状核与壳形成的新纹状体以及苍白球形成的旧纹状体。

6. 边缘系统：边缘叶及其邻近的皮质及皮质下结构形成边缘系统，是脑发生过程中比较古老的部分。

7. 上运动神经元：为中央前回和中央旁小叶前部的锥体细胞，其轴突组成锥体系。

8. 瞳孔对光反射：光照一侧瞳孔，引起两眼瞳孔缩小的反射，光照侧为直接对光反射，对侧为间接对光反射。

9. 灰质：在中枢神经系统内，神经元胞体及树突连贯分布之处，在新鲜标本上呈灰色。

10. 神经纤维束：起止、行程和功能相同的纤维，称为神经纤维束(传导束)。

11. 神经核：在中枢神经系统内，形态和功能相似的神经元胞体集聚成的团块。

12. 神经节：在周围神经系统内，形态和功能相似的神经元胞体集聚成的团块。

13. 白质：在中枢神经系统内，神经纤维聚集之处，在新鲜标本上因髓鞘发亮而呈白色。

14. 皮质：端脑和小脑的表面包裹的灰质层，特称皮质。

15. 髓质：端脑和小脑内部的白质，特称髓质。

16. 内侧丘系：由薄束核、楔束核发出的二级纤维，于中央管腹外侧左、右交叉，交叉后的纤维在中线两侧、锥体的后方上行，形成内侧丘系，终止于背侧丘脑的腹后外侧核。

(四) 问答题

1. (1) 神经系统由脑和脊髓构成，脑又分为延髓、脑桥、中脑、小脑、间脑和端脑 6 部分；周围神经由 31 对脊神经和 12 对脑神经构成。

(2) 周围神经系统在中枢神经系统的控制下完成对全身各项功能的管理。

2. 脊髓表面有 6 条沟或裂：前正中裂和后正中沟是脊髓前后正中的标志，依此可将脊髓分成左、右对称的两部分；左、右前外侧沟连有脊神经前根；左、右后外侧沟连有脊神经后根。

3. 脊髓灰质位于脊髓中央，呈"H"形，分为前角、后角和中间带。在 $T_1 \sim L_3$ 中，中间带的外侧向外侧突出形成侧角。

脊髓的白质依据脊髓表面的沟或裂分为三部分：前正中裂和前外侧沟之间为前索，后正中沟和后外侧沟之间为后索，前、后外侧沟之间为外侧索。

4. 中脑内有动眼神经核、滑车神经核、动眼神经副核和三叉神经中脑核；脑桥内有展神经核、三叉神经运动核、面神经核、上泌涎核、三叉神经脑桥核、前庭神经核和蜗神经核；延髓内有舌下神经核、副神经核、疑核、下泌涎核、迷走神经背、孤束核和三叉神经脊束核。

5. 根据位置，小脑分为绒球小结叶、前叶和后叶；根据发生，小脑分为古小脑、旧小脑和新小脑；根据联系，小脑分为前庭小脑、脊髓小脑和大脑小脑。

6. 间脑可分为上丘脑、下丘脑、底丘脑、后丘脑和背侧丘脑。

7. 基底核包括尾状核、豆状核、屏状核和杏仁体。豆状核可分为外侧的壳和内侧的苍白球；豆状核和尾状核合称纹状体,壳与尾状核称新纹状体,苍白球即旧纹状体。

8. 大脑半球髓质的神经纤维包括:① 联络纤维,联系同侧半球各部之间的纤维,如上纵束等。② 连合纤维,连接左右半球皮质的纤维,如胼胝体。③ 投射纤维,联系大脑皮质和皮质下结构的上行、下行纤维,即内囊。

9. 述躯体、四肢本体感觉和精细触觉传导通路如下:

肌、腱和关节的本体觉感受器 → 脊神经(周围突) → $\dfrac{\text{脊神经节}}{\text{(第1级)}}$ → 后根(中枢突) → 脊髓薄束、楔束

(同侧) → $\dfrac{\text{薄、楔束核}}{\text{(第2级)}}$ → 交叉至对侧 → 内侧丘系 $\underset{\text{脑桥、中脑}}{\longrightarrow}$ $\dfrac{\text{丘脑腹后外侧核}}{\text{(第3级)}}$ → 丘脑中央辐射 $\underset{\text{内囊后肢}}{\longrightarrow}$ 中央后回上 2/3 和中央旁小叶后部。

10. 躯干、四肢的浅感觉传导通路:

躯干四肢皮肤感受器 → 脊神经(周围突) → $\dfrac{\text{脊神经节}}{\text{(第1级)}}$ → 后根(中枢突) → 脊髓内上升 1～2 个节

段 → $\dfrac{\text{后角固有核}}{\text{(第2级)}}$ → 白质前联合交叉至对侧 → 脊髓丘脑侧(痛温)、前(触压)束 → $\dfrac{\text{丘脑腹后外侧核}}{\text{(第3级)}}$ →

丘脑中央辐射 $\underset{\text{内囊后肢}}{\longrightarrow}$ 中央后回上 2/3 和中央旁小叶后部。

11. 一侧大脑半球借表面的正中沟、外侧沟(裂)和顶枕沟分为额叶、顶叶、枕叶、颞叶和外侧沟深方的岛叶。纵行排列的是中央前回和中央后回。

12. 在大脑半球背外侧面,额叶为中央沟前方的部分,有与中央沟平行的中央前沟,与中央沟间为中央前回;有与半球上缘平行的额上、中、下沟,相应形成额上、中、下回。其中,中央前回(连同内侧面的中央旁小叶前部)是躯体运动中枢,额下回后部是运动性语言中枢,额中回后部是书写中枢。

13. (1) 同侧皮质脊髓束损伤:横断面以下脊髓前角细胞失去了大脑皮质运动神经元对其的控制,表现为脱抑制后的功能释放,即出现同侧损伤节段以下肌肉痉挛性瘫痪,随意运动丧失,肌张力增高,腱反射亢进,出现病理反射,如 Babinski 征阳性,但肌不萎缩。

(2) 同侧后索内的薄束、楔束损伤:来自同侧肌肉,肌腱、关节的本体感觉及来自皮肤的精细触觉冲动传导通路被阻断,导致同侧损伤平面以下的意识性深感觉及精细触觉障碍。

(3) 同侧的脊髓丘脑侧、前束损伤:表现为对侧损伤平面以下 1～2 个节段以下温痛觉、粗触觉丧失,但由于对侧精细触觉正常,粗触觉的障碍不易被察觉。

(4) 脊髓小脑前、后束损伤:表现为平衡、协调运动障碍。

14. 内囊分几部分? 有哪些重要纤维束通过? 损伤后出现哪些临床症状?

内囊前肢位于尾状核头与豆状核之间,主要有额桥束和丘脑前辐射通过;内囊后肢位于背侧丘脑与豆状核之间,主要有皮质脊髓束、皮质红核束、丘脑中央辐射及听、视辐射通过,内囊膝有皮质核束通过。

一侧内囊损伤,患者出现对侧半身深、浅感觉障碍,对侧上、下肢痉挛性瘫痪(硬瘫),对侧眼裂以下表情肌、对侧舌肌瘫痪,两眼视野对侧半偏盲,临床称作"三偏综合征"。另外,两耳听力下降,但以对侧明显。

15. (1) 躯干、四肢浅、深感觉(意识性)传导路的不同点:① 第一级感觉神经元的中枢突进入脊髓后走行的位置不同,传导躯干、四肢浅感觉的第一级神经元的中枢突进入脊髓在背外束内上升 1～2 节段,主要止于后角固有核(第二级神经元);而传导意识性深感觉的一级神经元的中枢突进入后索后在同侧转而上行,形成薄束和楔束。② 第二级神经元胞体的位置不同:传导躯干、四肢浅感觉的第二级神经元位于后角边缘核和后角固有核(或Ⅰ、Ⅳ、Ⅴ、Ⅶ、Ⅷ层);而传导躯干、四肢意识性深感觉第二级神经元的胞体则位于薄束核和楔束核。③ 第二级神经元轴突的交叉位置不同:管理躯干、四肢浅感觉的第二级神经元的轴突于脊髓各个节段经白质前连合进行左、右交叉;而传导躯干、四肢意识性深感觉的二级神经元,即薄束核和楔束核内的神经元发出纤维则集于延髓的腹外侧,绕中央管进行左、右交叉。④ 第三级神经元轴突投射的

中枢部位有差异：管理躯干四肢浅感觉的第三级神经元的轴突最终投射到大脑皮质中央后回中、上部和旁中央小叶后部；躯干、四肢意识性深感觉的第三级神经元的轴突则最终投射到大脑皮质中央前、后回的中、上部和旁中央小叶的前、后部。⑤ 传导感觉的性质不同：躯干、四肢浅感觉传导路传导皮肤、黏膜的痛、温觉和粗触觉；而躯干、四肢意识性深感觉传导路则传导肌肉、肌腱和关节的位置觉、运动觉、振动觉和精细触觉。⑥ 第一级神经元的周围突分布的部位不同：躯干、四肢浅感觉第一级神经元的周围突分布于皮肤和黏膜内的外感受器；而传导躯干、四肢意识性深感觉的第一级神经元的周围突则分布于肌、肌腱、关节本体（深）感受器和手、脚掌侧和指（趾）的皮肤。

（2）躯干、四肢浅、深感觉（意识性）传导路的相同点：① 躯干、四肢浅、深感觉都有三级神经元，第一级神经元的胞体都位于脊神经节内；第二级神经元的中枢突都左、右交叉；都有纤维投射到中央后回的中上部和旁中央小叶的后部。② 躯干、四肢浅、深感觉的第三级神经元都位于背侧丘脑的腹后外侧核。③ 躯干、四肢浅、深感觉第三级神经元发出的轴突都由丘脑中央辐经内囊后肢投射到感觉中枢。

16. 该患者第 3 胸椎右侧半损伤，伤及胸髓第四节段右侧半。由于损伤了该侧脊髓内的皮质脊髓束、薄束和楔束，故出现上述①②③④表述的症状；脊髓丘脑束的损伤，出现损伤平面（T_4脊髓节段）1~2 个节段以下对侧的一般躯体感觉（温、痛觉）障碍，出现⑤表述的症状。

17. （1）核上瘫是指位于大脑皮质中央前回下部内管理头面部肌肉运动的神经元及其轴突的损伤；核下瘫则是指舌下神经核内的运动神经元及其轴突的损伤。

（2）临床表现：因舌下神经核与面神经核的下半只受对侧皮质核束的控制，故当中央前回下部管理舌下神经核的神经元（上位神经元）及其轴突损伤时，对侧舌下神经核失去了上位神经元的控制，舌下神经核所支配的同侧半舌肌瘫痪，伸舌时舌尖偏向病灶对侧（单侧颏舌肌收缩，舌尖被拉向对侧）。核下瘫是舌下神经核内的运动神经元及其轴突的损伤，舌下神经核所控制的同侧半舌肌瘫痪，伸舌时舌尖自然偏向病灶同侧。

18. （1）面神经核上瘫是指位于大脑皮质中央前回下部内管理头面部肌肉运动的神经元及其轴突损伤的面瘫；面神经核下瘫则是指面神经核或面神经损伤导致的面瘫。

（2）临床表现：核上瘫时，表现为病灶对侧眼裂以下面瘫，即额纹不消失；核下瘫时，出现病灶同侧面瘫，额纹消失、闭眼困难等。

19. 右侧内囊损伤，且范围较大，伤及皮质脊髓束、皮质核束、丘脑中央辐射和视辐射。

原因分析：① 通过右侧内囊的皮质脊髓束受损，使皮质脊髓束支配的对侧脊髓前角细胞失去了上运动神经元的控制，表现为病灶对侧的上、下肢肌出现痉挛性瘫痪，肌张力增高，腱反射亢进。② 内侧丘系、脊髓丘系在丘脑腹后外侧核换第三级神经元后，参与形成丘脑中央辐射，并经内囊后肢投射到中央后回第一躯体感觉中枢。由于内侧丘系、脊髓丘系均为交叉后的纤维，故右侧内囊损伤会导致左半身深、浅感觉障碍；③ 右眼颞侧半视网膜节细胞的轴突直接（不交叉）进入右侧视束；左眼鼻侧半视网膜节细胞的轴突于视交叉处交叉后亦进入右侧的视束，故右侧视束内含有来自双眼右侧半视网膜节细胞的轴突，与两眼左侧半视野均有关。右侧内囊受损，使右侧视辐射纤维受损；右侧视辐射发自于外侧膝状体，外侧膝状体又接受右侧视束的纤维，故进入外侧膝状体，换元后形成右侧视辐射，经右侧内囊后部投射到右侧视觉中枢；内囊损伤，该传导路中断，故双眼左侧半视野偏盲。④ 右侧内囊膝部损伤导致通过内囊膝部的皮质核束损伤，左侧的面神经核下部、舌下神经核失去了对侧（右侧）皮质核束的控制，表现为左侧眼裂以下的表情肌、左侧舌肌瘫痪，口角受健侧表情肌的牵拉而偏向右侧，舌由于受颏舌肌的牵拉，伸舌时舌尖偏向左侧。

20. （1）躯体运动中枢：中央前回和中央旁小叶的前部；损伤后出现对侧肢体硬瘫、眼裂以下面瘫和舌瘫。

（2）躯体感觉：中央后回和中央旁小叶的后部，损伤后出现对侧半身浅、深感觉障碍。

（3）视觉：距状沟上、下的皮质损伤后出现对侧视野同向性偏盲。

（4）听觉：颞横回，一侧损伤不会导致明显的听觉障碍。

（5）语言中枢：运动性语言中枢在额下回后 1/3 区，又称 Broca 区，损伤后出现运动性失语症；书写中枢在额中回的后部，损伤后出现失写症；听觉性语言中枢在颞上回的后部，损伤后出现感觉性失语症；视觉性语言中枢在角回，损伤后出现失读症。

（五）填图题

1. ① 躯体运动中枢；② 书写中枢；③ 运动性语言中枢；④ 躯体感觉中枢；⑤ 阅读中枢；⑥ 听觉性语言中枢。

2. ① 内囊前肢；② 内囊膝；③ 内囊后肢；④ 背侧丘脑；⑤ 胼胝体；⑥ 侧脑室后角；⑦ 侧脑室脉络丛；⑧ 屏状核；⑨ 苍白球；⑩ 壳；⑪ 尾状核头。

第二节　周围神经系统

【A₁型题】

1. B　2. C　3. C　4. B　5. B　6. B　7. A　8. B　9. A　10. C

【B型题】

11. B　12. E　13. C　14. C　15. A　16. E　17. D　18. B　19. C　20. D　21. A

【X型题】

22. BDE　23. BCD　24. BCD

（二）填空题

1. 躯体运动纤维　躯体感觉纤维　内脏运动纤维　内脏感觉纤维

2. 颈丛　臂丛　腰丛　骶丛

3. 胸骨角平面　乳头平面　剑突平面　肋弓平面　脐平面　脐与耻骨联合中点平面

4. 腋　方形　桡　垂腕　尺　爪形

5. 三叉神经　面神经　舌咽神经　舌下神经

6. Ⅰ、Ⅱ、Ⅷ　Ⅲ、Ⅳ、Ⅵ、Ⅺ、Ⅻ　Ⅴ、Ⅶ、Ⅸ、Ⅹ　Ⅲ、Ⅶ、Ⅸ、Ⅹ

（三）名词解释

1. 垂腕征：桡神经损伤后，出现前臂伸肌瘫痪，不能伸腕、伸指，抬前臂时呈"垂腕征"。

2. 鼓索：是面神经的重要分支，含内脏运动纤维和内脏感觉纤维。在面神经出茎乳孔前发出，穿过鼓室至颞下窝，并以锐角从后方进入舌神经，其内脏感觉纤维管理舌前 2/3 味觉，内脏运动纤维支配下颌下腺和舌下腺的分泌。

3. 交感干：由椎旁节和节间支相连而成，呈串珠状，上达颅底，下至尾骨前方，左、右各一，两干下端在尾骨前方相连，汇合于单一的奇神经节。

4. 马蹄内翻足：腓总神经损伤后足不能背屈，趾不能伸，足下垂内翻，呈"马蹄内翻足"。

（四）问答题

1. 以下肌受何神经支配？

眼轮匝肌——面神经	颞肌——三叉神经	瞳孔括约肌——动眼神经
上睑提肌——动眼神经	三角肌——腋神经	胸锁乳突肌——副神经
肱二头肌——肌皮神经	背阔肌——胸背神经	尺侧腕屈肌——尺神经
肱三头肌——桡神经	前锯肌——胸长神经	桡侧腕屈肌——正中神经
股四头肌——股神经	臀大肌——臀下神经	股二头肌——坐骨神经
胫骨前肌——胫神经	臀中肌——臀上神经	小腿三头肌——腓深神经

2. 脑神经按功能可分为：① 运动性脑神经：Ⅲ、Ⅳ、Ⅵ、Ⅺ、Ⅻ；② 感觉性脑神经：Ⅰ、Ⅱ、Ⅷ；③ 混合型脑神经：Ⅴ、Ⅶ、Ⅸ、Ⅹ。

3. 简述脊神经的组成、分支及所含纤维成分。

(1) 脊神经由前根(运动性)和后根(感觉性)在椎间孔处合成。

(2) 脊神经出椎间孔后分为 4 支:脊膜支、交通支、后支和前支。

(3) 脊神经含有躯体运动纤维、躯体感觉纤维、内脏运动纤维、内脏感觉纤维 4 种纤维。

(五) 填图题

1. ① 眼神经;② 上颌神经;③ 下颌神经;④ 颈横神经;⑤ 耳大神经;⑥ 枕小神经;⑦ 枕大神经。

2. ① T_2;② T_4;③ T_6;④ T_8;⑤ T_{10}。

第三节 脊髓和脑的被膜、血管及脑脊液循环

(一) 选择题

【A₁型题】

1. E **2.** D **3.** E **4.** B **5.** C

【B型题】

6. A **7.** B **8.** E **9.** D **10.** C **11.** B **12.** A **13.** C **14.** D **15.** E

【X型题】

16. ACE **17.** ABC **18.** BDE

(二) 填空题

1. 硬脊膜 椎管内面骨膜 黄韧带 疏松结缔组织 椎静脉丛 脊神经 硬膜外麻醉

2. 上矢状窦 下矢状窦 横窦 直窦 乙状窦

3. 大脑前动脉 大脑中动脉 脉络丛前动脉 后交通动脉

(三) 名词解释

1. 蛛网膜下隙:脊髓蛛网膜与软脊膜之间的较宽的间隙称蛛网膜下隙,隙内充满脑脊液。

2. 硬脑膜窦:硬脑膜在某些部位两层分开,内衬以内皮细胞,构成硬脑膜窦,是颅内的静脉管道。

3. 蛛网膜粒:蛛网膜在靠近上矢状窦处形成许多绒毛状突起,突入上矢状窦,称蛛网膜粒,是脑脊液的回流部位。

4. 海绵窦:蝶鞍两侧,硬脑膜两层之间形成的不规则腔隙,呈海绵状,称海绵窦。

5. 椎-基底动脉:左、右椎动脉在脑桥延髓沟处汇合,形成一条椎-基底动脉。

6. 大脑动脉环:由两侧大脑前动脉起始段,两侧颈内动脉末端,两侧大脑后动脉借前、后交通动脉连通而共同组成,使颈内动脉系与椎-基底动脉系形成吻合。

(四) 问答题

1. 脑脊液的循环途径:侧脑室→室间孔→第三脑室→中脑水管→第四脑室→正中孔、外侧孔→蛛网膜下隙→蛛网膜粒→上矢状窦

2. (1) 海绵窦的位置:海绵窦位于蝶鞍的两侧,由两层硬脑膜及其之间互相交织的结缔组织小梁构成,形似海绵状,故得名。它容纳和导流颅内的静脉血。

(2) 海绵窦的交通:借眼静脉与面部浅静脉交通;借卵圆孔的导血管与翼静脉丛相通;向后与斜坡上的基底静脉丛相通;借岩上窦与横窦相通;借岩下窦与颈内静脉相通。

(3) 通过海绵窦的结构:在海绵内侧壁有颈内动脉和展神经穿过,在窦的外侧壁自上而下有动眼神经、滑车神经、眼神经和上颌神经通过。

3. 脑和脊髓的被膜有哪些? 各层膜之间或周围形成哪些间隙?

(1) 由外向内脑的被膜包括硬脑膜、脑蛛网膜和软脑膜;脊髓的被膜有硬脊膜、脊髓蛛网膜和软脊膜。

(2) 脊髓硬膜之外有硬膜外隙,脊髓蛛网膜与软脊膜之间有脊髓蛛网膜下隙;硬脑膜与脑蛛网膜之间

有硬膜下隙,脑蛛网膜与软脑膜之间有脑蛛网膜下隙。

4. (1) 硬脑膜窦包括上矢状窦、下矢状窦、直窦、横窦、乙状窦、海绵窦。

(2) 彼此间的联系如下图所示。

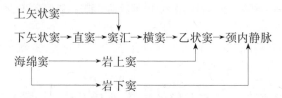

5. (1) 脑脊液的循环途径:

侧脑室 $\xrightarrow{\text{室间孔}}$ 第三脑室→中脑水管→第四脑室 $\xrightarrow{\text{正中孔、外侧孔}}$ 蛛网膜下隙→蛛网膜粒→上矢状窦。

(2) 脑脊液的功能:具有运送营养物质、带走代谢产物、缓冲压力,减少震荡和保护脑和脊髓的功能。

6. 大脑动脉环,又称 Willis 环,由前交通动脉、两侧大脑前动脉起始部、两侧颈内动脉末端、两侧后交通动脉和两侧大脑后动脉起始部共同组成,位于脑底面,在蝶鞍上方、视交叉、灰结节和乳头体的周围。此环使颈内动脉系与椎-基底动脉系相交通。当构成此环的某一动脉血流减少或被阻断时,可在一定程度上通过大脑动脉环使血液重新分配和代偿,以维持脑的营养功能和功能活动。

7. 颈内动脉供应大脑半球的前 2/3,椎-基底动脉系供应大脑半球的后 1/3。颈内动脉主要分支:① 大脑前动脉皮质支分布于顶枕沟以前的半球内侧面和额叶底面的一部分以及额、顶叶上外侧面的上部,中央支供应尾状核、豆状核前部和内囊前肢;② 大脑中动脉营养大脑半球上外侧面的大部分和岛叶(顶枕沟以前),中央支供应尾状核、豆状核、内囊膝和后肢的前上部。椎-基底动脉系主要分支为大脑后动脉,分布于颞叶的内侧面和底面以及枕叶。

8. 左侧大脑中动脉的一分支血栓形成,此分支恰好分布于中央前回中、下部管理右上肢及右侧半头面部肌肉运动的中枢,导致该中枢缺血、营养和功能障碍;血栓形成还累及到额下回后部即运动性语言中枢(供血障碍)。由于中央前回的中、下部是分别管理对侧上肢和头面部肌肉运动的中枢,该区域受累,致对侧上肢和对侧眼裂以下表情肌、对侧舌肌瘫痪;因舌下神经核和面神经核下半只受对侧皮质核束的支配,故左侧中央前回中、下部的损伤,表现为右侧半舌肌瘫痪,伸舌时,舌尖偏向右侧;由于位于额下回后部的运动性语言中枢受损,唇、舌虽能活动,但丧失了说话的能力。

(五) 填图题

① 皮质支;② 壳;③ 苍白球;④ 大脑中动脉;⑤ 中央支;⑥ 内囊;⑦ 背侧丘脑;⑧ 尾状核(头)。

第十三章 内分泌系统

第一节 概 述

(一) 选择题

【A₁ 型题】

1. A **2.** C

【X 型题】

3. ACDE **4.** ABC **5.** BCE

(二) 填空题

1. 内分泌腺 内分泌细胞团 内分泌细胞 激素

2. 靶器官 靶细胞

3. 含氮激素　类固醇激素

(三) 名词解释

体液调节：指内分泌系统分泌的激素可直接对机体的新陈代谢、生长发育和生殖等进行调节。

(四) 问答题

1. (1) 含氮激素分泌细胞包括分泌氨基酸衍生物、胺类、肽类和蛋白质类激素，因此分布极广。细胞质内含有丰富的粗面内质网和发达的高尔基体，并有膜被的分泌颗粒。类固醇激素分泌细胞则包括肾上腺皮质的球状带、束状带和网状带的细胞、卵巢和黄体的细胞、睾丸间质细胞等。

(2) 电镜下特点：胞质内有丰富的滑面内质网、较多管状嵴的线粒体和脂滴，无分泌颗粒。

2. (1) 内分泌腺结构特点：① 细胞排列成团、索状或滤泡状；② 有毛细血管丰富、毛细淋巴管；③ 无导管。

(2) 内分泌腺的功能：分泌激素。

第二节　内　分　泌　腺

(一) 选择题

【A₁型题】

1. E　**2.** C　**3.** D　**4.** D　**5.** E　**6.** D　**7.** E　**8.** D　**9.** B　**10.** C　**11.** A　**12.** D　**13.** B　**14.** C

【A₃型题】

15. A　**16.** B

【B型题】

17. D　**18.** C　**19.** B　**20.** A　**21.** C　**22.** E　**23.** B

【X型题】

24. ABE　**25.** ABCDE　**26.** AC

(二) 填空题

1. 2～4

2. 滤泡上皮细胞　胶质　胶质　碘化的甲状腺球蛋白

3. 血　氨基酸　粗面内质网　高尔基复合体　胞吐

4. 降钙素　血钙浓度

5. 球状带　束状带　网状带　盐皮质激素　糖皮质激素　性激素

6. 嗜铬细胞　肾上腺素细胞　去甲肾上腺素细胞　儿茶酚胺类物质

7. 腺垂体　神经垂体　远侧部　中间部　神经部

(三) 名词解释

1. 赫令体：丘脑下部视上核和室旁核内的神经内分泌细胞产生的分泌颗粒，沿轴突被运输到神经部，聚集成团，光镜下呈现为大小不等的嗜酸性团块。

2. 垂体门脉系统：垂体门微静脉及其两端的毛细血管网共同构成垂体门脉系统。

(四) 问答题

1. (1) 肾上腺皮质束状带是皮质中最厚的带，细胞排列成单行或双行的细胞索。光镜下细胞较大，呈多边形；核圆形、较大、染色浅；胞质内含大量脂滴，因脂滴被溶解而呈泡沫状。其功能是分泌糖皮质激素，主要为皮质醇。

(2) 肾上腺皮质束状带的功能：可促使蛋白质、脂肪分解并转变成糖，抑制免疫应答和抗炎症。

2. 腺垂体远侧部的腺细胞排列成团索状，少数围成滤泡，细胞间丰富的血窦、少量结缔组织。依据细胞着色的差异，可分为嗜色细胞和嫌色细胞；嗜色细胞又分为嗜酸性细胞和嗜碱性细胞。

（1）嗜酸性细胞分为 2 种。① 生长激素细胞：分泌生长激素；② 催乳激素细胞：分泌催乳激素。

（2）嗜碱性细胞分为 3 种。① 促甲状腺激素细胞：分泌促甲状腺激素；② 促肾上腺皮质激素细胞：分泌促肾上腺皮质激素；③ 促性腺激素细胞：分泌卵泡刺激素和黄体生成素。

（3）嫌色细胞：部分为脱颗粒的嗜色细胞或嗜色细胞的初级阶段，部分起支持作用。

3. 下丘脑与腺垂体的关系：下丘脑的弓状核等的神经内分泌细胞，其轴突伸至漏斗构成下丘脑腺垂体束，激素沿此在漏斗进入第一级毛细血管网，继而经垂体门微静脉输送至远侧部的第二级毛细血管网，调节远侧部各种腺细胞的分泌活动。对腺细胞分泌起促进作用的激素，称释放激素；对腺细胞分泌起抑制作用的激素称释放抑制激素。下丘脑通过所产生的释放激素和释放抑制激素，调节腺垂体内各种细胞的分泌活动；而腺垂体嗜碱性细胞分泌的各种促激素又可调节甲状腺、肾上腺和性腺的内分泌活动，这样神经系统和内分泌系统便统一起来，完成对机体的多种物质代谢及功能调节。因此，下丘脑与腺垂体为一功能整体。

4. 神经垂体主要由无髓神经纤维、神经胶质细胞和窦状毛细血管构成。下丘脑的视上核和室旁核内的神经内分泌细胞，其轴突经漏斗终止于神经部构成下丘脑神经垂体束，也是神经部无髓神经纤维的来源。神经内分泌细胞的分泌颗粒沿轴突运输到神经部，分泌颗粒在轴突沿途和终末聚集呈串珠状膨大，称赫令体，于轴突末端释放入毛细血管。视上核、室旁核合成和分泌的抗利尿激素和催产素，在垂体神经部储存和释放入血窦。因此，下丘脑与神经垂体在结构和功能上是一个整体，神经垂体本身无内分泌功能，只是储存和释放下丘脑视上核和室旁核所分泌的激素。

5.（1）甲状腺实质的光镜结构：被膜结缔组织将甲状腺实质分隔成许多小叶。甲状腺滤泡由单层立方上皮围成，滤泡腔含有均质状的嗜酸性胶质。滤泡上皮细胞的高矮与甲状腺的功能状态有关，功能活跃时细胞增高呈矮柱状，腔内胶质减少；反之，细胞变成扁平状，腔内胶质增多。

（2）甲状腺的功能：甲状腺滤泡上皮细胞可合成分泌甲状腺素，滤泡旁细胞成群或单独分布，较滤泡上皮细胞大，着色浅，可分泌降钙素。

（五）填图题

① 室旁核；② 视上核；③ 无髓神经纤维(下丘脑神经垂体束)；④ 垂体门微静脉；⑤ 次级毛细血管。

第十四章　人体胚胎学概论

第一节　人体胚胎的早期发育

（一）选择题

【A₁型题】

1. C　2. B　3. E　4. A　5. B　6. C　7. B　8. D　9. E　10. B　11. D　12. C　13. B

【A₃型题】

14. E　15. A　16. B　17. B　18. A　19. B

【B型题】

20. C　21. B　22. E　23. D　24. D　25. A　26. B　27. C

【X型题】

28. ABCDE　29. CD　30. ABCDE　31. ACE　32. BCDE　33. ABCDE　34. ACE　35. ACDE

（二）填空题

1. 卵裂　卵裂球　桑葚胚

2. 植入　着床　子宫体　子宫底

3. 基蜕膜　包蜕膜　壁蜕膜　包蜕膜　壁蜕膜

4. 月经龄　受精龄　月经龄

(三) 名词解释

1. 受精：精子与卵子结合形成受精卵(合子)的过程称受精。

2. 精子获能：精子进入女性生殖管道后,精子头部表面的糖蛋白被女性生殖管道分泌的酶降解,从而获得了使卵结合的能力,此过程称获能。

3. 植入：胚泡埋入子宫内膜的过程称植入。

4. 蜕膜：胚泡植入后的子宫内膜称蜕膜。根据蜕膜与胚的位置关系,将其分为基蜕膜、包蜕膜和壁蜕膜。

5. 二胚层胚盘：胚发育第2周,由外、内胚层的细胞紧密相贴形成一个圆盘状的结构,称胚盘,胚盘是胚体发育的原基。

6. 分化：在胚胎发育过程中,结构和功能相同的细胞,分裂增殖形成结构和功能不同的细胞,称分化。

(四) 问答题

1. (1) 胚泡植入：胚泡埋入子宫内膜的过程称植入,又称着床。

(2) 胚泡植入的时间：从受精后第5~6天开始,第11~12天完成。

(3) 胚泡植入的部位：正常植入部位通常是在子宫体或子宫底,最多见于后壁。

(4) 胚泡植入的条件：母体雌激素和孕激素的精细调节;子宫内膜处于分泌期;子宫内膜周期性变化与胚泡发育同步。

(5) 胚泡植入后子宫内膜发生蜕膜反应,此时的子宫内膜改称蜕膜,根据蜕膜与胚的位置关系,分为基蜕膜、包蜕膜、壁蜕膜。

2. (1) 原条的形成于第3周初,外胚层细胞增殖向胚盘尾侧的中轴线迁移,形成了一条增厚的细胞索,称原条。

(2) 原条的形成,决定了胚体的中轴和头尾方向,原条出现的一端为尾端,相对的一端为头端。

(3) 原条逐渐退化消失;若原条细胞残留,在人体骶尾部可形成畸胎瘤。

3. 胚内中胚层的形成过程：原条中央出现的浅沟,称原沟。原沟深部的细胞继续向深部迁移,在内、外胚层之间,向头、尾及左右两侧增殖扩展形成一层细胞,即中胚层。第3周末,胚盘由内、中、外胚层构成,称三胚层胚盘。

4. 原条的头端隆起呈结节状,称原结,原结中央的深窝称原凹。原结的细胞增殖,经原凹向深部迁移,在内、外胚层之间向胚盘头端延伸,形成一条细胞索,叫脊索。在脊索的头端和原条的尾端各有一小区域无中胚层,分别称口咽膜和泄殖腔膜。脊索最后退化为椎间盘的髓核。

(五) 填图题

1. ① 极端滋养层;② 内细胞团;③ 胚泡腔;④ 滋养层;⑤ 胚泡。

第二节　胎膜与胎盘

(一) 选择题

【A₁型题】

1. C　**2.** C　**3.** C　**4.** C　**5.** B

【B型题】

6. B　**7.** A　**8.** C　**9.** E

【X型题】

10. ABCE　**11.** ABDE　**12.** ABCD　**13.** ABCD

(二) 填空题

1. 绒毛膜　羊膜　卵黄囊　尿囊　脐带

2. 丛密绒毛膜　基蜕膜

3. 1 000～1 500 ml　500 ml　2 000 ml

(三) 名词解释

1. 绒毛膜：绒毛膜包在胚胎的最外面,直接与子宫蜕膜接触,由滋养层和胚外中胚层组成。

2. 胎盘：由胎儿的丛密绒毛膜和母体的基蜕膜共同组成的圆盘状结构。

3. 胎盘膜(胎盘屏障)：胎儿血与母体血在胎盘内进行物质交换所通过的结构称胎盘屏障或胎盘膜。早期胎盘屏障由合体滋养层、细胞滋养层及基膜、绒毛内结缔组织、毛细血管基膜及内皮构成。发育后期,母血与胎血仅隔合体滋养层、毛细血管内皮细胞及两者的基膜。

(四) 问答题

1. (1) 绒毛膜的形成：由滋养层和衬于其内面的胚外中胚层组成。胚发育第 2 周时,合体滋养层和细胞滋养层共同向外形成突起,称初级绒毛干。胚第 3 周时,胚外中胚层长入初级绒毛干内,改称次级绒毛干。此后绒毛干内的胚外中胚层出现结缔组织和血管,形成三级绒毛干,绒毛干借细胞滋养层壳固定于基蜕膜上,绒毛干上伸出的游离绒毛浸浴在绒毛间隙的母血中。

(2) 绒毛膜演变：胚胎早期,整个绒毛膜表面的绒毛均匀分布。之后,由于包蜕膜侧的血供匮乏,绒毛逐渐退化消失,形成平滑绒毛膜；基蜕膜侧的血供充足,绒毛反复分支,生长茂密,形成丛密绒毛膜,与基蜕膜一起组成胎盘。随着胚胎的发育,羊膜腔的扩大,羊膜、平滑绒毛膜、包蜕膜和壁蜕膜逐渐融合,使胚外体腔和子宫腔逐渐消失。

2. (1) 胎盘的组成：胎盘由胎儿的丛密绒毛膜与母体的基蜕膜共同构成。

(2) 胎盘膜的组成：胎儿血与母体血在胎盘内进行物质交换所通过的结构称胎盘膜或胎盘屏障。胎盘膜自绒毛表面向内由以下结构组成：合体滋养层、细胞滋养层及其基膜、薄层结缔组织、毛细血管基膜及内皮。至胎儿发育后期,胎盘膜仅由合体滋养层、共同的基膜和毛细血管内皮组成,更有利于胎血与母血之间在胎盘内进行物质交换。

第三节　胎儿血液循环及出生后的变化

(一) 选择题

【A₁ 型题】

1. A　**2.** A　**3.** D

【X 型题】

4. DE　**5.** ACDE　**6.** ABDE

(二) 填空题

1. 脐静脉　静脉导管　肝血窦

2. 右心室　肺动脉　动脉导管　脐动脉　脐静脉

3. 动脉韧带　肝圆韧带　静脉韧带

(三) 问答题

1. 胎儿血循环特点：① 胎儿有通向胎盘的两条脐动脉和一条脐静脉,脐动脉将胎儿的静脉血运送至胎盘,经物质交换后,又经脐静脉将动脉血送回胚体内。② 肝内有一条连接脐静脉和下腔静脉的静脉导管,使一部分动脉血进入下腔静脉。③ 房间隔上有卵圆孔,使下腔静脉来的动脉血可以由右心房直接流向左心房,然后注入主动脉。④ 肺动脉和主动脉之间有一条动脉导管相连,使大部分静脉血进入降主动脉。

2. 胎儿出生后,胎盘血循环中断,肺开始呼吸,其血循环的变化如下：① 脐静脉闭锁,成为由脐部至肝的肝圆韧带,脐动脉大部闭锁成为脐外侧韧带,仅近侧段保留成为膀胱上动脉。② 静脉导管闭锁形成静脉韧带。③ 胎儿出生后,脐静脉闭锁,从下腔静脉注入右心房的血液减少,右心房压力降低,同时肺开始呼吸,肺静脉回心血量增多,左心房内压力高于右心房,使第一房间隔和第二房间隔紧贴,卵圆孔封闭形成卵圆窝。出生后约一年,卵圆孔完全关闭。④ 由于肺开始呼吸,肺循环血流量增大,动脉导管因平滑肌收缩而呈关闭状态;2～3个月后由于内膜增生,动脉导管闭锁成为动脉韧带。

参考文献和常用医学形态学学习网站

一、主要参考文献

1. 张金萍.人体形态学[M].杭州：浙江大学出版社,2012.

2. 张金萍.人体形态学学习与应试指南[M].杭州：浙江大学出版社,2012.

3. 张金萍,吴秀卿.正常人体形态学[M].南京：江苏科学技术出版社,2013.

4. 李云庆,译.人体图谱：解剖学、组织学、病理学[M].郑州：河南科学技术出版社,2012.

5. 丁文龙,刘学政.系统解剖学[M].北京：人民卫生出版社,2018.

6. 郭光文,王序.人体解剖彩色图谱[J].北京：人民卫生出版社,2008.

7. 柏树令,应大君.系统解剖学[M].北京：人民卫生出版社,2013.

8. 李继承,曾园山.组织学与胚胎学[M].北京：人民卫生出版社,2018.

9. 石玉秀.组织学与胚胎学彩色图谱[M].北京：人民卫生出版社,2018.

10. 吴春云,郭泽云.组织学与胚胎学实验教程[M].北京：科学出版社,2018.

11. 李继承,曾园山.组织学与胚胎学学习指导与习题集[M].北京：人民卫生出版社,2018.

12. 步宏,李一雷.病理学[M].北京：人民卫生出版社,2018.

13. 陈杰.病理学[M].北京：人民卫生出版社,2015.

14. 陈杰.临床病理学[M].北京：人民卫生出版社,2015.

15. 回允中,译.斯滕伯格诊断外科病理学[M].北京：北京大学医学出版社,2017.

16. 王恩华.病理学[M].北京：高等教育出版社,2015.

17. 胡晓松,林友胜,张晓,等.医学形态学实验教程[M].成都：西南交通大学出版社,2017.

二、常用医学形态学学习网站

1. 浙江省高等学校精品在线开放课程共享平台.http：//zjedu.moocollege.com/course/detail/30005605

2. 人体形态学超星学习通平台.http：//usx.fanya.chaoxing.com/portal

3. Anatomy Atlases. http：//www.anatomyatlases.org/

4. 病理学园地.http：//www.binglixue.com

5. 华夏病理学网.http：//www.ipathology.cn

6. 中国病理学网.http：//www.pathology.cn

7. 中华病理技术网.http：//www.dingw.com

8. Pathology Guy 网站.http：//www.pathguy.com/

彩 图

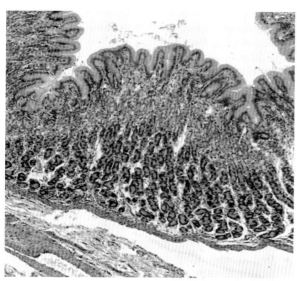

胃壁(HE 40×)

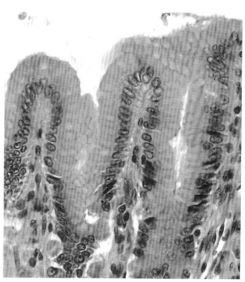

胃壁上皮组织(HE 400×)

图 2 - 1 - 2 单层柱状上皮(胃壁)

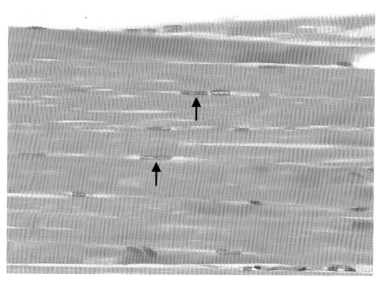

图 2 - 3 - 1 骨骼肌纤维纵切面(HE 400×)

注：箭头示细胞核

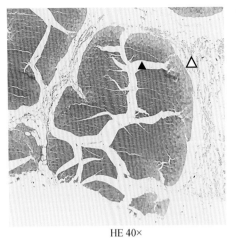

HE 40×　　　　　　　　　　　　HE 400×

图 2-3-2　骨骼肌纤维横切面

注：▲肌束膜；△肌外膜；⬆细胞核；⬅肌内膜

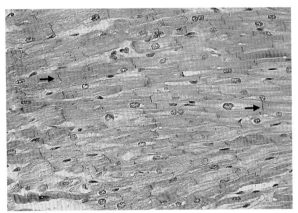

图 2-3-3　心肌纤维纵切面(HE 400×)

注：箭头示闰盘

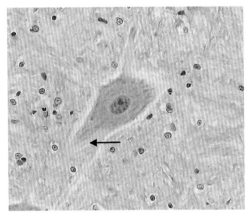

图 2-3-4　多级神经元(HE 400×)

注：箭头示轴突

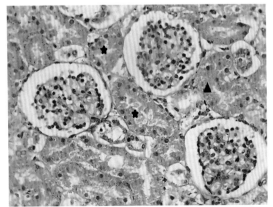

图 2-4-1　肾细胞水肿(HE 400×)

注：★近曲小管管腔狭窄成锯齿状；
　　▲近曲小管细胞胞质疏松淡染

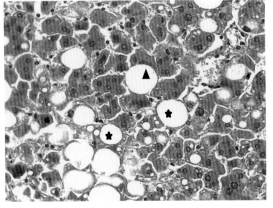

图 2-4-2　肝脂肪变性(HE 400×)

注：★肝细胞内有大小不等的脂肪空泡；
　　▲肝细胞核被脂肪空泡挤压到一侧

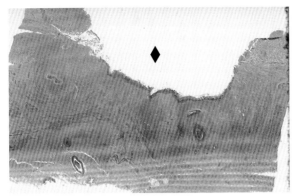

图 2-4-3　胃溃疡(HE 40×)

注：◆组织坏死脱落形成凹陷性溃疡

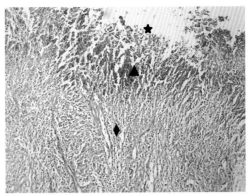

图 2-4-4　胃溃疡(HE 100×)

注：★渗出层；▲坏死组织层；◆肉芽组织层

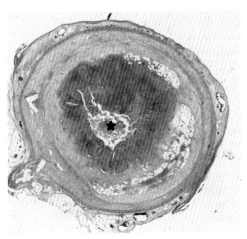

图 2-5-1　急性化脓性阑尾炎(HE 40×)

注：★阑尾腔内的脓性渗出物

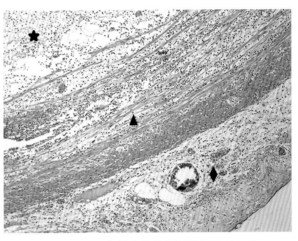

图 2-5-2　急性化脓性阑尾炎(HE 100×)

注：阑尾壁各层有大量中性粒细胞弥漫浸润。
　　★黏膜下层；▲肌层；◆浆膜层

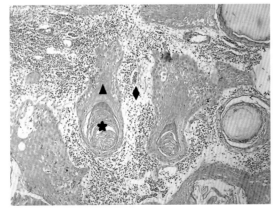

图 2-5-3　鳞癌(HE 40×)

注：★角化珠；▲癌巢,内含同心圆状角化珠

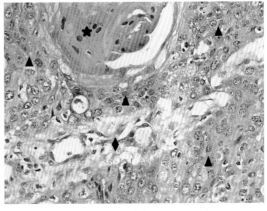

图 2-5-4　鳞癌(HE 400×)

注：◆间质,由血管和纤维结缔组织构成

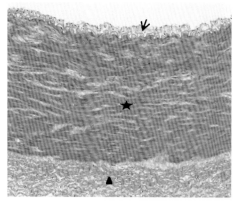

图2-13-1 中动脉(HE 200×)

注：▲外膜；★中膜；↖内膜

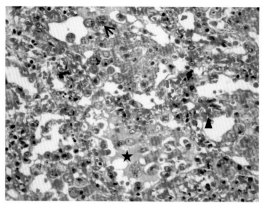

图2-13-2 慢性肺淤血(HE 200×)

注：▲毛细血管扩张充血；★水肿液；↖心衰细胞

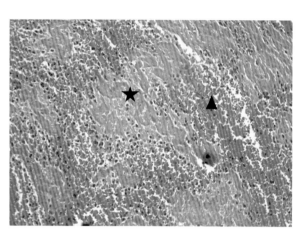

图2-13-3 混合血栓(HE 200×)

注：★血小板小梁；▲纤维蛋白网络的红细胞

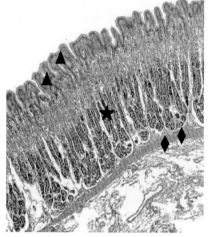

图2-15-1 胃黏膜层(HE 100×)

注：▲黏膜上皮；★固有层(胃底腺)；◆黏膜肌层

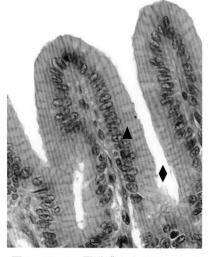

图2-15-2 胃黏膜上皮(HE 400×)

注：▲黏膜上皮；◆胃小凹

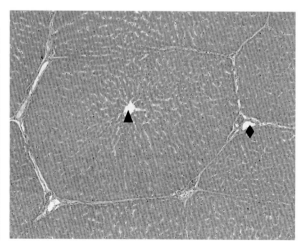

图2-16-1 肝(HE 100×)

注：▲中央静脉；◆肝门管区

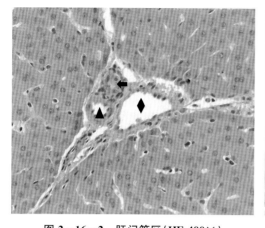

图 2-16-2　肝门管区(HE 400×)

注：▲ 小叶间动脉；◆ 小叶间静脉；← 小叶间胆管

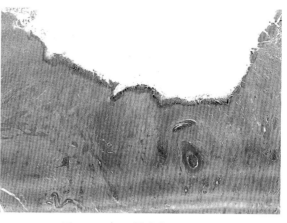

图 2-17-1　胃溃疡(HE 40×)

注：溃疡底部由表及里分为 4 层结构

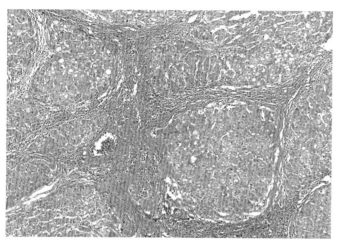

图 2-17-2　门脉性肝硬化(HE 200×)

注：可见大量纤维组织包绕的圆形或椭圆形的假小叶

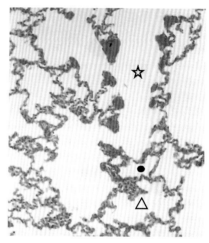

图 2-19-1　肺组织(HE 200×)

注：☆ 肺泡管；△ 肺泡囊；● 肺泡

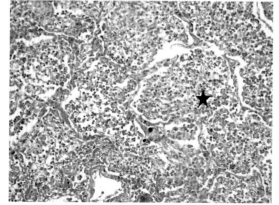

图 2-19-2　大叶性肺炎灰肝期(HE 200×)

注：★ 肺泡腔实变，充满纤维蛋白和中性细胞

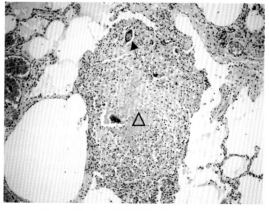

图 2-19-3　肺结核结节(HE 200×)

注：△ 干酪样坏死；↑ 朗格汉斯巨细胞

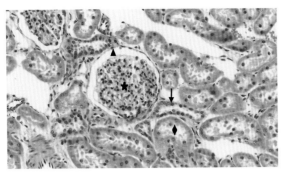

图 2-21-1　肾(HE 200×)

注：★毛细血管球；▲肾小囊；
◆近曲小管；↓远曲小管

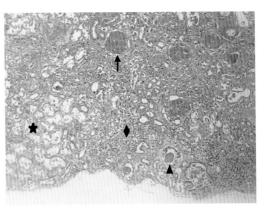

图 2-21-2　慢性硬化性肾小球肾炎(HE 40×)

注：↑硬化肾小球；★扩张的肾小管；
▲蛋白管型；◆增生的纤维组织

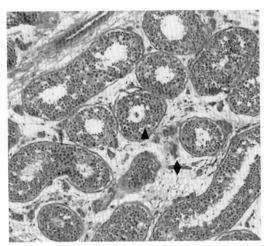

图 2-23-1　睾丸(HE 100×)

注：▲生精小管；◆睾丸间质细胞

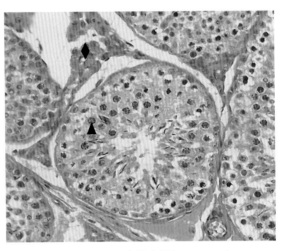

图 2-23-2　生精小管(HE 400×)

注：▲初级卵母细胞；◆间质细胞

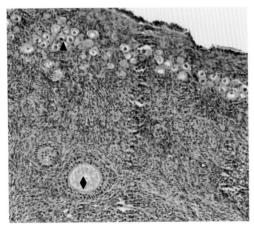

图 2-23-3　卵巢(HE 100×)

注：▲原始卵泡；◆生长卵泡

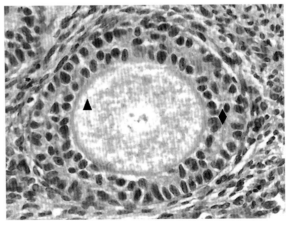

图 2-23-4　初级卵泡(HE 400×)

注：▲透明带；◆放射冠细胞